AF707372

Axel Helmstädter
Jutta Hermann

Leitfaden der Pharmaziegeschichte

Axel Helmstädter • Jutta Hermann

Leitfaden der Pharmaziegeschichte

3., überarbeitete Auflage

Govi

3., überarbeitete Auflage 2024
ISBN 978-3-7741-1763-1 (E-Book 978-3-7741-1364-8)
© 2001 Govi (Imprint) in der Avoxa – Mediengruppe Deutscher Apotheker GmbH,
Apothekerhaus Eschborn, Carl-Mannich-Straße 26, 65760 Eschborn
avoxa.de, govi.de

Alle Rechte vorbehalten.

Kein Teil des Werkes darf in irgendeiner Form (durch Fotografie, Mikrofilm oder ein anderes Verfahren) ohne schriftliche Genehmigung des Verlages reproduziert oder unter Verwendung elektronischer Systeme verarbeitet, vervielfältigt oder verbreitet werden. Geschützte Warennamen (Warenzeichen) werden nicht besonders kenntlich gemacht. Aus dem Fehlen eines solchen Hinweises kann also nicht geschlossen werden, dass es sich um einen freien Warennamen handelt.

Titelbild: © Deutsches Apotheken Museum-Stiftung. Foto: Claudia Schäfer, Mannheim
Satz: Fotosatz H. Buck, Kumhausen
Druck und Verarbeitung: Druckerei Hachenburg, Hachenburg
Printed in Germany

Bibliografische Information der Deutschen Nationalbibliothek:
Die Deutsche Nationalbibliothek verzeichnet diese Publikation in der Deutschen Nationalbibliografie; detaillierte bibliografische Daten sind im Internet über http://dnb.d-nb.de abrufbar.

Aus Gründen der besseren Lesbarkeit wird auf die gleichzeitige Verwendung der Sprachformen männlich, weiblich und divers (m/w/d) verzichtet. Sämtliche Personenbezeichnungen beziehen sich – sofern historisch sinnvoll – auf alle Geschlechter.

Inhaltsverzeichnis

Vorwort

Im Jahre 1951 erschien im damals noch jungen Govi-Verlag ein »Leitfaden der Pharmaziegeschichte« von Heinrich Danner. Genau 50 Jahre später, im Jahr 2001, erschien im gleichen Verlag die erste Auflage eines neuen »Leitfadens«. In dieser Zeit hatte die Pharmaziegeschichte eine Blütezeit erlebt, die ursächlich mit ihrer Etablierung als Hochschulfach, vor allem an den Universitäten Marburg und Braunschweig, aber auch an anderen Forschungsstätten, zusammenhing. Entsprechend stark wuchs in dieser Phase der Kenntnisstand über die Entwicklung des Apothekerberufs und der ihn tragenden Wissenschaftszweige. So war es Ende des 20. Jahrhunderts Zeit für eine moderne, umfassend wissenschaftlich fundierte Gesamtdarstellung der Pharmaziegeschichte, die durch den Marburger Hochschullehrer Rudolf Schmitz (1918 – 1992) in Angriff genommen wurde. Sie liegt, in zwei Bänden 1998 und 2005 erschienen, inzwischen vor. Das Gesamtwerk erhebt zu Recht einen hohen wissenschaftshistorischen Anspruch und wird in diesem Bereich als maßgeblich gelten dürfen. Daneben besteht jedoch unverkennbar Bedarf an einer knappen, übersichtlichen Darstellung der pharmaziehistorischen Grundlagen für Studenten, Berufskollegen und andere Interessierte. Die Autoren haben diesen Wunsch aufgegriffen und – auf den Erkenntnissen der letzten 70 Jahre und dem Schmitz'schen Werk fußend – die wichtigsten Entwicklungsstränge der Pharmazie und des Apothekenwesens mit ihren wissenschaftlichen Grundlagen zusammengefasst. Eine der ursprünglichen AutorInnen, Frau Dr. Evemarie Wolf, ist 2022 verstorben. Sie hat das vorliegende Werk konzeptionell wie inhaltlich maßgeblich geprägt. Die dritte Auflage muss nun ohne ihren Rat auskommen, was wir sehr bedauern. Es gab allerdings keinen Grund, die bewährte Konzeption des Leitfadens grundsätzlich zu verändern, an der einen oder anderen Stelle wurden indes Ergänzungen vorgenommen, die erfahrungsgemäß das Interesse der heutigen Studierenden besonders ansprechen.

Der »Leitfaden« will, ebenso wie sein Vorgänger, den Leser zu Wurzeln und Werdegang des pharmazeutischen Berufsstandes hinführen, ohne mit Details belastet zu sein, die an anderer Stelle nachgelesen werden können. In die Darstellung sind langjährige didaktische Erfahrungen aus Lehrtätigkeiten an den Universitäten Frankfurt, Marburg und Düsseldorf sowie in der pharmaziehistorischen Fachpublizistik eingeflossen.

Im Dezember 2023

Prof. Dr. Axel Helmstädter
Dr. Jutta Hermann

Frühzeit und frühe Hochkulturen

Magisch-animistische und theurgische Medizin

Am Anfang jeder Therapie stand wahrscheinlich der Instinkt. Der Organismus verlangt vor allem in Zeiten von Krankheit nach dem, was er braucht, um die Gesundheit zurückzugewinnen. Der prähistorische Mensch lernte, zwischen Nahrungs-, Heilmitteln und Giften zu differenzieren, die nützlichen und genießbaren von den schädlichen Gewächsen zu trennen und mit ihnen umzugehen. In mündlicher Überlieferung wurde dieses Wissen von Generation zu Generation weitergegeben. Auch andere Heilmethoden entsprangen instinktivem Handeln: spontanes Reiben bei Verletzungen entwickelte sich zur Massage, die Kälte-Wärmetherapie entstand aus dem unbewussten Aufsuchen von Hitze oder Kälte. Nicht zuletzt führte der Kampf gegen Parasiten zu Waschungen, Baden und anderen Formen der Hygiene.

Daneben begann ein spiritueller Zusammenhang wichtig zu werden. Das Gefühl, den Naturmächten hilflos ausgeliefert zu sein, führte dazu, Tieren, Pflanzen, scheinbar leblosen Objekten und Naturerscheinungen eine Seele zuzuschreiben. Auch Krankheiten, die plötzlich und ohne erkennbare Ursache auftraten, gehörten zu den Äußerungen unerklärlicher Mächte und erzeugten Vorstellungen von bösen Geistern und Dämonen als deren Verursacher. Medizinmänner und Schamanen profilierten sich in der Gesellschaft durch ihre Fähigkeit, gute von bösen Geistern zu unterscheiden und nach Art und Wirksamkeit zu benennen. Als Krankheitsauslöser galten in dieser magisch-animistischen oder ethnomedizinischen Lehre Geister erzürnende Tabuverletzungen; die Heilweisen sind durch Versuche gekennzeichnet, die krankmachenden Dämonen oder Geister zu besänftigen, zu vertreiben oder zu bannen, um so die körperliche, geistige und soziale Integrität des Kranken zurückzugewinnen. Dafür entwickelten die Heiler typische Zeremonien wie Beschwörungen oder Opfer, das spezifische Ritual.

Aus der sozialen und religiösen Weiterentwicklung resultierte die so genannte theurgische Medizin, eine Anschauung der Heilkunde, die das Schicksal der Menschen in enger Verbindung mit den Göttern sieht und durch die verschiedensten Methoden der Beeinflussung göttlichen Willens Unheil abwenden und Glück herbeiwünschen will. Die vermittelnde Rolle übernahm nun der Priesterarzt, der mit Opfern und kultischen Handlungen an gottgeweihten Stätten tätig war. Diese theurgische Heilkunst, in die auch Erfahrungen aus dem astrologischen Bereich eingebaut wurden, blieb für lange Zeit Grundlage ärztlicher Auffassung und medizinischen Handelns. Parallel dazu entwickelte sich das empirische Wissen der Medizinmänner oder -frauen bzw. der Ärzte über die Heilkraft bestimmter Pflanzen und Tiere. Diese Kenntnisse wurden in die Behandlung Kranker mit eingebaut. Die Verbindung der Heilkunde mit religiösen Vorstellungen hat über die Frühzeit hinaus mehr oder weniger alle Völker beeinflusst.

Quellen

Für die Zeit vor der Erfindung der Schrift liefern archäologische Funde wie Instrumente, Geräte, Knochen, Höhlenzeichnungen, Pflanzenreste und Skelette, an denen Eingriffe vorgenommen worden waren (Trepanation) medizin- und pharmaziegeschichtliche Informationen. Die Beobachtung heute noch existierender Naturvölker kann darüber hinaus eine Vorstellung davon vermitteln, wie der frühzeitliche Mensch mit Krankheiten umging und welche Therapiemöglichkeiten ihm zur Verfügung gestanden haben könnten. Doch auch für Perioden, aus denen uns schriftliche Überlieferungen vorliegen, können Sachüberreste, Mumien oder Wandinschriften in Grabkammern und Tempelanlagen wertvolle Hinweise auf heilkundliche Verfahrensweisen geben.

Aus der Zeit der frühen Hochkulturen sind heilkundliche Texte in Form von Keilschrifttafeln und Papyri erhalten. Die Tontäfelchenbibliothek des Assurbanipal (669 – 627 v. Chr.) aus Mesopotamien gibt Auskunft über eine reich gegliederte Materia medica in diesem Kulturbereich schon seit etwa 1000 v. Chr. Als weitere wichtige Quellen dienen teilweise nur in Bruchstücken überlieferte ägyptische Papyri (seit 2000 v. Chr.) medizinischen Inhalts sowie Inschriften auf steinernen Monumenten. Die Aussagen des Alten Testaments zur Heilkunde Israels basieren auf zunächst mündlich überlieferten Erfahrungen etwa vom ersten Jahrtausend v. Chr. an.

Aus den Aufzeichnungen griechischer und römischer Geschichtssschreiber oder Feldherren lassen sich ebenfalls Rückschlüsse auf Behandlungsmethoden ziehen. Herodot (um 490 – 425/420 v. Chr.) bietet ergänzendes Material zur ägyptischen Medizin und Pharmazie aus dem 5. Jahrhundert v. Chr., die frühesten Mitteilungen über die Heilkunde der Germanen und Kelten stammen aus der Feder von C. Julius Caesar (100 – 44 v. Chr.), P. Cornelius Tacitus (um 55 – 116 n. Chr.), Strabon (um 63 v. Chr. – 19 n. Chr.) und Marcellinus Ammianus (um 330 bis um 395 n. Chr.).

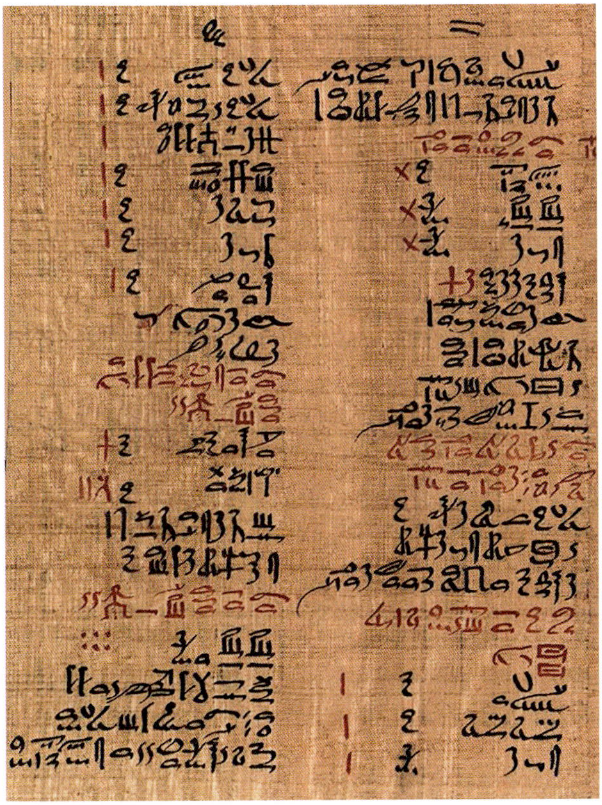

Abb. 1: Rezepte aus dem Papyrus Ebers, Kolumnen 8 (rechts) und 9 (links). Auffällig ist das Symbol für Honig (stilisierte Biene mit Topf darüber) in Kolumne 8, Zeilen 1 und 19 (jeweils ganz rechts). Die Zubereitungen in Kolumne 9 waren offensichtlich als Abführmittel oder Diuretikum gedacht (siehe Symbole in Zeilen 11 und 16, jeweils ganz links).

PAPYRUS EBERS

Der 20 Meter lange, nach dem deutschen Ägyptologen Georg Ebers (1834 – 1898) benannte Papyrus zählt zu den pharmaziehistorisch bedeutendsten Funden. Er wurde in Ägypten wahrscheinlich um 1550 v. Chr. in Hieroglyphenschrift niedergeschrieben. Da er teilweise Abschriften älterer Papyri enthält, vermittelt er auch Kenntnisse aus einer lange vor der Niederschrift liegenden Zeit. Dem Franzosen Jean-François Champollion gelang es im Jahre 1822, die Hieroglyphenschrift zu entziffern.

Der Papyrus Ebers enthält Angaben zu beinahe 700 verschiedenen Arzneistoffen und ihren Wirkungen, darunter 22 arzneilichen Zubereitungen von Knoblauch, angeblich einem Hauptnahrungsmittel beim Bau der Pyramiden. Zu der Arzneistoffverarbeitung werden rund 800 Rezeptformeln angegeben. Augenarzneien und Schminken nehmen einen besonderen Platz ein. Da zu jeder wesentlichen heilkundlichen Handlung wie der Zubereitung oder Applikation eines Arzneimittels die Rezitation eines Zauberspruchs gehörte, sind verschiedenste Vorschriften magischer Art aufgenommen. Darüber hinaus werden Arzneivorratsräume, zahlreiche pharmazeutische Arbeitsgeräte und Aufbewahrungsgefäße aus Ton und Glas erwähnt.

Im »Fernen Osten« kann von einer langen Tradition der mündlichen Überlieferung heilkundlichen Wissens ausgegangen werden. Schriftliche Quellen sind in der Regel überwiegend religiösen Inhalts mit wenigen heilkundlichen Abschnitten. Die Datierung der indischen Veden wird für einen Zeitraum von 1300 und 100 v. Chr. angenommen und ist durchweg unsicher und umstritten. Eine spärliche Quelle für die altpersische Heilkunst ist das im 6. Jahrhundert v. Chr. entstandene »Avesta« (Wissen) nach den Lehren von Zarathustra. Das älteste bekannte Arzneibuch Chinas entstand im 1. oder 2. Jahrhundert nach der Zeitenwende.

Heilkundliche Berufsgruppen

Mit dem Aufkommen der theurgischen Medizin begann eine besondere Klasse von Ärzten, sogenannte Priesterärzte, eine entscheidende Rolle zu spielen. Je nach Kultur wurde die religiöse Komponente unterschiedlich gewichtet, die Heilkunde löste sich jedoch nie grundsätzlich vom Religiösen und Magischen. Das Fehlen einer organisierten Priesterschaft führte bei den in zahllose Sippen zersplitterten germanischen Stämmen dazu, dass sich erst nach der Eroberung durch die Römer ein eigentlicher Ärztestand zu bilden begann. Die Druiden, die in der keltischen Kultur eine eigene Klasse neben Kriegern und dem gemeinen Volk bildeten, betätigten sich nicht nur als Ärzte und Priester, sondern auch als Seher, Lehrer, Erzieher und Richter.

Die (Priester)ärzte widmeten sich in erster Linie der sogenannten inneren Medizin, während sie das operative Vorgehen sozial niedriger stehenden und handwerklich ausgebildeten Ärzten überließen. Schon in babylonischer Zeit begann die Teilung der Medizin in die innere und auf höherer Stufe stehende Heilkunde und in die Chirurgie, die dazu führte, dass chirurgische Eingriffe nicht unbedingt von einem Arzt vorgenommen wurden. Arzneimittel wurden grundsätzlich von den Ärzten selbst, teils unter Mithilfe von Assistenten, zubereitet. Tendenzen zur Spezialisierung auf die Arzneiherstellung sind unter anderem in Ägypten festzustellen. In der Krankenbehandlung tätig waren außerdem durch alle Zeiten hindurch Barbiere, Beschwörer und Magier, deren Hilfe die Bevölkerung vor allem bei Schlangenbissen und Skorpionstichen suchte.

Zusammenfassend ist festzustellen, dass die Heilung eines Patienten auf medikamentösem, chiropraktischem, magischem oder chirurgischem Weg angestrebt wurde.

Arzneimittel und Arzneiformen

Arzneimittel

Die medikamentöse Therapie stützte sich auf zahlreiche einheimische, selbst angebaute und teils auch importierte pflanzliche, tierische und mineralische Arzneimittel in zweckmäßiger Arzneiform.

Folgende starkwirksame Drogen fanden in verschiedenen Kulturen bereits Anwendung: Bilsenkraut, Brechnuss, Eisenhut, Koloquinten, Hanf, Mandragora, Nieswurz, Opium.

Zu den heute noch gebräuchlichen pflanzlichen Mitteln gehörten: Anis, Feigen, Fenchel, Gallae, Huflattich, Ingwer, Kalmus, Knoblauch, Koriander, Kümmel, Lavendel, Leinsamen, Lorbeer, Majoran, Manna, Minze, Myrrhe, Rizinus, Safran, Senf, Senna, Storax, Terpentin, Thymian, Wacholder, Weihrauch, Zimt.

Darüber hinaus fanden Anwendung: Organe und Exkremente von Haus- und Wildtieren, gemahlene Knochen von Tieren, Kanthariden, Blutegel, Moschus, Schlangenfleisch sowie Alaun, Blei-, Eisen-, Kupfer-, Zink- und Quecksilberverbindungen, Kalk, Pottasche, Schwefel, Soda, Steinsalz.

Der Kontakt mit den Kulturen des »Fernen Ostens« vermittelte der westlichen Welt Drogen wie Aloe, Benzoe, Campher, Ephedra, Galanga, Ginseng, Kurkuma, Macis, Muskatnuss, Rauwolfia, Rhabarber, Rohrzucker, Sandelholz, schwarzer Tee.

Arzneiformen

Stoffe pflanzlicher, tierischer und mineralischer Herkunft wurden und werden meist nicht in ihrer natürlichen Form, sondern als zubereitete Arzneien dargeboten.

Das erst ohne weitere Bearbeitung aufgelegte kühlende, große Blatt einer Pflanze fand seine Weiterentwicklung als pulverisierte oder zu Brei zerstampfte Masse für Umschläge, den Kataplasmen. Durch diese Arzneiform konnten neben Blättern nun auch Wurzeln, Früchte, Ton oder Lehm zur äußeren Heilung eingesetzt werden. Die Verwendung von Fett als Vehikel führte vom Kataplasma zur Salbe, mit klebenden Harzen entstand das Pflaster. Abkochungen von Arzneistoffen mit Wasser waren eine einfache, effektive Methode der Arzneimittelzubereitung. Der Patient konnte innerlich mit Tee oder äußerlich mit Umschlägen, Aufgüssen oder Inhalationen behandelt werden. Wundpulver, Räucherungen und hier und da sogar die Arzneiform Pille kamen vor. Einträufelungen in Auge und Nase waren vielen Kulturvölkern geläufig und nahmen mit den Schminken, beispielsweise auf der Basis von Antimonsalzen, eine besondere Stellung ein.

Für die Zubereitung und Aufbewahrung der Arzneien gebrauchte man häufig spezielle Geräte und Gefäße, deren Form vor allem da besondere Bedeutung für die Wirkung des Medikaments beigemessen wurde, wo die irrationale Heilweise gegenüber der Verwendung rationaler Mittel den Vorrang hatte.

Die alten Kulturvölker besaßen einen großen Arzneischatz mit Vorschriften über Herstellung und Anwendung der Mittel. Doch blieb es den Griechen vorbehalten, den bewussten Sprung von der Beschwörungsarznei zur Wirkungsarznei zu machen. Erst im Zuge der naturwissenschaftlichen Spekulation der griechischen Naturphilosophen entwickelten sich Gedankengänge in Richtung einer wissenschaftlichen Ergründung der Zusammenhänge zwischen Krankheit und Heilmittel.

Historische asiatische Heilsysteme mit Bedeutung in heutiger Zeit

Ayurveda

Der Ayurveda, eine indische heilkundliche Schrift, entstand um das Jahr 800 v. Chr. Nach ihr sind drei Grundprinzipien (»Dridosas«) für den Gesundheitszustand maßgeblich, Vata, Pitta und Kapha. Unter Vata versteht man eine Art Initiator und Promotor für Bewegung und biologische Aktivität. Pitta wird unter anderem für Körperwärme und Stoffwechsel verantwortlich gemacht. Kapha bezeichnet das Materielle der Organe. Beim gesunden Menschen stehen die Dosas im Gleichgewicht, Erkrankungen treten auf, wenn sich diese drei Bereiche nicht mehr im richtigen Verhältnis befinden. Die Therapie soll die gestörte Harmonie wieder herstellen, entweder durch Eliminieren überaktiver Dosas, die zunächst vom Krankheitsort in den Verdauungskanal gebracht werden müssen, oder durch Zufuhr der unterrepräsentierten Elemente durch pflanzliche, tierische oder mineralische Arzneimittel. Yoga wird als Methode der geistigen Konzentration, der körperlichen Reinigung und der Prävention empfohlen.

Das bei uns bekannteste ayurvedische Arzneimittel ist der Weihrauch (Boswellia serrata): Das Harz vermindert Vata und Pitta und ist indiziert bei Erkrankungen des Nervensystems, des Magen-Darm-Trakts, der Atemwege und bei Frauenleiden (Texte aus dem 1. und 2. Jahrhundert n. Chr.). In Indien ist das Präparat Sallaki (in Europa als H15 bekannt) zur Behandlung rheumatischer Erkrankungen erhältlich. In Deutschland wird in Pilotstudien die Wirksamkeit bei rheumatoider Arthritis, Asthma, Colitis ulcerosa sowie bei Astrozytom-Patienten mit peritumoralem Hirnödem erforscht.

Ebenfalls seit mehr als 3000 Jahren wird in Indien die Pflanze Adhatoda vasica mit den verschiedensten Indikationen wie Schlangenbiss, Lepra, als Abortivum oder bei Durchfall in Form von Zigarren oder Teeauszügen angewendet. Hauptinhaltsstoff ist das Chinolizidinalkaloid Vasicin, durch dessen Weiterentwicklung Anfang der Sechzigerjahre die Hustenmittel Bromhexin und Ambroxol synthetisiert wurden.

Traditionelle chinesische Medizin (TCM)

Die traditionelle chinesische Medizin, die auf eine fast 5000-jährige Geschichte zurückblickt, ist eine umfassende, naturorientierte und ganzheitsmedizinische Heilmethode, bei der der Patient mit Körper, Seele und Geist als Einheit im Vordergrund steht. Folgerichtig ist Krankheit eine Disharmonie, ein körperlich-seelisches Ungleichgewicht. Eine Therapie hat zum Ziel, die Harmonie beziehungsweise das Gleichgewicht im Menschen sowie zwischen dem Menschen und der Natur wiederherzustellen. Neben der universellen Dualität Yin und Yang, die ausgeglichen sein muss, existiert ein übergeordnetes System von fünf Wandlungsphasen (Holz, Feuer, Erde, Metall, Wasser), in das die Naturerscheinungen des Makrokosmos (Jahreszeiten, Himmelsrichtungen, Witterungseinflüsse, Farbe, Geschmack) und die Gegebenheiten des Mikrokosmos (Organe, Emotionen, Körperöffnungen, Körperstrukturen) eingegliedert sind. Alle Vorgänge befinden sich in einem dynamischen Prozess und werden von einer aktiven Kraft, dem »Qi«, durchströmt.
TCM kennt zur Behandlung sechs Säulen:

1. Akupunktur: Der gesamte menschliche Körper ist von einem Netz von Meridianen (Energiebahnen) durchzogen. Durch Stimulation von festen Akupunkturpunkten mit feinen Stahlnadeln kann der Arzt die fließende Lebensenergie Qi erreichen, Blockaden auflösen, Qi unterstützen oder krankhafte Qi ausleiten und so Yin und Yang wieder ins Gleichgewicht bringen.
2. Moxibustion: Zugrunde liegt das gleiche Prinzip wie bei der Akupunktur. Statt der Stahlnadeln wird eine brennende Moxa-Zigarre (aus getrocknetem und gepresstem Beifuß) dem zu behandelnden Akupunkturpunkt angenähert, bis die Hitze deutlich spürbar ist.

3. Schröpfen: Durch Ansaugen der Körperoberfläche mit Hilfe kleiner erhitzter Gefäße aus Glas oder Bambus wird ein Vakuum erzeugt.

4. Tuina: Wie bei der Akupunktur dienen auch bei der Tuina-Massage die Meridiane zur Orientierung. Gegenüber westlichen Massagetechniken ist sie weniger oberflächlich und schmerzhafter, jedoch effektiver.

5. Qi-Gong (Tai-ChiChuan): Hierbei handelt es sich um eine besondere Form der Atem- und Bewegungstherapie, die mit Konzentrations- und Meditationselementen gekoppelt ist.

6. Kräutertherapie: In Arzneibüchern (das älteste bekannte stammt aus dem 1. oder 2. Jahrhundert n. Chr) sind Heilkräuter, mineralische und tierische Stoffe aufgeführt. Das chinesische Arzneibuch beschreibt über 500 Drogen. Gewöhnlich werden Kombinationen verschiedener Kräuter oder Stoffe bevorzugt. Die Anwendung erfolgt als Dekokt oder als Kräuterkissen.

Tab. 1: Die Heilkunde in unterschiedlichen Kulturkreisen von ca. 3000 v. Chr. bis zum Jahre 0

Kultur	Zeitraum	Quellen	Heilpersonal	Besonderheiten
Mesopotamien (Sumerer, Babylonier, Assyrer)	ca. 3000 – 500 v. Chr.	Keilschrifttafeln Nippur (2700 v.Chr), Bibliothek des Assurbanipal in Ninive (7. Jahrh. v. Chr.)	Priesterärzte, Chirurgen, Kräuterkenner	Entwicklung der Keilschrift, Sexagesimalsystem, Dezimalsystem
Ägypten	Altägypten 2950 – 1080 v. Chr. Alexandrinische Zeit 356 – 323 v. Chr.	Mumien, Wandinschriften, Monumente, Papyri (2000 – 1250 v. Chr.)	Priesterärzte (innere Krankheiten), Magier (Schlangenbisse, Skorpionstiche), somatisch orientierte Ärzte (empirisch-rationale Medizin), auf AM-Zubereitung spezialisierte Ärzte	Gewinnung von Metallen und Legierungen, Anfänge der Alchemie, Herstellung von Glas, Email, Seife, Hieroglyphenschrift

Fortsetzung der Tabelle auf der nächsten Seite

Kultur	Zeitraum	Quellen	Heilpersonal	Besonderheiten
China	ab ca. 3000 v. Chr.	Shén-nung um 3000 v. Chr. (historisch nicht nachgewiesen), 1. Arzneibuch um 100 n. Chr.	Arzt, Kräuterhändler, apothekenähnliche Betriebe seit dem 6. Jahrh. n. Chr.	Signaturenlehre, alchemische Kenntnisse
Medien, Persien	Ca. 800 – 400 v. Chr.	Avesta (6. Jahrh. v. Chr.)	(Priester)ärzte, Tierärzte; Gebührenordnung nach dem Stande des Patienten	große militärische Leistungen, keine eigenständige Gesundheitslehre, indischer und ägyptischer Einfluss
Israel, Phönizien	1500 v. Chr. – Zeitenwende	Altes Testament	Arzt, Arzneibereiter, Salbenmischer, Gewürzhändler, Anbau von Arzneipflanzen	keine eigenständige Gesundheitslehre, Einfluss der Babylonier, Perser, Syrer, Römer; vorbildliche prophylaktisch-wirksame Lebensweise
Indien	2000 v. Chr. – 700 n. Chr.	Veden (ca. 1300 – 200 v. Chr.), Charaka und Susruta (ca. 6. Jahrh. v. Chr.), H.-Bower-Manuskript (ca. 400 n. Chr.), Vaghbata (ca. 700 n. Chr.)	Arzt	alchemistische Anschauungen; hohes kulturelles Niveau, auch bezüglich der Volksheilkunde und der öffentlichen Hygiene (Bäder, Abwassersystem)
Germanien	seit 100 v. Chr.	Norwegisch-isländische Eddalieder, römische Berichte von C. Julius Cäsar (100 – 44 v. Chr.), P. Cornelius Tacitus (um 55 – 116 n. Chr.)	Chirurgen, Heilerinnen, Kultpriesterinnen; kein eigentlicher Ärztestand	Signaturenlehre, Heilquellen

Fortsetzung der Tabelle auf der nächsten Seite

Kultur	Zeitraum	Quellen	Heilpersonal	Besonderheiten
Kelten	seit ca. 600 v. Chr. – Zeitenwende	Der Lehrstoff wurde ausschließlich mündlich weitergegeben (bis zu 20.000 Verse), eine Niederschrift war strengstens verboten; Überlieferungen durch C. J. Cäsar (100 – 44 v. Chr.), Strabon (ca. 63 v. Chr. – 19 n. Chr.), Marcellinus Ammianus (um 330 bis um 395 n. Chr.)	Druiden, mit den Gruppen »bardi« (Besingen der Taten der Helden), »druidae« oder »sacerdotes« (Geheimwissenschaft), »euhages« oder »vates« (Opferpriester, Naturforscher)	Zusammenschau von Naturkunde und Heilkunst mit Prophezeiung und Magie (Besprechungen, Beschwörungen, Amulette, Talismane); Therapie vor allem mit pflanzlichen Mitteln; herausragende Heil- und Kultpflanzen waren Mistel (mit goldener Sichel am Neujahrstag geschnitten), Trifolium, Primula, Hyoscyamus, Verbena

SIGNATURENLEHRE

Die Signaturenlehre ist eine alte heilkundliche Theorie, der erst gegen Ende des 18. Jahrhunderts keine Aufmerksamkeit mehr galt. Besonders in China wie auch bei den Kelten fand sie Anwendung. Schriftliche Anmerkungen sind im Altertum unter anderem bei Marcellus Empiricus, Plinius und Dioskurides, in der Frühen Neuzeit bei Paracelsus und ausführlich bei Giovanni Battista della Porta (1535 – 1615) zu finden. Zugrunde liegt die Idee, durch Übertragung aus der äußeren Form – der Signatur – auf Eigenschaften zu schließen. So wurden aus der Statur, Farbe oder Form der Glieder des menschlichen Körpers Persönlichkeitsmerkmale abgeleitet. Man stellte sich vor, dass Stoffe aus den drei Naturreichen für ihre heilkundliche Anwendung durch Aussehen (Form, Habitus), Farbe, Geruch und Geschmack »signiert« seien.

So erinnern die unterirdischen Teile der Orchidee vom Erscheinungsbild an Hoden. Folglich wurde diese Pflanze zur Behandlung von Genitalbeschwerden und als Aphrodisiakum eingesetzt. Die Mistel ist ein Parasit mit wucherndem Wachstum, im Rahmen der Signaturenlehre bot sich demgemäß ihre Anwendung bei Krebsleiden an.

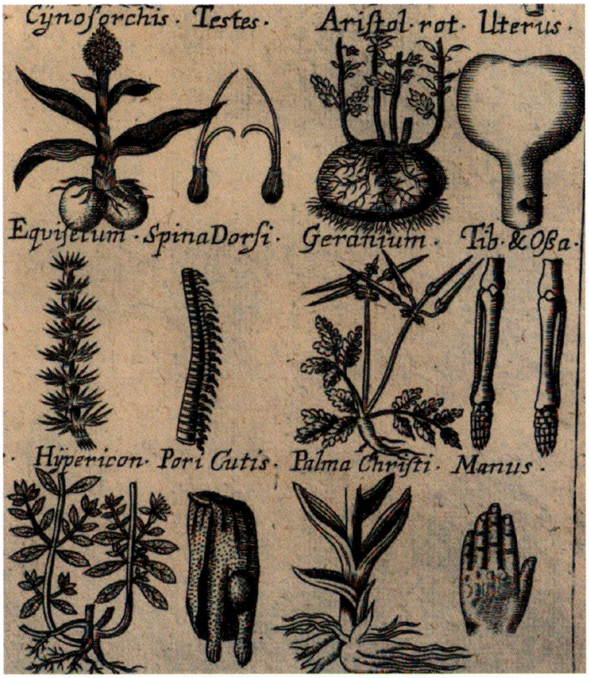

Abb. 2: Gegenüberstellung von Pflanzen und ihren im Sinne der Signaturenlehre korrespondierenden Organen (Valentini 1713). Beispiel Mitte links Schachtelhalm – Wirbelsäule.

Heilkunde in der griechischen und römischen Antike

Als Griechen bezeichnet man im Allgemeinen seit dem 2. Jahrtausend v. Chr. in den Peloponnes eingewanderte indoarische Stämme, die mit der mediterranen Urbevölkerung verschmolzen. Durch ihre kolonisatorische Ausbreitung im Osten kamen sie außerdem in Kontakt mit dem alten Vorderen Orient. Eine Erweiterung des Weltbildes durch Seefahrt und Seehandel spielte zudem eine wichtige Rolle für die Entwicklung eines eigenen Kulturbewusstseins. Die verschiedenen Einflüsse wurden von den Griechen in einer Art und Weise verarbeitet, dass daraus etwas ganz Neues entstand – die Grundlage der späteren abendländischen Kultur.

Die Zeit der Vorsokratiker (7. – 5. Jahrhundert v. Chr.)

In den homerischen Dichtungen Ilias und Odyssee finden sich erste Hinweise zur Ausübung der Heilkunde in Griechenland. Die Texte wurden wahrscheinlich zwischen 800 und 750 schriftlich fixiert, enthalten aber mündliche Überlieferungen aus älterer Zeit.

Der Arzt war für die Behandlung von äußeren Erkrankungen wie Hautausschlägen und Wunden zuständig, wozu er auch Heilkräuter einsetzte. Die Wundärzte erfreuten sich großen Ansehens, sie galten als Diener der Gemeinschaft.

Ob ein Mensch jedoch von einer inneren Krankheit genas, lag in den Händen der Götter. Innerlich verwendete Pharmaka werden bei Homer erwähnt; sie wurden ausschließlich von Frauen verabreicht. Das Wort »Pharmakon« taucht in der Ilias und der Odyssee zum ersten Mal auf und bezeichnete wohl ursprünglich eine pflanzliche Substanz, der magische Kräfte innewohnten und die sowohl nutzbringend als auch schädigend, also als Heilmittel und als Gift, wirken konnte.

Der tiefen Verbundenheit mit einer Welt der Götter ist es zuzuschreiben, dass der Glaube an einen speziellen Heilgott – Asklepios – entstand. Er soll selbst in dem großen Heilzentrum in Epidauros praktiziert haben, weitere Kultstätten entstanden in Knidos, Kos, Rhodos, Kyrene und Athen. Der Asklepios gewidmete Tempel in Epidauros stammt etwa aus dem frühen 4. Jahrhundert v. Chr. Es herrschte ein auf Seele und Körper ausgerichtetes ganzheitliches Heilkonzept mit Bädern, Gebeten, Opfern und Heilschlaf. Die Hoffnung auf Heilung im Schlaf, medizinische Ratschläge in Traumorakeln und deren priesterliche Interpretation bildeten Grundlagen therapeutischen Handelns. Asklepios galt auch als Gott der Armen und Bedürftigen; so vollzog sich in den Asklepieien eine Gesundheitsfürsorge, deren Preis an den jeweils gegebenen finanziellen Möglichkeiten der Patienten bemessen wurde.

ÄSKULAPSTAB

Asklepios wurde häufig mit einem Stab und einer Schlange abgebildet. Die Schlange galt, wegen ihrer regelmäßigen Häutungen, in vielen Kulturkreisen als Symbol von ewiger Jugend, Unsterblichkeit oder zumindest Genesung nach schwerer Krankheit und als das Tier, das Leben und Tod vereinigend in sich trägt. Ihr Erwachen nach der Winterruhe ließ sich ebenfalls als Zeichen für eine Art Wiedergeburt deuten.

Asklepios hatte der Sage nach vier Kinder. Die beiden Söhne Machaon und Podaileirios werden von Homer in der Ilias als Wundärzte im Trojanischen Krieg genannt. Von den beiden Töchtern, Hygieia und Panakeia, ist für Apotheker besonders erstere interessant: Eines ihrer Attribute als Göttin der Hygiene ist eine offene Schale, aus der sie manchmal eine Schlange nährt. Hieraus entwickelte sich in der Gegenwart das Symbol des schlangenumwundenen Arzneikelchs, das in stilisierter Form auf dem Apotheken-A wiederzufinden ist. Die bis zu zwei Meter lange, ungiftige Äskulapnatter oder Elaphe longissima als real existierende Gattung ist in Süd- und Mitteleuropa heimisch.

Eine zweite praktisch inspirierte Interpretation des Ärztesymbols bezieht sich auf den Medinawurm oder Dracunculus medinensis, einen Schmarotzer, der Menschen als Zwischenwirt befällt und Geschwüre verursacht, unter anderem an den Fußzehen. Es wurde früher empfohlen, das befallene Glied in kaltes Wasser zu halten, da der Wurm dann sein Vorderende aus dem Geschwür heraussteckte. Frühe Ärzte klemmten den sichtbaren Teil des Wurms in ein gespaltenes Stäbchen und wickelten das Tier unter Herausziehen um den Stab.

Hippokratische Phase (5. und 4. Jahrhundert v. Chr.)

Die Naturphilosophen

Durch die Siege über die Perser (Schlacht von Salamis 480 v. Chr.) erlangten die Griechen eine Vormachtstellung im Land- und Seehandel. Trotz häufiger innerer Kriege konnte sich das Bedürfnis nach höherer Bildung in Freiheit weiterentwickeln. So strebten Philosophen in unterschiedlichen, oft genialen Denkgebäuden zweckfrei nach Wissen über die Natur im weitesten Sinne, doch die Missachtung der körperlichen Arbeit, die zudem von billigen Arbeitskräften (Sklaven) erledigt wurde, stand einer Weiterentwicklung der Technik entgegen.

Einer der Hauptzüge des griechischen Denkens ist die Deduktion, die Ableitung des Besonderen aus dem Allgemeinen. Sie begünstigte die Entwicklung von Disziplinen wie Logik und Mathematik, drängte aber die Naturwissenschaften in bestimmte Bahnen. Die Suche nach einer treibenden Urkraft der belebten und unbelebten Natur oder der Versuch einer Objektivierung der Welt stellte das zentrale Problem dar, mit dem sich die Philosophen beschäftigten und von dem aus sie ihre Überlegungen interpretierten.

Tab. 2: Griechische Naturphilosophen

Name	Theorie	Bemerkungen
Thales von Milet ca. 625 – 547 v. Chr.	Urstoff aller Dinge ist das Wasser	Vorhersage der Sonnenfinsternis im Jahre 585 v. Chr.
Anaximander von Milet ca. 610 – 546 v. Chr.	Urstoff ist nicht materiell, sondern liegt im Grenzenlosen. Makrokosmos-Mikrokosmos-System	
Anaximenes von Milet ca. 580 – 520 v. Chr.	Urstoff aller Dinge ist die Luft	Medizinschule der Pneumatiker
Pythagoras von Samos ca. 565 – 480 v. Chr.	Zahl ist Grundlage allen Denkens. Naturgesetze sind nicht Zufall, sondern besitzen ein Logos	Erde, Himmelskörper und Universum als ganze Kugelgestalt mit gleichförmigen Kreisbewegungen, Erde dreht sich um ein Zentralfeuer
Alkmaion von Kroton Süditalien, um 500 v. Chr.	Gesundheit ist Gleichgewicht der Kräfte warm-kalt, trocken-feucht, süß-bitter usw.	Entdeckung des Sehnervs und der eustachischen Röhre, Unterscheidung von Venen und Arterien
Xenophanes von Kolophon ca. 570 – 460 v. Chr.	Idee von der Einheit des Alls. Urstoff ist eine Gottheit	»Es gibt kein Werden und Vergehen, sondern ewiges, unveränderliches Sein«

Fortsetzung der Tabelle auf der nächsten Seite

Name	Theorie	Bemerkungen
Heraklit von Ephesos ca. 550 – 480 v. Chr.	Urstoff ist das Feuer. Alles fließt. Dynamische Komponente der Natur	»Man kann nicht zweimal in denselben Fluss steigen«
Empedokles von Agrigent ca. 485 – 425 v. Chr.	Lehre von vier Urstoffen (Erde, Wasser, Feuer, Luft). Große Bedeutung für Naturforschung und Medizin (Humoralpathologie)	Herz als Mittelpunkt des Blutgefäßsystems und als Sitz von Seele, Geist und Gefühl
Leukipp von Abdera ca. 480 – 420 v. Chr.	Welt besteht aus festen, unteilbaren Teilchen (átoma = nicht mehr teilbar)	rein physikalisches Denken ohne Götter
Demokrit von Abdera ca. 460 – 371 v. Chr.	Unterscheidung der Atome durch Gestalt, Ordnung und Lage, daraus sekundäre Eigenschaften	Medizinschule der Methodiker (Solidarpathologie)

Hippokratische Medizin und Humoralpathologie

Unter den Einflüssen der griechischen Naturphilosophen, die auch das Denken der Ärzte formten, löste sich die Heilkunde mehr und mehr von religiösen und magischen Vorstellungen und der Arzt vom Priester. Die Medizinschule in Kos entwickelte sich zu einem wichtigen Ausgangspunkt für den Wandel der Medizin zu einer aus Empirie und Geistesarbeit bestehenden Wissenschaft. Ihr Gründer, Hippokrates von Kos (um 460 – 370 v. Chr.), stammte aus einer alten Asklepiadenfamilie. Die Grundzüge hippokratischen Wirkens sind im »Corpus Hippocraticum« zusammengefasst und prägten Medizin und Pharmazie für einen Zeitraum von fast 2000 Jahren. Dieses Werk umfasst rund 60 Bücher teils unbekannter Verfasser, einige Teile werden auch Hippokrates selbst zugeschrieben. Hier und in nachfolgenden Aufzeichnungen wurde erstmals der Arzneischatz der Zeit, die Materia medica, deutlich. So sind 263 arzneilich verwendete, sowohl einheimische als auch importierte Pflanzen, tierische Stoffe und Mineralien einigermaßen sicher zu identifizieren. Als typische Mittel können Nieswurz (Veratrum album und Helleborus cyclophyllus), Meeresstrandwolfsmilch (Euphorbia peplis), und Umbelliferendrogen (»silphion«) erwähnt werden. All diese Stoffe fanden in den verschiedensten Arzneiformen (u. a. Pille, Leckmittel, Salbe, Streupulver, Klysma, Zäpfchen, Tampon) Anwendung, wobei den Gewichtsverhältnissen der einzelnen Bestandteile relativ geringe Bedeutung beigemessen wurde. Vorschriften zu den Arzneimittelgruppen Abführmittel, Wurmmittel, Brechmittel, Hustenmittel, Gurgelwässer, Diuretika, Antidiarrhoika, Niesmittel, Ätzmittel, Dermatika, Wundmittel, Hämostyptika, Ophthalmika, Uterusmittel und Betäubungsmittel sind erhalten.

Der hippokratische Eid, der ethische Maßstäbe für ärztliches Handeln in Kurzform zusammenfasste, stammt wahrscheinlich nicht von Hippokrates selbst. Stellt er auch eine Interpretation für das Verhalten des Arztes seinem Patienten gegenüber dar, war er doch niemals als Eidesformel – etwa zur Erlangung der Approbation – in Gebrauch.

Die Arznei wurde vom Arzt selbst im Hause des Patienten zubereitet. Doch darüber hinaus waren weitere Personen im Gesundheitswesen und Arzneihandel tätig. Die einheimischen Pflanzen lieferten die Kräutersammler (Rhizotomoi). Auf den Märkten verkauften unter anderem Mixturenverkäufer (Migmatopoloi), Arzneimittelverkäufer (Pharmakopoloi) und Salbenmacher (Myrepsoi) Produkte zur Selbstbehandlung. So waren auf den Märkten Athens im 2. Jahrhundert v. Chr. Verkaufsstände für Drogen, Salben oder Kosmetika zu finden.

Einige Charakteristika für die hippokratische Heilkunst sind:

- Beachtung von Elementen des ärztlichen Handelns wie Einbezug der ärztlichen Empirie, genaue und differenzierte Beobachtung am Krankenbett, Prognosestellung und therapeutische Maßnahmen;
- Aufbau der Behandlung auf ärztlicher Erfahrung ohne Spekulation und Magie, Hervorhebung der klinischen Beobachtung;
- Definition der Krankheit als ein Kampf der dem Körper innewohnenden natürlichen Heilkraft gegen die krankmachende Schädigung;
- kosmischer Zusammenhang bei der Sicht des Menschen und damit die Einbeziehung von äußeren Faktoren wie Luft, Wasser, Örtlichkeit, Ernährung etc.
- gesunde Lebensführung mit einem Gleichgewicht der Gegensatzpaare Wachen-Schlafen, Essen-Trinken, Ruhe-Bewegung in Eigenverantwortlichkeit jedes Einzelnen.

Aufgabe des Arztes war es, den Organismus im Kampf gegen die Krankheit zu unterstützen. Daraus resultierte eine vorwiegend praktische Ausbildung der Ärzte, die kaum Anatomie und Physiologie, sondern ein Heilungskonzept, das auf verschiedenen Körpersäften basierte – die Humoralpathologie – zur Grundlage hatte.

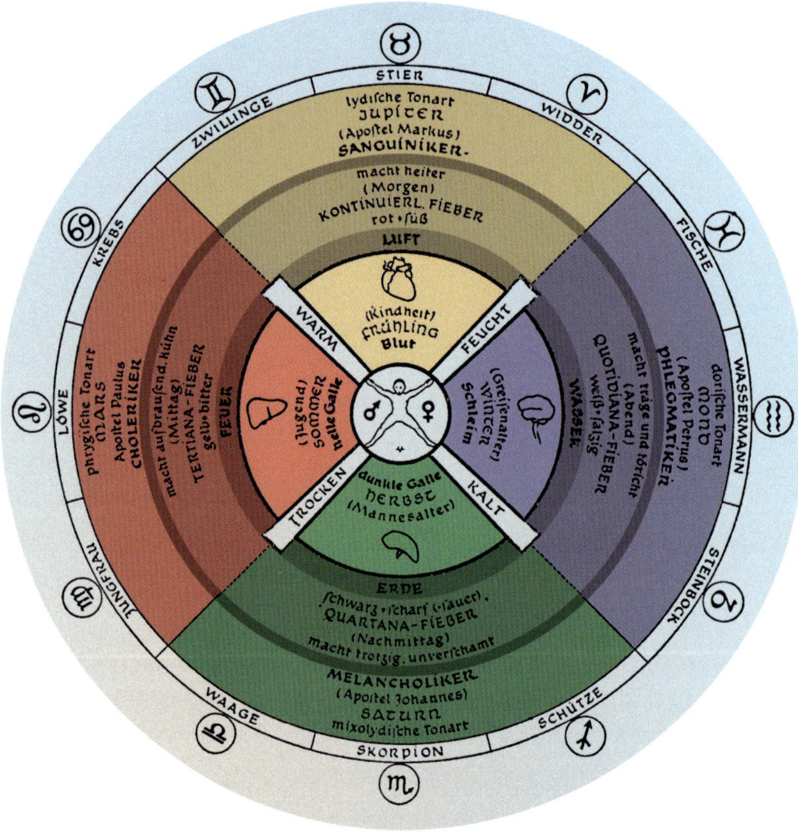

Abb. 3: Viererschema der Zuordnung von Säften, Qualitäten, Elementen, Planeten, Sternzeichen usw. Innerster Kreis nach dem Corpus Hippocraticum, mittlerer Kreis nach Galen bzw. Pseudo-Galen, dritter Kreis mit mittelalterlichen Erweiterungen

Hippokrates entwickelte die Vierelementen-Lehre des Empedokles in Bezug auf den menschlichen Körper weiter. Dieser enthält demnach die unterschiedlichen Säfte Blut, gelbe Galle, schwarze Galle und Schleim. Versuche, weitere Qualitäten wie Feuchtigkeit, Kälte, Trockenheit und Wärme, die Jahreszeiten oder das Menschenalter den einzelnen Säften zuzuordnen, waren in Ansätzen vorhanden.

Stehen die vier Säfte miteinander im Gleichgewicht, herrscht Eukrasie, und der Körper ist gesund. Eine Störung des Gleichgewichts hat Krankheit zur Folge und wird als Dyskrasie bezeichnet. Die Idiosynkrasie als weiterer pathologischer Zustand zieht nicht bestimmbare Befindlichkeitsstörungen nach sich. Als Krankheitsursachen kamen Leidenschaften (Passiones), eine ungesunde Lebensführung, Miasmen (verdorbene Luft), Kontagien (unbekannte Krankheitsursachen), aber auch Sünde infrage. Konnten die durch Verfehlungen hervorgerufenen Krankheiten nur durch Gebet geheilt werden, galt es ansonsten, die Säfte, vornehmlich durch Ableiten, wieder ins Gleichgewicht zu bringen. Die Therapie teilte sich in Diätetik, Pharmazie und Chirurgie, die in dieser Reihenfolge angewendet werden sollten. Zuerst musste der Kranke die Regeln der gesunden Lebensführung beachten, durch die Diätetik sollten vornehmlich die sekundären Körpersäfte wie Schweiß, Tränen und Urin abgeleitet werden. Brachte das keine Besserung, griff der Arzt zum Arzneimittel und verabreichte Drogen, die zu Erbrechen, Diurese und/oder beschleunigter Stuhlentleerung führten. Im letzten Schritt suchte er durch den (chirurgischen) Aderlass eine Reinigung der primären Säfte zu erreichen.

Die Humoralpathologie beeinflusste, auch nachdem schon viel genauere Kenntnisse über Anatomie und den Blutkreislauf bekannt waren, das medizinische Denken und Handeln bis ins 18. Jahrhundert hinein und wirkt teils bis heute in der Volksmedizin nach.

BLUTREINIGUNGSTEE

»Blutreinigende« Tees bestehen vor allem aus diuretisch und laxierend wirksamen Drogen und werden häufig im Frühling eingesetzt. Hintergrund dieser heute wissenschaftlich nicht haltbaren Indikation ist das humoralpathologische Konzept des Hippokrates aus dem 4. Jahrhundert v. Chr., das Blut als einen der vier Körpersäfte von Schlacken reinigen möchte. Da dem Saft Blut die Jahreszeit Frühling zugeordnet ist, gilt der Frühling als die günstigste Jahreszeit der Blutreinigung.

Hellenistische Phase (300 – 50 v. Chr.)

Alexander der Große (356 – 323 v. Chr.) leitete eine Epoche mit einer einheitlichen Kultur über einen großen geografischen Raum hin ein, die sowohl Elemente der makedonisch-griechischen wie auch Einflüsse orientalischer Völker einschloss. Die historische Bedeutung des Hellenismus betrifft weniger die politischen Leistungen, vielmehr die Fülle der kulturellen Komponenten. Die ägyptische Küstenstadt Alexandria (gegründet 332), das unbestrittene geistige Zentrum dieser Epoche, verfügte zu jener Zeit über die größte Bibliothek der Welt.

Philosophischer Hintergrund

Aristoteles (384 – 322 v. Chr.), nach seiner Geburtsstadt Stagira auch der »Stagirite« genannt, übernahm seit 343 die Erziehung Alexanders des Großen. Seine Eltern stammten beide aus alten Ärztegeschlechtern. 367 trat er in Athen in die platonische Akademie ein und gehörte ihr 20 Jahre lang, bis zum Tode Platons, an. Für Medizin und Naturwissenschaften ist er von großer Bedeutung, da er als erster die Wissenschaft in Sachgebiete einteilte. Aristoteles führte die induktive Denkweise, aus dem Einzelfall allgemeine Schlüsse zu ziehen, in die philosophische Tradition ein. Die Gegenwart des Allgemeinen im Einzelnen, die zweckmäßige Entwicklung des Einzelnen und das Bestreben, aus beobachteten Einzelerscheinungen methodisch und systematisch Gemeinsamkeiten herauszufiltern, durchzieht konstant seine Gedanken. Zu Beginn des Mittelalters und in der Scholastik greift die abendländische Philosophie immer wieder auf Aristoteles zurück.

Seine wichtigsten naturwissenschaftlichen Werke beschäftigen sich mit Physik – Über den Himmel – Über Entstehen und Vergehen – Über Meteorologie – Schriften zur vergleichenden Anatomie und Physiologie – Tierkunde bzw. zoologische Schriften. Die botanischen Werke des Aristoteles sind nicht erhalten, doch die Grundgedanken lassen sich durch Schriften seines Schüler Theophrastus von Eresos (371 – 287 v. Chr.) rekonstruieren (vgl. »Botanik«).

Weitere heilkundliche Theorien

Neben dem humoralpathologischen Konzept kannte die antike Medizin eine Reihe weiterer kleinerer und größerer Schulen.

- Empiriker: Die Ärzte der Empiriker waren theoriefeindlich und verlegten sich hauptsächlich auf eine Therapie mit Arzneimitteln. Überlieferung, Erfahrung und Analogieschluss bildeten das gedankliche Grundgerüst, die Gewinnung von Rückschlüssen über Anatomie und Physiologie des lebendigen Organismus galt als zweifelhaft.
- Methodiker: Bevorzugt wurde ein solidarpathologisches Konzept, das sich nicht von den Säften, sondern von den festen Bestandteilen des Körpers herleitete. Die Solidarpathologie griff zurück auf Ideen der Atomistik von Leukipp und Demokrit. Der Körper bestand hiernach aus festen, unteilbaren (atomos) Teilchen, die sich gleichmäßig durch Poren fortbewegten. Die Beschleunigung oder Verlangsamung der Bewegung der Atome führte zu Krankheiten, die Behandlung erfolgte mit Stoffen, die das Tempo der Bewegungen wieder ausgleichen sollten.

- Pneumatiker: Die Vertreter postulierten ein Konzept, das ein »Pneuma« als lebensspendendes und lebenserhaltendes Prinzip annahm. Der Vitalstoff Luft spielte die zentrale Rolle. Durch die Lungen aufgenommen, diente er dem Herzen als Abkühlung, durchströmte dann von hier aus mit dem in der Leber gebildeten Blut den Körper und erhielt so in allen Organen die lebenswichtigen Funktionen.

Römische Adaption und Weiterentwicklung (50 v. Chr – ca. 400 n. Chr.)

In Rom hatte sich nie eine eigene heilkundliche Theorie entwickelt. Konzepte entstanden erst durch die Einflüsse griechischer Ärzte, deren Grundlagen in Rom inhaltlich adaptiert und weitergeführt wurden.

Pedanius Dioskurides von Anazarba (1. Jahrhundert n. Chr.)

Als Militärarzt unter den Kaisern Claudius und Nero bereiste der aus Kilikien stammende Dioskurides weite Teile des römischen Imperiums und erwarb sich breite überregionale, pharmakologische und pharmakognostische Kenntnisse.

In seine um 70 n. Chr. verfasste »Materia medica«, eines der bedeutendsten pharmakologischen Werke der römischen Antike, nahm er umfassend die Heil- und Arzneimittel, Nahrungs- und Genussmittel, Getränke, Salben, Mineralien und magische Zaubermittel seiner Zeit auf. Sein besonderes Augenmerk lag dabei auf der detailreichen Beschreibung der Pflanzen und ihrer Wirksamkeit. Sein Werk gilt als wichtige Grundlage für die Kräuterbücher des 16. Jahrhunderts.

Galenos von Pergamon (130 – 200 n. Chr.)

Bereits als Jugendlicher beschäftigte sich Galen, Sohn eines griechischen Mathematikers und Architekten, mit philosophischen Strömungen. Als Gladiatorenarzt sammelte er wertvolle praktische Erfahrungen in der Wundbehandlung, der Chiropraktik sowie mit internistischen und diätetischen Behandlungsweisen. Sein hohes Ansehen ließ ihn zum Leibarzt des Kaisers Marcus Aurelius aufsteigen.

Das pharmazeutisch wichtige Verdienst Galens liegt in der Klassifizierung von Medikamenten. Im Rahmen der hippokratischen Säftelehre ordnete er die Arzneimittel unter dem Aspekt ihrer pharmakologischen Wirkung und baute dabei die Humoralpathologie zu einem System dogmatischer Prozeduren und Vorschriften aus. Sein rationales Lehrgebäude brachte Ordnung und Systematik in die Arzneitherapie. Galens Werke sollten erst Anfang des 16. Jahrhunderts langsam an Bedeutung verlieren.

Galen ergänzte die Säftelehre mit einer Qualitäten- und Temperamentenlehre. Den schon bekannten Verknüpfungen der vier Säfte mit ihren Qualitäten und Jahreszeiten fügte er Geschmacksqualitäten (süß, bitter, sauer, salzig), die vier Elemente des Empedokles (Luft, Feuer, Erde, Wasser) und verschiedene charakterliche Eigenschaften hinzu. Das Schema wurde bis in das Mittelalter hinein erweitert, die Charaktereigenschaften zur Temperamentenlehre ausgebaut (Sanguiniker, Choleriker, Melancholiker, Phlegmatiker) und weitere Parameter wie Himmelsrichtungen, Planeten, Sternzeichen, Tonarten und Apostel aufgenommen.

Abweichungen vom idealen Mischungsverhältnis waren bei Galen, wie schon bei Hippokrates, Auslöser von Krankheiten. Doch unterschied er in quantitative Mischungsfehler (zu warm, zu kalt, zu feucht, zu trocken bzw. Kombinationen wie warm-feucht, kalt-trocken usw.), Krankheiten der Organe und Störungen der Eukrasie als Folge falscher Lebensweise, Ernährung und Verdauung.

Galens System ordnete 473 Drogen pflanzlicher, tierischer und mineralischer Herkunft nach drei Gruppen: Zu den elementaren Arzneimitteln (Simplicia) zählte Galen diejenigen, die nur eine der Qualitäten Hitze, Kälte, Trockenheit oder Feuchtigkeit besitzen und stufte sie in verschiedene Stärkegrade – 1. kaum merklich, 2. mit den Sinnen deutlich wahrnehmbar, 3. heftig, leicht schädigend, 4. heftig, zerstörend – ein. Kombinierte Arzneimittel enthielten mehr als eine Qualität und konnten ebenfalls in Stärkegrade eingeteilt werden. Den Abschluss bildeten Drogen mit einer bestimmten Wirkung, etwa Abführ-, Brech- und harntreibende Mittel. Um das jeweils richtige Arzneimittel zu finden, waren die elementare Qualität des Arzneimittels, das Temperament des Kranken und des erkrankten Teils sowie der Wirkungsgrad des Arzneimittels zu berücksichtigen. Deutlich wird das Prinzip an folgendem Beispiel: »Wenn z. B. der Körper um zehn Nummern wärmer als das Mittelmaß ist und sieben Nummern trockener, so muss das heilende Mittel um zehn Nummern kälter und sieben Nummern feuchter sein. Wenn ein geschwürig erkrankter Teil vierfach trockener ist als der Körper, der dreifach feucht ist, dann braucht der Kranke Teil ein Medikament, welches ein Grad trockener ist als das Mittelmaß.«

Diese Systematik findet sich nahezu unverändert noch in Werken des Mittelalters und der Frühen Neuzeit, beispielsweise im »Compendium aromatariorum« des Saladin von Ascoli, einem frühen Lehrbuch für Apotheker (zweite Hälfte 15. Jahrhundert). Dort heißt es: »Ich sage, Haselwurz ist die Wurzel eines wohlriechenden Krautes, das assara baccara heißt; es ist warm und trocken im dritten Grade, wennschon Dioskurides richtiger sagt, daß es warm im zweiten und trocken im dritten ist.«

Mit seiner Idee, innerhalb des hippokratischen Gedankenguts Simplicia miteinander zu kombinieren, bereicherte Galen den vorhandenen Arzneischatz um eine große Anzahl zusammengesetzter Arzneimittel (Composita). Die Kunst der Herstellung der Arzneimittel – auf empirischer Grundlage, relativ einfach, meist manuell und ohne größeren technischen bzw. wissenschaftlichen Aufwand – trägt den Namen »Galenik«, die Produkte sind »Galenika« oder »galenische« Zubereitungen. Galen verwendete das Wort apotéke für die Lagerstätte seiner in hölzernen Büchsen aufbewahrten Heilmittel, ebenso aber auch für das Depot seiner Bücher. Der Notwendigkeit, ein nicht vorhandenes oder nicht zugängliches Arzneimittel in dringenden Fällen auszutauschen, trug er dadurch Rechnung, dass er für diesen Zweck eine Liste aufstellte, die früheste bekannte Substitutionsanweisung.

Weitere römische Schriften mit pharmazeutischer Bedeutung

»De medicina« von Aulus Cornelius Celsus (ca. 25 v. Chr. – 50 n. Chr.) gilt als eine der besten heilkundlichen Abhandlungen der römischen Antike und erschien 1478 als das erste medizinische Buch in gedruckter Form.

Die »Historia naturalis« des Caius Plinius Secundus (23/24 – 79 n. Chr.), eine Zusammenfassung in 37 Bänden von über 100 unterschiedlichen Quellen, enthält zeitgenössisches naturkundliches Wissen unter anderem zu Kosmologie, Geografie, Anthropologie, Zoologie, Mineralogie und Kunstgeschichte. In den Bänden 12 bis 32 behandelte und kommentierte Plinius botanische, medizinische, pharmazeutische und pharmakologische Themen. Bei den Heilpflanzen finden, neben vielen weiteren Erläuterungen, Drogen mit offenkundiger physiologischer Wirkung wie Abführ- oder Brechmittel Erwähnung, weiterhin solche, die durch eine Signatur auf ihre Wirksamkeit hinweisen (vgl. Signaturenlehre), aber auch magische Pflanzen, die – äußerlich am Körper getragen – Krankheiten abwehren sollen. Zusammengesetzten Arzneien stand er ablehnend gegenüber.

Der römische Arzt Scribonius Largus bietet in seinem »De compositione medicamentorum liber« (um 43 n. Chr.) einen ausgezeichneten Überblick über die medizinisch-pharmazeutische Praxis im kaiserlichen Rom. Sein Werk, das auf pharmakologischer Grundlage aufgebaut ist, stellt das frühe Beispiel eines Rezeptbuchs dar.

Berufsstände

Wie die griechischen haben auch die römischen Ärzte die von ihnen verschriebenen Heilmittel gewöhnlich selbst zubereitet, überließen jedoch zunehmend einzelne Arbeitsbereiche angelernten Angestellten oder Sklaven. In Arzneimittelherstellung und -vertrieb waren in Rom beschäftigt:

- Heilmittelbereiter (pharmacopoei),
- Rohstoffzerkleinerer (pharmacotritae bzw. pharmacotribae),
- Salbenbereiter (unguentarii),
- Kosmetikabereiter (pigmentarii); ihre Aufgaben waren zum Teil mit denen eines Heilmittelbereiters identisch,
- Drogenverkäufer im Allgemeinen (pharmacopolae),
- Drogenhändler mit festen Verkaufsläden oder Ständen (sellularii),
- fliegende Drogenhändler (pharmacopolae circumforanae),
- Gewürzhändler (aromatarii).

Das Erbe der Antike in Christentum und Islam

Byzantinisches Reich

Das Christentum herrschte als Staatsreligion vom 4. Jahrhundert an im Römischen Weltreich, das West- und Ostrom umfasste und ab 330 von Konstantinopel (zuvor Byzanz) aus regiert wurde. 529 ließ der byzantinische Kaiser Justinian die berühmte Philosophenschule, die im 4. Jahrhundert v. Chr. von Platon gegründete Akademie in Athen, schließen, das Ende der Antike war damit besiegelt.

Das byzantinische Reich bestand mehr als tausend Jahre, 1453 wurde Konstantinopel von den Türken erobert und in Istanbul umbenannt. Die Hauptstadt entwickelte sich zu einem wichtigen Kulturzentrum, das neben Alexandria mit seiner riesigen Bibliothek und anderen Wissenszentren auch für die Medizin und die Naturwissenschaften von großer Bedeutung war. Die christliche Lehre stand der Bewahrung der Kenntnisse aus der Antike nicht im Wege, es kam vielmehr im Hellenismus zu einer fruchtbaren Synthese. »Von Byzanz nimmt der Weg des antiken Heilwissens in die mittelalterliche und frühneuzeitliche Welt Europas seinen Ausgang« (W. U. Eckart).

Hier wurde nicht nur Altes bewahrt, sondern auch Neues geschaffen: In Ägypten, Persien, Palästina, Syrien entstanden erstmals Klöster, in denen in gesonderten Räumen nach dem Gebot christlicher Nächstenliebe Bedürftige aufgenommen und auch Kranke gepflegt wurden (Xenodochien = Fremdenherbergen). Es entwickelten sich den Klöstern angeschlossene Hospitäler. Hierzu trug möglicherweise auch die mit ungeheurer Wucht auftretende Beulenpest (Justinianische Pest) bei, die 542 Konstantinopel erreichte und allein dort über 300.000 Opfer gefordert haben soll. Auf der Grundlage der in hellenistischer Zeit in zahlreichen Werken gesammelten heilkundlichen und arzneilichen Kenntnisse der Antike wurden Kranke betreut, Ärzte in Medizinschulen ausgebildet, ein umfangreicher Arzneischatz eingesetzt.

Für das 6. Jahrhundert ist aus diesem Gebiet der Spruch überliefert: »Der Arzt verschreibe, der Salbenkoch führe die Anweisungen aus«. Diese Hilfsperson des Arztes ist fraglos eine der Vorstufen des Apothekers. Seine Dienste wurden wie in der Hochblüte griechischer und römischer Heilkunde dann notwendig, wenn die Therapie mit

Arzneimitteln so umfangreich und kompliziert geworden war, dass der Arzt sie nicht mehr allein ausführen konnte. Es wird auch angenommen, dass im byzantinischen Reich mit seinen medizinischen »Zentren« wie Konstantinopel, Alexandria, Edessa, Gondischapur apothekenähnliche Einrichtungen bestanden.

KOSMAS UND DAMIAN

Die heiligen Patrone der Ärzte und Apotheker sind nach der Überlieferung ein syrisches Brüderpaar, die Christen Kosmas und Damian, die unentgeltlich die ärztliche Kunst ausübten und durch ihre Barmherzigkeit die Kranken zur christlichen Religion bekehrten. Entweder 282/83 oder 303 zur Zeit der Christenverfolgungen unter Diokletian (284 – 305 n. Chr.) sollen sie in Kilikien den Märtyrertod gestorben sein. Als frühe Kultstätte wurde ihnen von Justinian I. in Konstantinopel eine Kirche mit Hospital und Apotheke errichtet. Viele Kirchen auf dem Balkan und in Russland sind ihnen geweiht, ebenso gibt es im westlichen Europa zahlreiche Gedenkstätten. Ihre Schädelreliquien befinden sich in St. Michael zu München, der Gedenktag ist der 27. September.

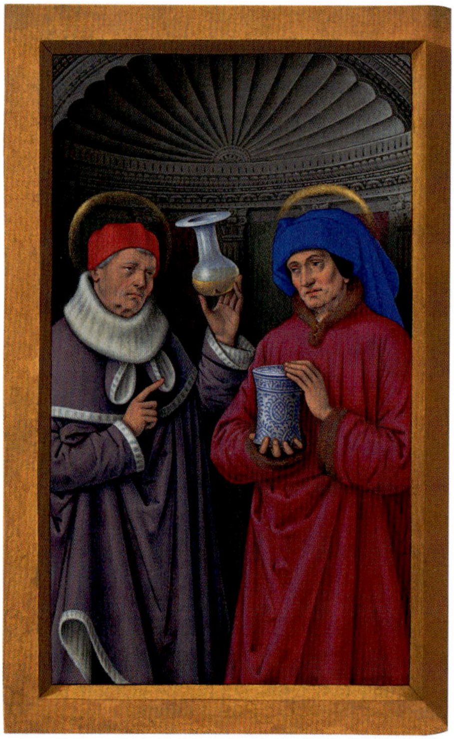

Abb. 4: Die Patrone der Ärzte und Apotheker, die Heiligen Kosmas (mit Urinschauglas) und Damian (mit Salbenkruke), die im 4. Jahrhundert den Märtyrertod starben (Darstellung um 1503)

Islam

Die zweite monotheistische Weltreligion, der Islam, nimmt mit der Hedschra, der Flucht des Propheten Mohammed von Mekka nach Medina im Jahr 622 ihren Anfang. Die Ausbreitung der Lehre des Propheten durch Eroberung Nordafrikas, Spaniens, Süditaliens und Vorderasiens geschah zwar in der ersten Phase durch »Feuer und Schwert«, in ihrem Gefolge aber kam es zu einer großartigen Entwicklung der Wissenschaften.

Die Araber – hier als Sammelbegriff für Angehörige des Islam gebraucht, zu denen viele nicht-arabische Völkerschaften zählten – wussten das in ihrem Großreich vorhandene Wissensgut zu schätzen und zu nutzen. Was an griechisch-römischen, ägyptischen, persischen, syrischen oder hellenistisch-byzantinischen Schriften den ersten Eroberungssturm überstanden hatte, wurde gesammelt, übersetzt und in einen eigenen Wissenskanon mit originären Bereicherungen eingebracht. In den dafür benötigten Lehranstalten und Übersetzerzentren wirkten vom ausgehenden 7. bis zum 13. Jahrhundert bedeutende Gelehrte, zu denen auch Christen und Juden zählten. In diesen Schulen wurden neben Philosophie, ohne die keine Wissenschaft denkbar war, vor allem die theoretischen und angewandten Naturwissenschaften betrieben: Astronomie, Mathematik, (Al)Chemie, Botanik und besonders Medizin. Nach byzantinischem Muster wurden Ärzteschulen mit angeschlossenen Hospitälern errichtet, in denen die Therapie mit Arzneimitteln ein wesentliches Fach war. Fundament der Lehre waren stets die Werke der antiken Klassiker, besonders die des Hippokrates, Aristoteles, Dioskurides und Galen. Die Übersetzungen ins Arabische waren oft sehr schwierig, was zu gravierenden Fehlern, vor allem bei Pflanzennamen führte, wodurch die weitere Rezeption der Texte und später deren quellenkritische Interpretation nachhaltig behindert wurde. Trotzdem gelang ein beispielloser Assimilationsprozess.

Er ist mit den Namen berühmter arabischer Gelehrter eng verbunden.

Rhazes (865 – 925) aus dem heutigen Teheran schrieb vor allem über Drogenkunde und Gifte. Sein wichtigstes Werk, der »Liber continens«, ist bis ins 17. Jahrhundert benutzt worden.

Avicenna (980 – 1037), bei Buchara im heutigen Usbekistan geboren, verfasste mit dem »Canon medicinae«, einer medizinischen Enzyklopädie, eines der berühmtesten Bücher des Mittelalters. Bis ins 20. Jahrhundert hinein hatte es in der arabischen

Medizin seinen Platz, in Europa war es noch 1650 an den Universitäten Montpellier und Löwen als Lehrbuch gültig.

Mesuë (um 777 bis um 857) schrieb klassische medizinische und naturwissenschaftliche Werke, die später auch in Europa berühmt waren. Aus diesem Grunde schmückte sich im 13. Jahrhundert ein – vermutlich norditalienischer – Autor mit Mesuës Namen und gab sein Werk als »Antidotarium Mesuë« heraus und damit der späteren Forschung viele Rätsel auf, die heute weitgehend gelöst sind. Der unbekannte Autor aus dem 13. Jahrhundert, dessen Buch große Verbreitung fand, wird im Gegensatz zu seinem arabischen Vorbild als Pseudo-Mesuë bezeichnet.

Weit komplizierter noch steht es um die Autorschaft des wohl umfassendsten und berühmtesten Werkes der Alchemie, dem Corpus Gabirianum des Dschabir, latinisiert Geber. Heute nimmt die Forschung an, dass es sich – ähnlich wie beim Corpus Hippocraticum – um ein Sammelwerk handelt, dessen älteste Manuskripte möglicherweise im 9. Jahrhundert geschrieben und das dann von weiteren Autoren fortgeführt und im 10. Jahrhundert gesammelt und abgeschlossen wurde. Das riesige Gesamtwerk enthält, von dem Fundament der Alchemie ausgehend, außer diesem Zentralthema Abhandlungen zu den verschiedensten Wissengebieten, so auch zur Medizin, Agrikultur und Technologie.

Nach den Eroberungen der Araber auf der iberischen Halbinsel (ab 755) ergab sich ein fruchtbares Geben und Nehmen zwischen den islamischen, christlichen und jüdischen Gelehrten in der zumeist toleranten Epoche des »Spanischen Arabismus« in der Zeit um 1000 bis 1200, die auch für die Entwicklung der Medizin und Pharmazie wichtige Schriften zeitigte. Große Bedeutung für die Vermittlung antiken und des damit verschmolzenen arabischen Wissens an das Abendland kommt Toledo mit seinen berühmten Übersetzerschulen zu.

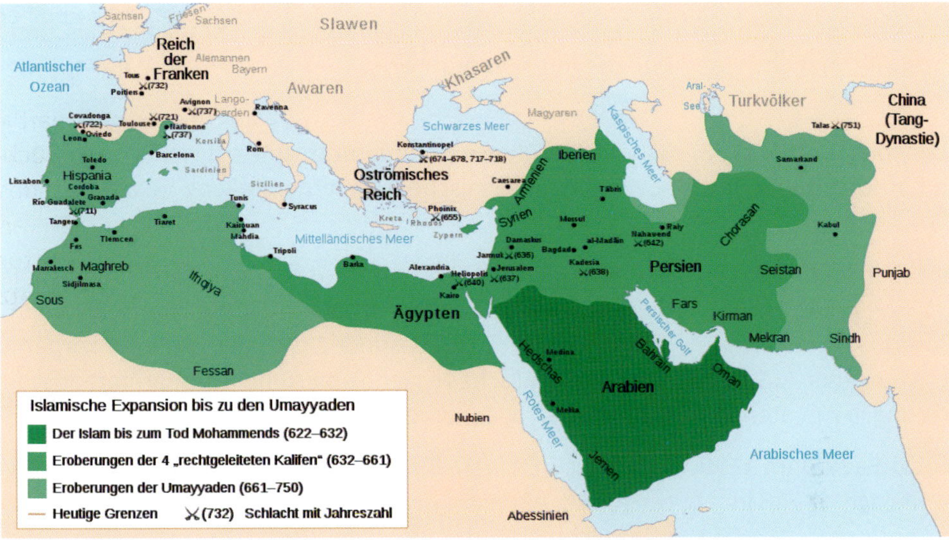

Abb. 5: Die Ausbreitung des Islam bis ca. 750 als Gegenpol zum Oströmischen Reich.

Neben Rhazes, Avicenna, Mesuë und Geber sind als bedeutende Gelehrte zu nennen:

Johannitius (808 – 873) nestorianischer Christ aus Hira, Ostpersien, wirkte in Bagdad

Bedeutendster Übersetzer seiner Zeit (Galen, Dioskurides), hatte wesentlichen Anteil an der Schaffung eines wissenschaftlichen Arabisch. Johannitius' »Einleitung in die Medizin« fand, ins Lateinische zurück übersetzt, Eingang in die »Articella«, das klassische Lehr- und Prüfungsbuch des Mittelalters.

Haly Abbas (gest. 994),Leibarzt, wirkte in Bagdad

Sein »Liber regalis«, das »königliche Buch«, eine Gesamtübersicht über die mittelalterliche Medizin, war lange Zeit grundlegendes Lehrbuch der arabischen und europäischen ärztlichen Schulen.

Al-Biruni (973 – 1048), stammte aus Usbekistan am Aralsee

Genialer, universeller Forscher und Denker. Verfasste unter vielen anderen Schriften auch eine umfangreiche Drogenkunde, deren besonderer Wert in der Bemühung um Klarheit in den Bezeichnungen liegt (Synonyma).

Abulcasis (um 936 – 1013) bei Cordoba, Hofarzt

Verfasste die medizinische Enzyklopädie »at-Tasrif«, die ein Kapitel über die Bereitung von Simplicia enthält und als »Liber servitoris« in Europa viel gebraucht wurde.

Avenzoar (1091 – 1094) in Sevilla, Arzt und Staatsmann	Verfasste »Liber teisir«, Sammlung von Krankheitsbeschreibungen mit Rezeptanhang.
Averroës (1126 – 1198) in Cordoba, Jurist und Philosoph	Schrieb berühmte Kommentare zu Aristoteles und Platon sowie die medizinische Gesamtdarstellung »Colliget«.
Maimonides (1135 – 1204) aus Cordoba, gest. nach erzwungener Auswanderung in Ägypten	Bedeutendster Repräsentant des spanischen Juden-tums dieser Epoche. Averroes-Schüler, Arzt, Religionsphilosoph. »Regimen sanitatis« (Gesundheitsregeln, nicht nur körperliche, auch seelische Hygiene), heilkundlich-pharmazeutische Schriften, Drogennamen-Glossar.
Ibn al-Baitar (um 1190 in Malaga – 1248 in Damaskus)	Beschrieb in seinem Buch »Simplicia«, das weiteste Verbreitung fand, einfache Arznei- und Nahrungsmittel vor allem pflanzlichen Ursprungs.

Der »Apothekerberuf« bei den Arabern

In vielen älteren Darstellungen der Pharmaziegeschichte heißt es, in Bagdad habe es um 800 die »erste Apotheke« gegeben. Das ist in dieser Form sicher nicht richtig. Schließlich hatte der Kalif Al Mansur, der von 754 bis 775 regierte, erst 762 damit begonnen, sich am Tigris seine neue Hauptstadt Bagdad bauen zu lassen. Sie erstand in kürzester Frist und entwickelte sich zu einem geistigen Mittelpunkt der damaligen Welt mit regem Handelsleben. Auch die Heilkunde spielte schon im 9. Jahrhundert in Bagdad eine große Rolle. Sie konzentrierte sich besonders in einem Krankenhaus mit angeschlossener Medizinschule (bimaristan), das zum Vorbild aller ähnlichen Einrichtungen im arabischen Reich wurde. Insofern kann man voll Berechtigung davon ausgehen, dass im Zuge der Entwicklung der arzneilichen Therapie auch die Differenzierung der Berufsausübung Fortschritte machte. Die Araber hatten eine eigene »Zucker/Honig-Pharmazie« eingeführt, ihnen war als Ersten die »industrielle« Zuckerherstellung aus Zuckerrohr gelungen. Wegen der verbesserten Haltbarkeit war es nun möglich, komplizierte und aufwendige Präparate (Elixiere, Latwergen, Konfekte) in großen Quantitäten zu fertigen. Die Bereitung eines Arzneimittels konnte durch die dafür notwendigen Operationen Tage und länger dauern. Allein die Beschaffung der Ingredienzien war zweifellos eine »logistische« Aufgabe, die Erfahrung und Verbindungen erforderte. Zuständige Fachleute für alle diese Aufgaben werden mit Sicherheit existiert haben. Obwohl keine schriftlichen Zeugnisse über eine definierte Trennung der Berufe Arzt und Apotheker vorliegen, lassen die geringen bisher bekannten Textstellen darauf schließen, dass sich eine apothekerliche Tätigkeit auf zwei Ebenen vollzog. Zum einen waren wie im byzantinischen Raum Arzneibereiter als Gehilfen der Ärzte in den Hospitälern, die den Medizinschulen angeschlossen waren, tätig und wurden vermutlich dort auch ausgebildet. An ihr Niveau reichten die sicherlich wesentlich zahlreicheren Vertreter der zweiten apothekerlich tätigen Gruppe, die Drogenhändler, nicht heran. Sie und die von ihnen gesammelten, gekauften, hergestellten und vertriebenen Produkte unterstanden im arabischen Großreich wie alle Gewerbetreibenden einer straff durchorganisierten Aufsichtsbehörde und deren Kontrollen. Der Arzneimittelverkäufer, der auch mit Sandelholz handelte, trug die davon abgeleitete Bezeichnung »saidalani« oder »sandalani« (Singularform), ein Name, der auf Parfumverkäufer wie auf »Apotheker« angewendet wurde.

Pharmakopoe-ähnliche Werke waren im Gebrauch. Eine Schrift des Sabur ibn Sahl (gest. 869) wurde wahrscheinlich 200 Jahre lang als amtliches Arzneibuch eingesetzt.

Salerno

Mittel- und Süditalien sowie Sizilien waren ein Bereich, in dem die Einfluss-Sphären des Hellenismus, des Islam und des Christentums zusammenliefen. Sehr deutlich wird das an dem für die Medizin- und Pharmaziegeschichte so wichtigen Salerno. Diese erste Medizinschule auf abendländischem Boden, die traditionsgemäß mit einer ersten Universität gleichgesetzt wird, muss in ihrem Zusammenhang mit dem unfern gelegenen Kloster Montecassino gesehen werden. In Montecassino gründete 529 Benedikt von Nursia (um 480 – 547) das erste Kloster in Europa. Es war Ursprung des Benediktinerordens und damit des europäischen Mönchswesens mit seinen Kloster- und Schreibschulen, die später für die schriftliche Überlieferung, für Bildung und Ausbildung, für Wiedererlangung, Weiterentwicklung und Pflege nicht zuletzt des heilkundlichen und arzneilichen Wissens entscheidend waren.

Die Anfänge der salernitanischen Medizinschule sind noch nicht restlos geklärt, sicher ist, dass etwa seit dem Jahr 1000 hier Ärzte ausgebildet wurden. Durch fruchtbare Zusammenarbeit mit den gelehrten und weltgewandten Äbten des Klosters Montecassino, zu dem eine für die Zeit umfangreiche Bibliothek und Scriptorium gehörten, gelang es, im 11. und 12. Jahrhundert in Salerno eine blühende und berühmte Provinz der medizinischen Wissenschaften zu errichten. Dazu trug wesentlich die Übersetzertätigkeit des Constantinus Africanus (1018 – 1087) bei. Der aus Karthago Stammende wirkte mit seinen an arabischen medizinischen Ausbildungsstätten erworbenen und praktisch als Arzt (verschiedentlich wird auch der Beruf des Drogenhändlers erwähnt) eingesetzten Kenntnissen sowie vor allem durch die nach Italien mitgebrachten medizinischen Schriften aus dem arabischen Kulturraum als willkommener Mittler zwischen Orient und Okzident.

In Salerno entstand eine medizinische Fachsprache, »Arzneibücher« wurden zusammengestellt, als wichtigstes das »Antidotarium Nicolai«. Bedeutend war es durch seine Praktikabilität, es brachte aus einer riesigen Rezeptanzahl nach Gesichtspunkten der Beschaffbarkeit der Ingredienzien und Haltbarkeit der Rezepturen relativ wenige ausgewählte Beispiele für eine Fülle von Indikationen. Entscheidend für die Brauchbarkeit des Antidotars waren seine klaren Angaben zu Art, Zahl und Menge der Bestandteile des jeweiligen Rezepts. Es wurde ergänzt durch eine »Quidproquo«-Liste, d. h. eine Zusammenstellung von Austauschmöglichkeiten bei Nichtbeschaffbarkeit einzelner Bestandteile, und einer ausführlichen Lehrschrift über die Kunst der Arzneibereitung (ars componendi medicamenta). Das Antidotarium Nicolai war bis in die Neuzeit das maßgebliche Arzneibuch, an seinem Vorbild richteten sich nahezu alle späteren Pharmakopoeen wie auch die Ausbildung von Ärzten und Apothekern aus.

Pflege der Überlieferung in den Klöstern – Klostermedizin/-pharmazie

Die Medizinschule von Salerno wie auch diejenigen der etwa gleichzeitig in Hochblüte stehenden von Montpellier oder Chartres hatten zwar enge Verbindungen zu Klöstern, waren aber Vorstufen zu Universitäten, keine Klostereinrichtungen. Die eigentliche Klostermedizin basierte auf der Regel des Hl. Benedikt, die die Mönche zur Krankenpflege verpflichtete. Für sie steht der Name des St. Gallener Klosterplans aus der Zeit der Karolingischen Renaissance, der die Anlagen ausweist, die medizinisch-pharmazeutischer Nutzung im Kloster dienten wie Aderlass- und Laxierhaus, Haus der Ärzte, Behandlungsraum, Raum für Arzneimittel (Apotheke), Arzneigarten.

Der »Hortulus« des Walahfrid Strabo, Abt auf der Bodenseeinsel Reichenau, ist ein botanisches Lehrgedicht ebenfalls aus der zweiten Hälfte des 9. Jahrhunderts, das zu den wenigen schriftlichen Quellen gehört, die Auskunft darüber geben, wie diesseits der Alpen in den Klöstern damit begonnen wurde, das Wissensgut der Antike mit eigenen Beobachtungen zu verarbeiten und so die Heilkraft von Pflanzen, verbunden mit gärtnerischen Regeln, für die Krankenbehandlung zu nutzen.

Sehr früh schon wurde im Kloster Lorsch ein »Arzneibuch« (um 795) verfasst, das bis in unsere Tage sowohl den Philologen als auch den Fachhistorikern reichen Diskussionsstoff bietet. Es bringt in seinen die Materia medica betreffenden Teilen »einen Querschnitt durch die frühmittelalterliche Pharmazie«.

Insgesamt war die Klosterpharmazie (und -medizin, deren vor allem chirurgische Ausübung bereits im 13. Jahrhundert durch Konzilsbeschlüsse unterbunden wurde) weitgehend praktisch ausgerichtet, ihre Fortschritte wesentlich durch Erfahrung, weniger durch theoretische »Buchgelehrsamkeit« gewonnen. Eine Ausnahmeerscheinung ist Hildegard von Bingen (1098 – 1179), die beide Komponenten zu vereinen wusste (vgl. »Botanik«). Die großen Verdienste, die sich die Klöster durch Erhaltung und Tradierung älterer Wissensschätze erwarben, die Arbeit, die die Mönche in den Scriptorien hieran leisteten, muss getrennt vom praktischen Einsatz für Hilfsbedürftige gesehen werden.

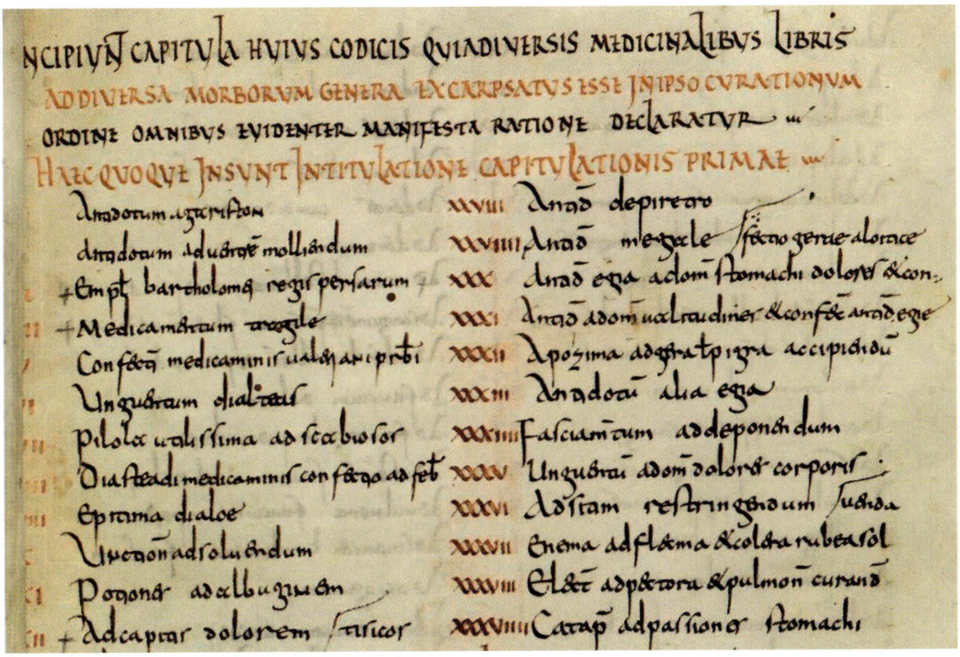

Abb. 6: Aus dem Inhaltsverzeichnis des »Lorscher Arzneibuchs«, dem ältesten erhaltenen Buch zur Klostermedizin aus dem abendländischen Frühmittelalter (ca. 785).

Scholastik, Universitätsgründungen

Die Karolingische Renaissance ist wesentlich durch Schulgründungen gekennzeichnet. Sie entstanden am Hof Karls des Großen (768 – 814) wie auch an Kirchen und Klöstern (Fulda, Reichenau, St. Gallen). Bildung wurde als Wert erkannt, zeitgenössisches Bildungsgut aber gab es kaum. So orientierte man sich am überlieferten Bildungsplan der Spätantike – Werke von Platon und Aristoteles waren bereits im 6. Jahrhundert ins Lateinische übersetzt worden –, nach dem sowohl an weltlichen wie an Dom- und Klosterschulen gelehrt wurde. Lehrer waren stets Kleriker. Es entstand die das Geistesleben bis zum Ende des Mittelalters prägende »Scholastik«.

Das Wesen der Scholastik (von griech.-latein. scholasticus = einer Schule zugehörig) ist durch den Versuch gekennzeichnet, die christliche Offenbarungslehre mit philosophischem Denken auf systematisch-methodische Weise zu verbinden. Die scholastische Methode bestand in klar herausgearbeiteten Fragen, mit deren Hilfe man in Disputationen zu logisch geformten Beweisen zu gelangen suchte.

Aus diesen Wurzeln entwickelte sich eine der großen Errungenschaften der abendländischen Welt: die Universität. Gegründet wurden »Universitäten« zuerst in Italien durch Spezialisierung auf bestimmte Disziplinen (um 1000 Salerno – Medizin, 1119 Bologna – Recht), dann in Frankreich Paris (um 1150, schon früh als »Volluniversität« mit den Fakultäten Theologie, Recht, Medizin), im 14. Jahrhundert folgt das deutsche Reich mit Prag 1348, Wien 1365, Heidelberg 1368.

Die wichtigsten Ausbildungsstätten in der Medizin waren neben Salerno Paris, Padua (1222) und Montpellier (trotz landesherrlichem Privileg von 1180 erst 1289 als Universität anerkannt). Im Verlauf des 13. Jahrhunderts wurde Montpellier zur Nachfolgerin Salernos, das seinen erstklassigen Ruf eingebüßt hatte. In Montpellier dominierten im Gegensatz zu anderen Lehrstätten Praxis und Experiment das Studium, das sonst im Zeitraum der Scholastik eher praxisfern und geprägt von philosophisch-theologischer Disputation verlief.

Für das scholastische Lehrsystem spielte die griechische Philosophie (Platon und Aristoteles) eine ausschlaggebende Rolle. Namentlich an der aristotelischen Logik orientierte sich der gesamte Unterricht. Die Philosophie des Aristoteles war bis zum Ende des Mittelalters Lehr- und Prüfungsinhalt des Universitätsstudiums.

Herausragende Gelehrte der Scholastik widmeten sich nicht selten Fragen der Medizin und der Naturwissenschaften. So hat Albertus Magnus (Albert von Lauingen

1200 – 1280) eine Vielzahl naturwissenschaftlicher Schriften hinterlassen, unter denen besonders »De vegetabilibus« die allgemeine und spezielle Botanik durch eigene genaue Naturbeobachtung auf ein neues Niveau gehoben hat. Ein Beispiel für die Problemstellung und Denkweise dieser Zeit sind Überlegungen, die Albert darüber anstellte, ob und wie der Pflanze Leben und Seele zukomme, ob sie Sinneswahrnehmungen, Schlaf und Geschlecht kenne und wie ihre Stellung gegenüber dem Tier sei. Dabei stellte er den Meinungen des Aristoteles seine eigenen gegenüber. Albert d. Gr. starb 1280 in Köln, sein Grab befindet sich in St. Andreas, er wurde 1622 selig-, 1931 heiliggesprochen, 1941 zum Patron der Naturwissenschaften erklärt.

Nicolaus Cusanus (Nikolaus von Kues 1401 – 1464) war als letzter großer Denker der Spätscholastik um die Einheit von Glauben und Wissen bemüht. Dabei stand er schon durch die Sammlung und historisch-philologische Untersuchung antiker Handschriften methodisch dem Humanismus nahe und war so Vorbereiter der Neuzeit, wie es auch seine naturwissenschaftlichen-mathematischen Schriften aufzeigen. An ihn erinnern das heute noch erhaltene St. Nikolaus-Hospital, Bibliothek etc. in Bernkastel-Kues a. d. Mosel.

Auf die das Mittelalter prägende Geistesströmung der im christlichen Glauben wurzelnden Scholastik folgten Renaissance und Humanismus. Sie führten mit neuen Ideen und Methoden, Zweifeln an bisherigen Grundlagen und Überzeugungen, ja deren Bekämpfung in neue Epochen wissenschaftlicher Erkenntnisgewinnung hinein. In der Renaissance entdeckte man, dass die über die arabische Welt tradierten Texte der Antike häufig verfälscht waren. Eifrig bemühte man sich nun durch Suche, Sammlung und philologische Neubearbeitung um den »reinen« Text und bekämpfte mit großem Aufwand besonders an den Universitäten den »verfälschenden Arabismus« ebenso wie die nahezu uneingeschränkte Aristoteles-Hörigkeit in Philosophie, Naturwissenschaft und Medizin. Tiefgreifende Umwälzungen brachte die Reformationsbewegung (Martin Luther 1483 – 1546), zu der sich viele Humanisten bekannten. Die Entdeckung Amerikas (1492) markiert ebenso wie die Erfindung des Buchdrucks mit beweglichen, gegossenen Lettern (Johann Gensfleisch zum Gutenberg um 1397 – 1468) den Anbruch der Neuzeit.

Von den Anfängen der Botanik zur modernen Pharmazeutischen Biologie

Zu allen Zeiten lieferten die als »Tria regna« bezeichneten »drei Reiche der Natur«, Pflanzenreich, Tierreich und Mineralreich, arzneilich eingesetzte Stoffe und Zubereitungen, wobei die Vegetabilia dominierten. Kenntnisse über Pflanzen, ihre Erkennung und Gewinnung hatten also für jeden besondere Bedeutung, der sich mit Heil- und Nahrungsmitteln beschäftigte. Entsprechend wurde die Pflanzenwelt bis in die Neuzeit überwiegend unter dem Aspekt ihrer Nutzanwendung in Heilkunde und Ackerbau literarisch behandelt. Eine zweckfreie wissenschaftliche Botanik beginnt mit frühen Systematisierungsversuchen im 16. Jahrhundert. Pharmazie- und Biologiegeschichte sind unter diesem Gesichtspunkt besonders eng verknüpft.

Eine Geschichte der pharmazeutischen Botanik orientiert sich an den wichtigsten Veröffentlichungen und ihren Autoren. Aussagen über die Entwicklung des vegetabilischen Arzneischatzes selbst sind vor allem aufgrund terminologischer Unsicherheiten äußerst schwierig. Bis in die Neuzeit hinein existierte keine eindeutige Nomenklatur, weshalb die beschriebenen Pflanzen kaum sicher identifiziert werden können. Außerdem ist davon auszugehen, dass sich die Flora selbst, etwa durch Bastardisierung, Ausrottung und Verpflanzung, in den letzten 2000 Jahren stark gewandelt hat.

Die frühe Überlieferung

Aus paläobotanischen Untersuchungen ist bekannt, dass pflanzliche Zubereitungen bereits in Zeiten gebräuchlich waren, aus denen keine schriftlichen Zeugnisse vorliegen. Sie dürften auch heilkundlich eine Rolle gespielt haben; jedoch waren Pflanzen wohl eher Bestandteil magisch-ritueller Handlungen als bewusst eingesetztes Pharmakon. Erste literarische Hinweise auf Vegetabilia mit Heil- und Zauberkraft bieten Textstellen aus griechischer Mythologie und Lyrik, die jedoch keine botanischen Erkenntnisse zulassen. Bekanntestes Beispiel ist das Kraut »Moly«, das den homerischen Helden Odysseus davor bewahrt haben soll, dem Zauber der Circe anheim zu fallen. Der Dichter bietet eine zur Identifizierung keineswegs brauchbare

Beschreibung der Pflanze (»schwarz war die Wurzel und milchweiß war die Blüte«), was Botaniker jedoch jahrhundertelang nicht davon abhielt, die Pflanze – etwa als Knoblauch – bestimmen zu wollen.

An den Spekulationen beteiligte sich auch der erste Schriftsteller, von dem ein umfangreiches botanisches Werk überliefert ist, der Aristoteles-Schüler Theophrast von Eresos (371 – 287 v. Chr.). Er leistete für die Botanik Grundlegendes, in dem er eine hinreichend gut beschreibende Terminologie entwickelte und umgangssprachliche Begriffe wie Blatt, Wurzel etc. klar definierte. Aus seinem umfangreichen, weiten Teils verlorenen Werk blieben zwei Schriften erhalten, die sich mit allgemeiner und angewandter Botanik beschäftigen: »Ursachen des Pflanzenwuchses« (peri phyton aition) und »Pflanzenkunde« (peri phyton historias). Insgesamt stellte Theophrast die damaligen Kenntnisse über etwa 550 Pflanzen zusammen. In eigenen Kapiteln beschreibt er Gemüsepflanzen, Cerealien sowie Arznei-, Gewürz- und Giftpflanzen, nicht ohne Indikationen und Zubereitungsarten zu erwähnen. Weite Verbreitung fanden demnach Wurzeln und pflanzliche Milchsäfte, wohingegen Blätter und Blüten wohl eher selten arzneilich verwendet wurden. Einige Gattungen werden besonders hervorgehoben, dazu gehören Aristolochia, Dictamus (gegen Frauenkrankheiten und Geburtswehen) und Helleborus (als starkes Abführmittel). In pharmazeutisch-technologischer Hinsicht gibt Theophrast unter anderem Hinweise zur Trocknung von Wurzeln und zur Zubereitung aromatisch riechender Salben an.

Im ersten nachchristlichen Jahrhundert entstanden zwei weitere, für die Geschichte der Botanik wegweisende Werke. Zum einen handelt es sich um die »Naturkunde« (»Historia naturalis«) des römischen Verwaltungsbeamten Caius Plinius Secundus (23/24 – 79 n. Chr.). Er schuf eine auf über 300 Quellen fußende enzyklopädische Zusammenschau des naturkundlichen Wissens seiner Zeit, die auch die Pflanzenwelt ausführlich berücksichtigte. Plinius' Leistung bestand weniger in der Darbietung neuer Erkenntnisse als in der, allerdings oft unkritischen und eher oberflächlichen Zusammenfassung des verfügbaren Wissens seiner Zeit. Das Werk lässt Systematisierungsversuche fast gänzlich vermissen. Bei arzneilich verwendeten Pflanzen beschreibt Plinius auch die Herstellung der daraus gewonnenen Arzneimittel. Die Salbenbereitung nimmt breiten Raum ein. Mangels tiefergehender Quellen war Plinius' Historia naturalis durch alle Zeiten eine geschätzte Materialsammlung zum naturkundlichen Wissen im römischen Reich.

Für die Entwicklung der beschreibenden Botanik wesentlich bedeutender ist die etwa zeitgleich mit Plinius' Werk zwischen 60 und 78 n. Chr. erarbeitete Schrift »De materia medica« (peri hyles iatrikes) des griechischen Militärarztes Pedanios Dioskurides, der im ersten nachchristlichen Jahrhundert lebte. Er behandelte die Flora – wie schon aus dem Titel hervorgeht – vorrangig unter medizinischen Aspekten und beschrieb 800 pflanzliche, aber auch etwa 200 tierische und mineralische Arzneimittel. Im Gegensatz zu seinem Zeitgenossen Plinus, der teilweise aus den gleichen Quellen schöpfte, stützte sich Dioskurides auf eigene, durch Naturbeobachtung erworbene Urteile. Die Mehrzahl der beschriebenen Objekte dürfte er selbst gesehen haben. Erste Versuche, Verwandtschaftsbeziehungen zwischen Pflanzen aufzuzeigen, sind zu erkennen. In den einzelnen Kapiteln folgen dem Namen des Mittels gebräuchliche Synonyma, Hinweise auf den Standort, eine detaillierte Beschreibung sowie Angaben zur arzneilichen Verwendung und Dosierung. Zusätzlich finden sich Hinweise zur Identitätsprüfung der Gewächse sowie zur Herstellung entsprechender Arzneimittel. Viele Pflanzennamen, die Disokurides angibt, sind – freilich in anderer Bedeutung – in die heutige Nomenklatur eingegangen. Er benutzte als erster den Begriff »botanike« für Pflanzenkunde.

Bis zum Ausgang des Mittelalters entstanden zahlreiche Fassungen des dioskurideischen Werkes, die teilweise eine alphabetische Anordnung wählten und damit einen wissenschaftshistorisch bedeutenden Beitrag des Autors, die Gruppierung der Gattungen nach mutmaßlicher Verwandtschaft, verdeckten. Die bekannteste (alphabetisch gegliederte) Ausgabe wurde 512/513 in Konstantinopel als Geschenk für die kaiserliche Prinzessin Juliana Anicia erstellt. Sie wird in der Österreichischen Nationalbibliothek Wien aufbewahrt und zeichnet sich durch prächtig kolorierte, aber nur teilweise naturnahe Pflanzenabbildungen aus. Das noch heute vielfach unter anderem als Wandschmuck reproduzierte Werk ist das bekannteste Beispiel illustrierter Kräuterbücher (»Herbaria picta«).

Botanische Literatur im europäischen Mittelalter

Die Jahrhunderte nach dem Untergang des Römischen Reiches brachten in Mitteleuropa kaum neue naturkundliche Erkenntnisse und das Zentrum wissenschaftlichen Arbeitens verlagerte sich in den islamischen Kulturkreis. Europäische mittelalterliche Überlieferungen zur beschreibenden und angewandten Pflanzenkunde sind entsprechend selten. Aus einigen Quellen wissen wir jedoch zumindest, welche Pflanzenarten damals in Gärten kultiviert wurden. Dazu gehört die Landgüterordnung Kaiser Karls des Großen (um 800), die unter dem Namen »Capitulare de villis« bekannt wurde. Die für den Anbau in einem Klostergarten vorgesehenen Arznei- und Nutzpflanzen nennt der St. Galler Klosterplan (um 820), der den Grundriss eines idealtypischen Benediktinerklosters wiedergibt. In Form eines Lehrgedichtes beschrieb Walahfrid Strabo (d. h. »der Schielende«), Abt auf der Bodensee-Insel Reichenau, um 840 eine Reihe von Heilpflanzen. Sein »Hortulus« als erstes deutsches Lehrgedicht vor botanischem Hintergrund wurde als »Dreh- und Angelpunkt« der Pharmaziegeschichte und als Element zur Wahrung einer gewissen Kontinuität pharmakognostisch-pharmakologischen Gedankengutes zwischen Antike und lateinischem Abendland angesehen.

Eine gewisse Belebung erfuhr die Naturforschung und damit die beschreibende Botanik ab dem 12. Jahrhundert. In diese Zeit fällt das Werk der Hildegard von Bingen (1098 – 1179), Äbtissin des Klosters Ruppertsberg bei Bingen. In zwei Schriften ihres literarischen Werkes beschreibt Hildegard etwa 300 botanische Arten vor dem Hintergrund ihrer Anwendung als Nutz- und Heilpflanzen. Ihr Verdienst in historischer Hinsicht besteht darin, statt ausschließlich antikes Quellenmaterial zu übernehmen, den Beschreibungen auch eigene Anschauung und Erfahrung zugrunde zu legen. Hildegards Ausführungen lassen daher den Stand der zeitgenössischen Volksheilkunde erahnen. Sie nennt insgesamt etwa 90 Indikationen und ist humoralpathologischem Gedankengut verhaftet.

In jüngerer Zeit hat es Versuche gegeben, die Angaben in ihren Werken zur Grundlage pflanzlicher Fertigarzneimittel zu machen, die unter der Bezeichnung »Hildegard-Medizin« vertrieben werden.

Als erster (und bis zum 16. Jahrhundert auch einziger) wirklich wissenschaftlicher Bearbeiter der Botanik wie der Zoologie seit Aristoteles gilt der große Theologe und Gelehrte Albertus Magnus (ca. 1200 – 1280), in dessen umfangreichem Werk sich unter dem Titel »De vegetabilibus« auch Ausführungen zur Pflanzenwelt finden. Darin bezieht er sich kommentierend auf die antike, fälschlicherweise Aristoteles zugeordnete, von Nicolaus Damascenus stammende Schrift »de plantis«. Eigenständige, auf Naturbeobachtung beruhende Teile betreffen Bäume und Kräuter; Hinweise auf medizinische und landwirtschaftliche Verwendung fehlen nicht. Albertus' pflanzenkundliches Werk blieb ohne unmittelbaren Nachfolger und geriet zunächst in Vergessenheit, bis es im 16. Jahrhundert wieder beachtet wurde.

An der Grenze zur Neuzeit erschienen im Umfeld der Schule Gutenbergs in Mainz zwei Kräuterbücher, der »Herbarius Moguntinus« (1484) und der »Gart der Gesundheit« (1485). Beide Werke konnten wie auch der 1491 herausgebrachte »Hortus sanitatis« den mittlerweile gewachsenen Anspruch der wissenschaftlichen Medizin nach pflanzenkundlichen Werken jedoch nicht mehr zufriedenstellen. Dies gelang erst den Autoren und Künstlern des 16. Jahrhunderts, deren Bedeutendste man als »Väter der Botanik« bezeichnet.

DER BEGRIFF DROGE

Unter »Drogen« versteht man in der Pharmazie – anders als in der Umgangssprache – arzneilich verwendete, getrocknete Pflanzenteile. Der Begriff tauchte in dieser Bedeutung erstmals im 15. Jahrhundert auf und leitet sich wahrscheinlich ab vom mittelniederdeutschen Terminus »droge vate« (trockene Fässer). Wie aus mittelalterlichen Zolltarifen hervorgeht, wurde das die Packfässer klassifizierende Adjektiv allmählich substantiviert auf den Inhalt übertragen. Im angelsächsischen Raum findet man dagegen seit dem 14. Jahrhundert das Wort »drug« als Bezeichnung für Arzneimittel schlechthin. Diese Bedeutung erweiterte sich im Laufe der Zeit auf Rauschmittel, was vermutlich die heutige Bedeutung des umgangssprachlichen Ausdrucks »Droge« mit beeinflusst hat.

Die »Väter der Botanik«

Für die Entwicklung der Botanik wegweisend wurden die Werke dreier Autoren des 16. Jahrhunderts, die kurz hintereinander drei »Kräuterbücher« in bis dahin in Europa nicht da gewesener Qualität vorlegten. Deren erstes erschien in lateinischer Sprache 1530 (»Herbarium vivae eicones«) und deutsch 1532 (»Contrafayt Kreuterbuch«) mit Texten des zum Protestantismus konvertierten Geistlichen und Lehrers Otto Brunfels (um 1489 – 1534) und Illustrationen des Malers Hans Weiditz (vor 1500 – nach 1536). Letzterer bemühte sich um die naturgetreue Wiedergabe ganzer lebender Pflanzen mit allen Bestandteilen, also Wurzeln, Stängeln, Blättern, Blüten und Früchten. Ein wissenschaftlicher Dialog zwischen Autor und Illustrator fand wohl nicht statt und manche Abbildungen gelangten unvollendet ins Druckwerk. Dennoch wurde das Brunfels'sche Kräuterbuch zu Vorbild und Ausgangspunkt einer völlig neuartigen Tradition, Pflanzen zu beschreiben. Hauptgrund dafür ist das weitgehend gelungene Bemühen von Autor und Illustrator, sich von mittelalterlichen Vorgängern zu lösen und eine neue, auf botanisch-philologischer Gelehrsamkeit und Naturbeobachtung beruhende Darstellung zu schaffen.

Brunfels stand in Kontakt mit einem anderen protestantischen Prediger, dem aus Heidelsheim bei Bretten stammenden Hieronymus Bock (1498 – 1554). Sein 1539 erschienenes Werk trug den Titel »New Kreutterbuch von Underscheydt, Würckung und Namen der Kreütter, so in Teutschen Landen wachsen«. Die erste Ausgabe enthielt noch keine Abbildungen, eine zweite, 1546 herausgegebene, war jedoch mit 465 Holzschnitten illustriert. Bock, der sich humanistischem Brauch folgend auch latinisiert »Tragus« nannte, behandelte nur Pflanzen, die er selbst gesehen hatte. Ihm gelangen besonders anschauliche und lebendige Beschreibungen. Die

Diskrepanz zur Terminologie des Dioskurides, der die mediterrane Flora 1000 Jahre zuvor beschrieben hatte, war ihm sehr wohl bewusst.

Überaus gründlich ging der dritte »Vater der Botanik«, der Tübinger Medizinprofessor Leonhart Fuchs (1501 – 1566) vor, der zehn Jahre lang am Text arbeitete, ehe er sein Kräuterbuch vorlegte (1542 lateinisch als »De historia stirpium commentarii insignes« und 1543 deutsch als »New Kreüterbuch«). Er hielt engen Kontakt mit den Illustratoren, die Holzschnitte aus Aquarell-Vorlagen anfertigten. Sie schufen idealtypische Darstellungen, die teilweise mehrere Entwicklungsstadien vereinigten. So finden sich Blüten, Knospen und Früchte gleichzeitig. Fuchs war indes antiker Tradition derart verhaftet, dass er die Bilder zum Teil nach antiken Vorlagen korrigierte. Fuchs' Werk mit etwa 900 Seiten und 511 vorzüglichen Holzschnitten ist streng gegliedert; jede Pflanzenbeschreibung enthält mindestens die folgenden Abschnitte: »Namen« (mit bekannten Synonyma), »Statt seiner Wachsung« (Standort), »Zeit« (z. B. Auftreten der Blüten oder geeigneter Zeitpunkt zum Sammeln) sowie »Krafft und Würckung« (mit recht ausführlichen Angaben zur medizinischen Verwendung).

Die genannten drei Autoren markieren die Wende hin zur wissenschaftlichen Botanik und wirkten ungemein anregend auf die Entwicklung im gesamten Europa. In der Folge erschienen zahlreiche Kräuterbücher, die – obwohl nicht immer von herausragender Qualität – weite Verbreitung fanden.

KRÄUTERBUCHAUTOREN DES 16. JAHRHUNDERTS UND FRÜHEN 17. JAHRHUNDERTS

Euricius Cordus (Simmtshausen/Hessen 1486 – Bremen 1535)
Otto Brunfels (Mainz um 1489 – Bern 1534)
Hieronymus Bock (auch Tragus, Heidelsheim 1498 – Hornbach 1554)
Leonhart Fuchs (Wemding 1501 – Tübingen 1566)
Adam Lonitzer (auch Lonicerus, Marburg 1528 – Frankfurt 1586)
Pietro Andrea Mattioli (auch Matthiolus, Siena 1500 – Trient 1577)
Rembert Dodoens (auch Dodenaeus, Mecheln 1517 – Leiden 1585)
Matthias L'Obel (auch Lobelius, Lille 1538 – Highgate 1616)
Jacob Theodor (auch Tabernaemontanus, Bergzabern um 1510 – Heidelberg 1590)
Jaques Daléchamps (Lyon 1513 – 1588)
Valerius Cordus (Simmtshausen/Hessen 1515 – Rom 1544)
Konrad Gesner (Zürich 1516 – Zürich 1565)
Charles de l'Ecluse (auch Clusius, Arras 1526 – Leiden 1609)
Johannes Thal (um 1542 – Nordhausen 1583)
Joachim Camerarius (Nürnberg 1534 – Nürnberg 1598)
Basilius Besler (Nürnberg 1561 – Nürnberg 1629)

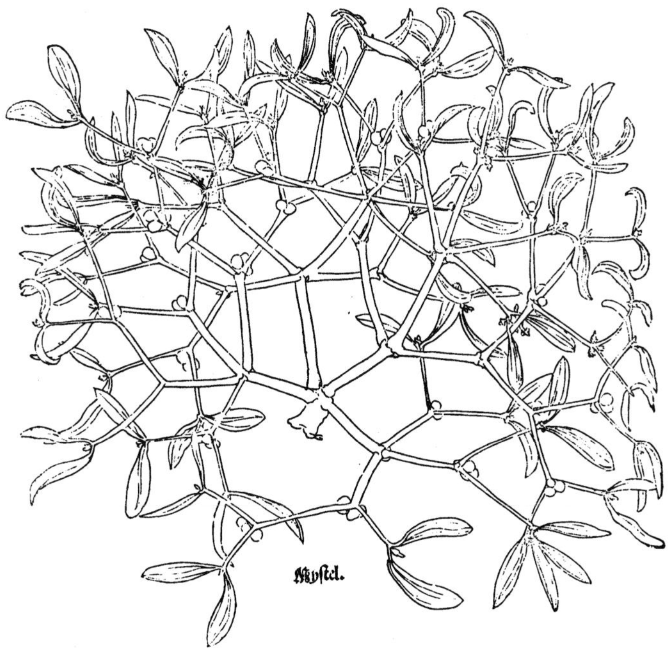

Von Mystel.

Namen

Mystel / welchs man auch Affolter nent / würt auff Griechisch Ixos / auff Lateinisch Viscum geheyssen.

Statt seiner wachßung

Wechst auff den beumen / in sonderheyt aber auff den Eychen / unnd Birnbeumen.

Zeit

Mystel sol im Herbst / so er beer gewindt / gesamlet werden.

Die krafft und würckung

Mystel mit hartz und sovil wachß vermischt und übergelegt / zeitiget / verzert / weycht / und zeücht zusammen die ormützel / und allerley geschwulst. Mit weyrauch vermischt / und auff allte geschwär gelegt / heylet sie. Er verzert und macht klein das miltz / mit kalch vermischt. In summa: Mystel zeücht heraus allerley subtile und grobe feüchtigkeyt / zerteylt und verzert darnach dieselbigen.

Abb. 7: Wiedergabe der Mistel im »New Kreüterbuch« des Leonhart Fuchs (1543)

Wissenschaftliche Reisen und Gartenkultur

Im 16. Jahrhundert wurde das botanische Literaturstudium ergänzt durch die Anschauung am Objekt. Hierzu legte man, zunächst in Norditalien, botanische Gärten an. Die ersten akademischen botanischen Gärten entstanden um 1545 in Padua, Florenz und Pisa. Es folgten Bologna (1567), Leiden (1577), Jena (1586), Montpellier (1593) und Heidelberg (1597). Zu Beginn des 17. Jahrhunderts ließ der Eichstätter Fürstbischof Johann Konrad von Gemmingen einen Garten anpflanzen. Die dort kultivierten Gewächse wurden in einem prächtigen Bildband dargestellt, der unter dem Namen des Nürnberger Apothekers Basilius Besler als »Hortus Eystettensis« erschien und eine bis heute währende Berühmtheit erlangte.

Forschungsreisen einzelner Gelehrter führten ferner dazu, dass allmählich nicht nur einheimische Gewächse Objekt botanischer Studien werden konnten. Die getrockneten Pflanzen wurden in sogenannten Herbarien, auf Papier geklebt, gesammelt. Die ältesten deutschen Herbarien entstanden 1562 in Ulm und 1593 in Naumburg. Als wohl bekanntester botanischer Forschungsreisender des 16. Jahrhunderts brachte der Ausgburger Arzt Leonhart Rauwolf (um 1540 – 1596) 513 getrocknete Pflanzen von einer dreijährigen Orientreise mit. Sein Herbar wird heute noch im Nationaal Herbarium Nederland, Abteilung Leiden (früher Rijksherbarium) aufbewahrt.

Systematisierende Pflanzenerforschung

Der mehr oder weniger wirklichkeitsgetreuen Einzeldarstellung von Pflanzen folgten Versuche, die Flora systematisierend zu behandeln und Verwandtschaftsverhältnisse der Arten aufzuzeigen. Damit begann ein neuer Abschnitt in der Geschichte der Botanik.

Erste bemerkenswerte Schritte unternahm der italienische Mediziner Andrea C(a)esalpino (1519 – 1603). Als wesentliches Kriterium zog er Bau und Samenzahl der Früchte einer Pflanze heran. C(a)esalpino unterschied drei große Gruppen von Pflanzen (Bäume und Sträucher; Kräuter; Pflanzen wie Farne, Moose, Algen) und ließ – obwohl Arzt von Beruf – deren medizinische Nutzanwendungen völlig beiseite. Damit hatte sich die Botanik endgültig vom Status einer medizinischen Hilfswissenschaft befreit. Ebenso botanisch-wissenschaftlich ging der Basler Professor Caspar Bauhin (1580 – 1624) vor, auf den die prinzipielle Unterscheidung von Gattung (genus) und Art (species) zurückgeht. Mit seinen aus Substantiv und Adjektiv zusammengesetzten Artnamen wurde er zum Vorläufer des schwedischen Gelehrten Carl von Linné (1707 – 1778), der die noch heute weitgehend gültige botanische (und zoologische) Klassifikation und Nomenklatur schuf. Linné unternahm ausgedehnte Forschungsreisen und gab zahlreiche Schriften heraus. In seinem 1753 erschienenen, zweibändigen Werk »Species plantarum« beschrieb er 5.900 Arten und damit praktisch die gesamte damals bekannte Flora. Sein Hauptverdienst lag indes darin, die binäre Nomenklatur mit Gattungs- und Artnamen konsequent auf alle Pflanzen und Tiere angewandt zu haben. Nach internationaler Übereinkunft gilt heute der älteste Gattungs- und Artname, wobei Linnés Werke als Anfangspunkt betrachtet werden: »Species plantarum« (1753) für die botanische und die 10. Auflage des »Systema naturae« für die zoologische Nomenklatur. Linné war sich sehr wohl bewusst, ein künstliches Gliederungssystem geschaffen zu haben, das nicht auf tatsächlichen Verwandtschaftsverhältnissen der Gattungen beruhte. Es hatte und hat aber bis heute den Vorteil, eine sichere Artbestimmung zu ermöglichen. Erst jüngste molekularbiologische Erkenntnisse haben zu einzelnen Korrekturen im Linné'schen System geführt.

ANFÄNGE DER DIGITALISTHERAPIE

Der spätestens seit dem 13. Jahrhundert beschriebene medizinische Einsatz des Fingerhutes (Digitalis) erhielt Ende des 18. Jahrhunderts durch den im englischen Birmingham praktizierenden Arzt William Withering (1741 – 1799) eine sachliche Grundlage. Er identifizierte Digitalis als wirksames Prinzip in einer zur Entwässerung eingesetzten Drogenmischung und veröffentlichte schließlich 1785 die Ergebnisse einer zehnjährigen Forschungstätigkeit in der legendären Schrift »An account of the foxglove and some of its medical uses«, die zum Ausgangspunkt der noch heute nicht gänzlich verlassenen rationalen Therapie mit Digitalisglykosiden wurde. Er erkannte auch die Wirkung der Droge auf das Herz. Isolierte Wirkstoffe, die eine präzisere Dosierung erlaubten, standen in unreiner Form seit 1845, als Digitoxin seit 1874 zur Verfügung. Digitalispräparate haben allerdings ihren großen Stellenwert zur Behandlung der Herzinsuffizienz inzwischen verloren.

Von der »Pharmakognosie« zur »Pharmazeutischen Biologie«

Das Pflanzenreich dominierte bis weit ins 19. Jahrhundert den Arzneischatz. Botanische Kenntnisse waren für den Apotheker schon deshalb unabdingbar, um die zu verarbeitenden Materialien zweifelsfrei identifizieren zu können. Sie bildeten folglich einen Schwerpunkt im Kanon der pharmazeutischen Ausbildungsfächer. Diesen Aspekt bringt der vom österreichischen Pathologen Johann Adam Schmidt

(1759 – 1809) geprägte Begriff »Pharmakognosie« gut zum Ausdruck. Er leitet sich ab von griech. pharmakon (Heilmittel) und gnosis (Erkenntnis) und bezeichnete bis weit ins 20. Jahrhundert die pharmazeutisch-botanische Wissenschaft.

Noch beim Übergang von Drogenzubereitungen zur Therapie mit chemisch definierten Wirkstoffen spielten Pflanzen als Ausgangsmaterial, etwa zur Isolierung von Alkaloiden, eine dominierende Rolle, lernte man doch erst Ende des 19. Jahrhunderts synthetische Verbindungen medizinisch zu nutzen. Parallel dazu begann man indes, sich mit der Flora in einer Weise zu befassen, die weit über Morphologie und Systematik hinausging. Aus der reinen »Pharmakognosie«, dem »Erkennen von Arzneimitteln« entwickelte sich die Wissenschaft der »Pharmazeutischen Biologie«, die vor allem phytochemische Fragestellungen vermehrt berücksichtigte. Heute sind auch molekularbiologische Forschungsansätze, Fragen nach dem therapeutischen Stellenwert und der Standardisierung pflanzlicher Extrakte sowie die Suche nach pflanzlichen Leitstrukturen für neue Wirkstoffe Gegenstand dieser Disziplin, die sich in Deutschland nach dem Zweiten Weltkrieg neben Pharmazeutischer Chemie, Pharmakologie und Pharmazeutischer Technologie als einer von vier Schwerpunkten im universitären Fächerkanon etablieren konnte. In Österreich wird noch heute der Begriff »Pharmakognosie« bevorzugt.

FAMILIEN- UND GATTUNGSNAMEN UND IHRE HERKUNFT AUS MYTHOLOGIE UND GESCHICHTE

Achillea	nach dem griechischen Helden Achilles
Paeonia	nach Paieon, Beiname des griech. Gottes Apoll
Centaurea	nach dem arzneikundigen Zentauren Chiron
Mentha	nach der von Hades geliebten Nymphe Minthe
Rauwolfia	nach dem Forschungsreisenden Leonhart Rauwolf (um 1540 – 1596)
Fuchsia	nach Leonhart Fuchs (1501 – 1566)
Caesalpiniaceae	nach Andrea C(a)esalpino (1519 – 1603)
Lobelia	nach dem englischen Hofarzt Matthias de L'Obel (1538 – 1616)
Dahlia	nach dem schwedischen Botaniker Anders Dahl (1751 – 1789)
Magnolia	nach dem französischen Botaniker Pierre Magnol (1638 – 1715)

Vom Naturprodukt zum Wirkstoff

Im 17. Jahrhundert entstand die Vorstellung, dass Pflanzen Bestandteile enthalten, die durch verschiedene (al)chemische Verfahrensschritte dargestellt werden können. Besonders die Académie Royale des Sciènces zu Paris beschäftigte sich mit einer planmäßigen Pflanzenforschung. Durch Auspressen des Saftes, Extrahieren der Pflanze mit Lösungsmitteln und der Destillationsanalyse konnten diverse Salze, Öle, flüchtige Bestandteile und Rückstände verschiedenster Zusammensetzung unterschieden werden. Unklarheit bestand jedoch darüber, ob es sich bei den erhaltenen Produkten um Reinstoffe oder Stoffgemische handelte. Die erste Reindarstellung eines Pflanzenstoffes war die des Rübenzuckers im Jahr 1747 durch Andreas Sigismund Marggraf (1709 – 1782).

Dem Apotheker Carl Wilhelm Scheele (1742 – 1786) gelang es schließlich, Pflanzensäuren wie die Zitronen-, Apfel- und Oxalsäure zu isolieren. Diesen Erfolg, der zu einer methodischen Erweiterung der Pflanzenchemie führte, verdankte er seiner Idee, pflanzliche organische Salze mit anorganischen Säuren umzusetzen.

Alkaloide

Opium und die Opiate

Opium gehört zu den ganz alten, arzneilich verwendeten Drogen der Menschheit. Die ersten schriftlichen Zeugnisse über den therapeutischen Gebrauch des Mohns stammen aus dem 7. Jahrhundert v. Chr. Durch alle Zeiten hin war Opium als stark wirksames Schmerzmittel von großer Bedeutung. Die gleichzeitigen euphorisierenden Eigenschaften führten aber auch zur Verwendung als Rauschmittel. So avancierte es zur Wohlstandsdroge im alten Rom, wo beispielsweise die Wurzelschneider, Kenner von Arzneikräutern, vor allem mit Opium handelten. Aus diesen Läden soll der Staat zeitweilig bis zu 15 Prozent seiner Steuern geschöpft haben.

Alexander der Große nutzte die psychischen Wirkungen des Opiums bewusst für seine Kriegsführung und stärkte mit dem Mohnsaft die Kampfmoral der Soldaten; wahrscheinlich brachte er den ursprünglich im Mittelmeerraum beheimateten

Schlafmohn auf seinen Heerzügen über Persien bis nach Indien. Auch die türkischen Soldaten nahmen über Jahrhunderte Opium, vermischt mit erregendem Campher und aufgebrüht mit starkem Kaffee, zur Erleichterung der Strapazen zu sich.

Opium spielte eine bedeutende ökonomische Rolle und löste sogar den sogenannten »Opiumkrieg« zwischen England und China von 1839 bis 1842 aus. Die Kolonialmacht England baute den Schlafmohn im indischen Bengalen an und sah China als wichtigste Adresse für ihren Opiumexport. Da in kurzer Zeit Millionen von Chinesen süchtig geworden waren, versuchte der Kaiser, seine Häfen für englische Schiffe zu sperren, was zu einer militärischen Reaktion Englands führte. Nach der Kapitulation – die meisten Mitglieder der chinesischen Armee waren infolge ihrer Opiumabhängigkeit kriegsuntauglich geworden – musste die chinesische Regierung den Import des Rauschmittels wieder zulassen.

Im frühen Christentum führte die euphorisierende Wirkung des Opiums zu einem stark eingeschränkten Gebrauch, da Krankheit und Schmerz zum einen als Strafe Gottes, zum anderen als Teilhabe an der Passion Christi gesehen wurden. Rezeptsammlungen aus dem 12. Jahrhundert zufolge enthielten dennoch bis zu 20 Prozent der Arzneimittelkombinationen Opium.

Der Wirkstoffgehalt der Handelsware schwankte zum einen je nach Herkunft und zum anderen durch Verfälschungsversuche stark, was sowohl zu Über- als auch Unterdosierungen führte. Zu Beginn des 19. Jahrhunderts, als sich die Pflanzenchemie in chemischen und pharmazeutischen Laboratorien etabliert hatte, hoffte der Apothekergeselle Friedrich Wilhelm Sertürner (1783 – 1841) den narkotisch-euphorisierenden Inhaltsstoff des Opiums chemisch rein darzustellen. Therapieentgleisungen bei sorgfältig hergestellten Opiumtinkturen im Apothekenalltag gaben dazu den Anstoß. Wie andere Wissenschaftler ging auch Sertürner davon aus, das Wirkungsprinzip des Opiums beruhe auf einer Säure, und so entdeckte er zuerst die Meconsäure. Doch bei dieser konnte er nicht die gewünschte pharmakologische Wirkung nachweisen, so dass er seine Versuche fortsetzte. Im Jahr 1804 gelang es ihm durch systematisches Ausprobieren mit Hilfe der Wasserextraktion, aus dem Rohopium erst einen harzigen Stoff und später, als er das Wasser durch heißen Alkohol als Extraktionsmittel ersetzte, kristalline Plättchen zu isolieren – das Morphin. Um Sicherheit darüber zu gewinnen, auch tatsächlich den richtigen Wirkstoff gefunden zu haben, führte er mit der gewonnenen Substanz eine Testreihe an einem Hund durch. Erst 1817 wurde seine Entdeckung von der Fachwelt anerkannt. Das suchterzeugende Potenzial war zunächst nicht bekannt beziehungsweise wurde deutlich unterschätzt.

Der große Durchbruch für Morphin kam mit der Erfindung moderner Arzneiformen wie der Tablette und der Subkutanspritze. Im Gegensatz zu Opium konnte der pulverförmige und als Salz leicht wasserlösliche Wirkstoff gut in Tabletten und Injektionslösungen eingearbeitet werden. Dies ermöglichte einerseits eine industrielle Herstellung und andererseits eine leichte und bequeme Anwendung am Patienten. Breiten Einsatz fanden Morphininjektionen in den Kriegen des 19. und frühen 20. Jahrhunderts, indem man Soldaten das Mittel zur Selbstanwendung im Falle von Verletzungen an die Hand gab. Folge unkontrollierter Selbstmedikation war jeweils eine große Zahl morphinabhängiger Veteranen. Auch im zivilen Bereich führte der unkontrollierte und breite Einsatz auch bei leichteren Erkrankungen zu Abhängigkeiten, ein Problem, das bereits in den 1870er-Jahren in der Fachpresse thematisiert wurde.

Da Ende des 19. Jahrhunderts kein Zweifel mehr am suchtbildenden Potenzial des Morphins bestand, suchte die pharmazeutische Forschung nach Ersatzstoffen ohne oder mit vermindertem Suchtpotenzial. Die Reaktion mit dem Standardreagenz Essigsäure erbrachte das Morphinacetat mit höherer Wirksamkeit und guter Wasserlöslichkeit. Die Synthese des Diacetylmorphins – Heroin – entsprang systematischen Versuchen, bei denen die Essigsäure durch Eisessig ersetzt wurde. Die neue Substanz, im Jahr 1898 in den Arzneischatz eingeführt, aktivierte den Patienten physiologisch, betäubte jegliches Angstgefühl, ließ das Bedürfnis Morphinabhängiger nach Morphin schnell schwinden und unterdrückte selbst in kleinsten Dosen den Hustenreiz, und das sogar bei der Tuberkulose, einer Volksseuche. Bis in die 20er-Jahre des 20. Jahrhunderts schätzten Fachleute Heroin zur Substitutionstherapie von Morphinsüchtigen, bei Husten und Brustschmerzen, in der Kinderheilkunde bei Keuchhusten und in der Gynäkologie als Analgetikum. Erst 1912 wurde Heroin rezeptpflichtig und ist heute in Deutschland nicht mehr als Arzneimittel zugelassen.

Sertürners wissenschaftliche Leistung lag darin, dass er den basischen Charakter bestimmter Pflanzeninhaltsstoffe, der Alkaloide, erkannte. Nachdem diese grundsätzliche chemische Eigenschaft aufgeklärt worden war, stand der Entdeckung einer Vielzahl weiterer pharmakologisch bedeutsamer Pflanzeninhaltsstoffe dieser chemischen Gruppe nichts mehr im Wege (vgl. Tabelle). Der vorläufige Begriff »Alkalien« wurde auf Vorschlag des Hallenser Apothekers Carl Friedrich Wilhelm Meissner (1792 – 1853) in »Alkaloide« umgewandelt und bis heute beibehalten.

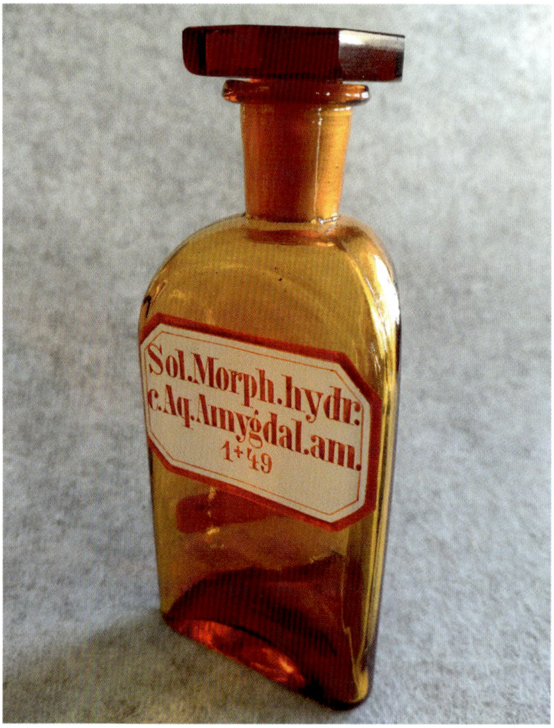

Abb. 8: Gefäß für eine Zubereitung aus Morphinhydrochlorid und Bittermandelöl mit Sicherheitsmaßnahmen gegen Verwechslungsgefahr (dreieckige Flasche, Beschriftung rot auf weiß).

Oxycodon

Ebenfalls als Morphinersatz entstand das Oxycodon, das 1917 unter dem Handelsnamen Eukodal® auf den Markt gebracht wurde. Auch hier wurde zunächst irrtümlich ein geringeres Suchtpotenzial angenommen. Das Arzneimittel war in Deutschland unter Betäubungsmittelrecht bis 1990 im Handel. 1996 brachte der amerikanische Hersteller Purdue die Substanz in retardierter Form unter dem Handelsnamen OxyContin auf den Markt. Das Präparat steht im Zentrum der sogenannten »Opioid-Krise«, die die USA seit Anfang des 21. Jahrhunderts heimsucht. Aggressives Marketing des Herstellers einschließlich Publikumswerbung, Bezahlung von Meinungsbildnern und Unterwanderung von Gremien in Verbindung mit amerikanischem Marktliberalismus führten wie bereits im 19. Jahrhundert zu einem breiten Einsatz auch bei minderschweren Erkrankungen. Eine besondere Rolle spielte dabei die vom Hersteller propagierte, in Wahrheit aber nicht evidenzbasierte »Lehrmeinung«, mit Oxycodon behandelte Schmerzpatienten seien nicht abhängigkeitsgefährdet. Tatsächlich waren zahlreiche Patienten durch die großzügige Anwendung des Opioids abhängig geworden. Viele wandten sich mangels ausreichender Therapieoptionen nach Ende der Behandlung illegalen Beschaffungswegen mit all ihren Risiken und sozialen Problemen zu. Letztlich führte dies zu einem dramatischen Anstieg der Zahl Drogentoter und zu einem Rückgang der statistischen Lebenserwartung in den USA.

Tab. 3: Alkaloide mit pharmakologischer Bedeutung

Pflanze	Alkaloid	Anwendung	Entdecker (Jahr der Entdeckung)
Papaver somniferum (Papaveraceae)	1. Morphin 2. Codein 3. Noscapin 4. Papaverin 5. Narcotin	1. Schmerzmittel 2. Schmerzmittel, Hustenstiller 3. Hustenstiller 4. Krampflöser, bei Operationen zur Lähmung der glatten Muskulatur	1. F. W. Sertürner* (1804) 2. P. J. Robiquet* (1832) 5. P. J. Robiquet* (1817)
Cephaelis ipecacuanha (Rubicaceae)	Emetin	Brechmittel, Amöbenruhr	P.-J. Pelletier* + F. Magendie* (1817)
Veratrum album (Liliaceae)	1. Veratrin 2. Protoveratrin	Bluthochdruck	1. C. F. W. Meissner* (1819)
Camellia sinensis (Theaceae)	1. Coffein 2. Theophyllin	1. Stimulans 2. Diuretikum, Asthmamittel	1. F. F. Runge* (1819), P.-J. Pelletier* + J. B. Caventou* (1821)
Cinchona pubescens (Rubiaceae)	1. Chinin 2. Chinidin	1. Malaria 2. Herzrhythmusstörungen	1. P.-J. Pelletier*, J.B. Caventou* (1820)
Berberis vulgaris (Berberidaceae)	Berberin	Herzmittel	R. Brandes* + J. A. Buchner* + J. E. Herberger* (1824)
Nicotina spp (Solanaceae)	Nicotin	Cholinomimetikum, Raucherentwöhnung	K. L. Reimann + W. Posselt (1828)
Atropa belladonna (Solanaceae)	Atropin	Augenheilkunde	H. F. G. Mein* (1831)
Aconitum napellus (Ranunculaceae)	Aconitin	Schmerzlinderung	P. L. Geiger* + L. Hesse* (1833)
Colchicum autumnale (Liliaceae)	1. Colchicin 2. Demecolcin	1. Gicht 2. Leukämie, Lymphome	1. P. L. Geiger* + L. Hesse* (1833)
Hyoscyamus niger (Solanaceae)	1. Hyoscyamin 2. Ipratropium	1. Anticholinergikum 2. Bronchienerweiterung	1. P. L. Geiger* + L. Hesse* (1833)

Fortsetzung der Tabelle auf der nächsten Seite

Pflanze	Alkaloid	Anwendung	Entdecker (Jahr der Entdeckung)
Chelidonium majus (Papaveraceae)	Chelidonin	Leber- und Gallemittel	J. M. A. Probst* (1839)
Lobelia inflata (Lobeliaceae)	Lobelin	Tabakentwöhnungsmittel	H. Reinsch* (1840)
Erythroxylum coca (Erythroxylaceae)	Cocain	Lokalanästhetikum in der Augenheilkunde	Albert Neumann* (1860)
Rauwolfia spp (Apocynacae)	1. Ajmalin 2. Rescinnamin 3. Reserpin 4. Deserpidin	1. Herzrhythmusstörungen 2. Bluthochdruck 3. Bluthochdruck 4. Bluthochdruck	3. E. Schlittler + H. Schwarz (1949)
Datura stramonium (Solanaceae)	Scopolamin	Mydriatikum, Anticholinergikum, Hypnotikum	
Physostigma venenosum (Fabaceae)	Physostigmin	Glaukom, Cholinesterasehemmer (Antidot)	
Pilocarpus jaborandi (Rutaceae)	Pilocarpin	Glaukom	
Catharantus roseus (Apocynaceae)	1. Vinblastin 2. Vincristin	Krebserkrankungen	Pharmakonzern Eli Lilly

*Die mit * markierten Personen waren Apotheker*

Schwache Analgetika, Antipyretika und Antirheumatika

Die sogenannten kleinen oder schwachen Analgetika sind aus dem heutigen Arzneischatz nicht mehr wegzudenken. Als nebenwirkungsarme Medikamente mit breitem Therapie- und Wirkungsspektrum gelten sie als unproblematisch. Sie sind schnelle Hilfe bei fiebrigen Erkrankungen, Erkältungen, grippalen Infekten und bei jeder Art von leichten bis mittelstarken Schmerzen. Ende des 20. Jahrhunderts nahmen Analgetika/Antirheumatika unter den verordnungsstärksten Indikationsgruppen jahrelang den ersten Rang ein, drei Viertel der Verordnungen betrafen die schwachen Analgetika. Trotz des ähnlichen Wirkungsprofils können die meisten heutigen Vertreter auf drei völlig unterschiedliche chemische Stoffklassen zurückgeführt werden.

Chinarinde als Vorbild

Die Malaria bzw. das Sumpf- oder Wechselfieber grassierte im 19. Jahrhundert nicht nur im Tropengürtel, auch die Mittelmeerländer und hier insbesondere Spanien, Italien und Ägypten waren betroffen. Ende des 16. und Anfang des 17. Jahrhunderts bemerkten schon die spanischen Invasoren in Peru die Verwendung einer pulverisierten Baumrinde durch die Indianer bei Fieber. Die Jesuiten benutzten in Südamerika die Chinarinde zur Vorbeugung und Behandlung des Wechselfiebers (»Jesuitenpulver«) und führten sie um 1640 in Europa ein. Zwar isolierten 1820 die französischen Apotheker Pierre-Joseph Pelletier (1788 – 1842) und Joseph Bienaimé Caventou (1795 – 1877) das Alkaloid Chinin, doch gelang keine synthetische Herstellung. Die Rinde musste nach wie vor zu hohen Preisen aus südamerikanischen Ländern importiert werden, die sich der wirtschaftlichen Bedeutung der Droge sehr wohl bewusst waren und ihre Monopolstellung in vielerlei Hinsicht zu schützen versuchten. 1861 konnten Niederländer dennoch aus geschmuggelten Samen Cinchona-Plantagen auf Java anlegen. Doch blieb Chinin eine Mangelware.

Wissenschaftler vermuteten, dass Chinin als Grundbaustein einen Chinolinring enthält, und 1880 glückte Zdenko Hans Skraup (1850 – 1910) die Synthese des Chinolins, das von Otto Fischer (1852 – 1932) zu Hydroxychinolin weiterentwickelt und 1881 als Kairin®, jedoch mit weitreichenden Nebenwirkungen, in den Arzneischatz gelangte. Ludwig Knorr (1859 – 1921) von den Hoechster Pharmazeutischen Laboratorien weitete seine Syntheseversuche von Chinolinderivaten auf Phenylhydrazin aus. Systematische Veränderungen an den Substituenten führten 1883 zur Synthese des Phenazons (Antipyrin®). Sein Nachfolger Aminophenazon oder Pyramidon® erwies sich als wesentlich stärker fiebersenkend und zudem analgetisch, antiphlogistisch und spasmolytisch und machte erstmals Chinin entbehrlich. Heute wird es wegen des Verdachts, krebsfördernde Nitrosamine zu bilden sowie der Gefahr, eine Agranulozytose auszulösen, durch Propyphenazon ersetzt. Ausgehend vom Grundgerüst des Phenazons entwickelten Forscher das bis heute verwendete Metamizol-Natrium (Novalgin®) mit einer starken spasmolytisch-analgetischen Komponente und das Phenylbutazon (Butazolidin®) als eines der ersten Antirheumatika.

Ausgangssubstanz Weidenrinde

Seit mindestens 3500 Jahren nutzten Ärzte die Weidenrinde zur Schmerzlinderung und Fiebersenkung. Schon im Papyrus Ebers und im Corpus Hippocraticum (vgl. Heilkunde in der Antike) findet sie Erwähnung. 1828 extrahierte der Münchner Pharmazieprofessor Johann Andreas Buchner (1783 – 1852) das Salicin, der Turiner Chemieprofessor Raffaele Piria (1815 – 1865) setzte 1838/39 die in der Rinde enthaltene wirksame Substanz in die Säure um und 20 Jahre später gelang dem Chemiker Hermann Kolbe (1818 – 1884) in Leipzig erstmals die Synthese der Salicylsäure. Die Begeisterung für die von der chemischen Fabrik von Heyden in Dresden kommerziell angebotene Salicylsäure hielt allerdings nicht lange an, denn außer dem unangenehm bitteren Geschmack musste der Patient auch noch heftige Nebenwirkungen wie schwere Reizungen der Magenschleimhaut und Ohrensausen in Kauf nehmen. Die Elberfelder Farbenwerke, aus der die spätere Bayer AG hervorging, versuchten Ende des 19. Jahrhunderts die Entwicklung einer magenfreundlicheren

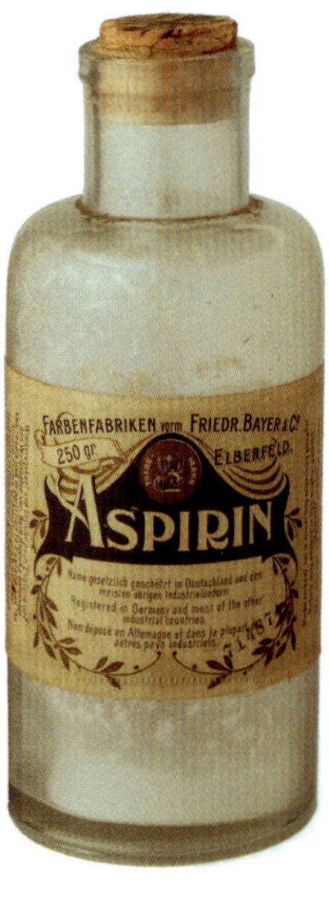

Abb. 9: Originalpackung Aspirin von 1899.

Variante der Salicylsäure voranzutreiben. 1897 gelang Felix Hoffmann (1868 – 1946) unter der Leitung von Arthur Eichengrün (1867 – 1949) die Herstellung der Acetylsalicylsäure (ASS) in reiner Form. ASS war zwar schon 1853 von Charles Fréderick Gerhardt (1816 – 1856) synthetisiert worden, allerdings mit Verunreinigungen. Obwohl die neue Substanz vom Leiter des pharmakologischen Labors, Heinrich Dreser, als zu kardiotoxisch eingestuft wurde und dieses Urteil die Einstellung sämtlicher klinischer Versuche zur Folge hatte, war Eichengrün von der Verträglichkeit der Acetylsalicylsäure überzeugt und testete sie im Alleingang erst durch Selbstversuche und später mit Hilfe des Ärztevertreters von Bayer in Berlin, Felix Goldmann. Seine Beharrlichkeit lohnte sich: 1899 wurde ASS in den Arzneischatz eingeführt.

Der Handelsname »Aspirin®« nimmt Bezug auf die entscheidende Acetylgruppe und eine weitere, analgetisch und antipyretisch genutzte Pflanze, das Mädesüss (lateinisch Filipendula ulmaria oder früher Spirea ulmaria), mit dem Inhaltsstoff Salicin. Neben der guten analgetischen, antipyretischen und antiinflammatorischen Wirksamkeit bei vertretbarem Nebenwirkungsprofil ließ auch die 1900 entwickelte Formulierung als Tablette Aspirin zum bis heute erfolgreichsten Arzneimittel aufsteigen. Dem Patienten konnte ein mit relativer Sicherheit reines, unverfälschtes, exakt dosierbares Schmerzmittel angeboten werden, das durch die großtechnische Herstellung zudem preisgünstig war. Bis zu 3.500 Publikationen pro Jahr, der Einsatz als Thrombozytenaggregationshemmer sowie gegen Präeklampsie bei Erstgebärenden und diabetische Mikroangiopathien sichern ASS wissenschaftliche Aufmerksamkeit. Neuere Forschungen deuten eine schützende Funktion gegen das Auftreten von Dickdarmkarzinomen an und eine Formulierung von ASS in Ethylether wird seit 1997 gegen die kaum beherrschbaren Herpes-zoster-Schmerzen geprüft.

Weitere schwache Analgetika und Antirheumatika

Dem Zufall ist es zu verdanken, dass neben den auf Chinin und Salicylsäure beruhenden chemischen Stoffklassen, die ihren Ursprung in pflanzlichen Ausgangsstoffen hatten, noch weitere schwache Analgetika gefunden werden konnten. Im Jahr 1883 bestellten zwei elsässische Mediziner in einer Apotheke ein Mittel zur Behandlung von Darmparasiten. Es stellte sich jedoch bald heraus, dass sie nicht das gewünschte Naphthalin, sondern versehentlich (!) Acetanilid, einen Ausgangsstoff für die Farbenherstellung, zugesandt bekommen hatten. Ohne dieses Wissen verabreichten sie das angeforderte Mittel an ihre Patienten und bemerkten, dass die Parasiten zwar keinen Schaden nahmen, sehr wohl aber das Fieber der Patienten sank. Untersuchungen bei der Firma Kalle & Co bestätigten die antipyretische Wirkung, und das Mittel erhielt den Handelsnamen Antifebrin®.

Beflügelt von den Erfolgen der Konkurrenz mit Antipyrin® und Antifebrin® im Jahr 1883 gingen auch die Elberfelder Farbenwerke in Leverkusen daran, systematisch nach Ersatzstoffen für das teure Chinin zu suchen (mit der Entwicklung von Acetylsalicylsäure beschäftigten sie sich erst Mitte der neunziger Jahre). 1886 entdeckten die Bayer-Farbstoffexperten, dass sich aus einem Abfallprodukt des Farbstoffs Benzoazurin G, dem p-Nitrophenol, in zwei Zwischenschritten das p-Acetaminophenetidin oder Phenacetin herstellen ließ. Selbstversuche erwiesen eine noch stärkere Wirkung als bei Antifebrin® bei geringeren Nebenwirkungen. Phenacetin zählte über ein halbes Jahrhundert zu den bedeutendsten Analgetika-Antipyretika. Nierenschädigungen bei langanhaltender Anwendung und Einsichten über den Metabolismus der Verbindung führten zum verstärkten Einsatz von Paracetamol, dessen chemische Struktur bereits seit 1878 bekannt war. Paracetamol gehört heute neben der Acetylsalicylsäure zu den am häufigsten gebrauchten freiverkäuflichen Analgetika.

Hormone

Anfang des 20. Jahrhunderts gelang die Isolierung des Adrenalins als erstem Vertreter der später »Hormone« genannten, körpereigenen Verbindungen. Der Name leitet sich ab vom griechischen Wort *horman* für antreiben, anregen. Adrenalin und seine Derivate sowie zahlreiche weitere Hormone erlangten in der Folge große therapeutische Bedeutung.

Dies gilt vor allem für das blutzuckersenkende Insulin, das 1922 in die Therapie eingeführt werden konnte. Damit war die bislang obligat tödliche Zuckerkrankheit, Diabetes mellitus, behandelbar geworden. Die Entwicklung war ein langer Prozess, da aus den Symptomen der Krankheit (Polyurie, Zuckerausscheidung in Urin, Durst, Koma) nicht ohne weiteres ersichtlich war, welches Organ im Körper für die Blutzuckerregulation verantwortlich ist. Seit den 1880er-Jahren war indes bekannt, dass es sich um die Bauchspeicheldrüse handeln musste, die über insulinproduzierende Zellen (Langerhanssche Inseln) verfügt. Aufgrund der Vergesellschaftung von Insulin als Peptidhormon und eiweißspaltenden Verdauungsenzymen in einem Organ erwies sich die Isolierung des Hormons als komplexe verfahrenstechnische Herausforderung. Nachdem einige Forscher, vor allem der deutsche Mediziner Georg Zülzer (1870–1949) und der rumänische Physiologe Nicolae Paulescu (1869–1931) schon vor dem ersten Weltkrieg fast bis zum Ziel gelangt waren, konnten die Kanadier Frederick Grant Banting (1891–1941) und Charles Best (1899–1978) therapeutisch verwertbares Insulin aus Pankreasgewebe isolieren. Die industrielle Herstellung übernahm die amerikanische Firma Eli Lilly, in Deutschland begann die Firma Hoechst 1923 mit der Insulinproduktion. Durch technologische Modifizierung des Hormons, seines Wirkungseintrittes und seiner Wirkdauer wurde es im Laufe der Zeit möglich, die Insulintherapie physiologischen Gegebenheiten und üblichen Essgewohnheiten immer mehr anzunähern. Hierzu tragen auch immer weiter verbesserte Verfahren zur Blutzuckermessung bis hin zu nicht-invasiven, kontinuierlich arbeitenden Messsystemen und anwenderfreundliche Injektionshilfen (»Pen«) bei. Eine injektionsfreie Insulintherapie ist bislang nicht möglich, eine kurzzeitig vermarktete inhalative Anwendung (Exubera®, 2006–2007) scheiterte.

Große gesellschaftliche Bedeutung erlangte die Entwicklung hormonbasierter oraler Kontrazeptiva, also von Präparaten zur Verhütung einer Schwangerschaft, landläufig als »Pille« bezeichnet. In den 1920er- und 1930er-Jahren war auch das Wissen über Sexualhormone stark angestiegen und es war im Prinzip bekannt, dass man damit eine Schwangerschaft verhüten konnte. Diese Möglichkeit rückte nochmals näher, als es Anfang der 1950er-Jahre gelungen war, oral verfügbare Derivate zu synthetisieren. Motor der Entwicklung waren die Familienplanungsaktivistin Margaret Sanger (1883–1966) sowie die Wissenschaftler Gregory Pincus (1903–1967) und John Rock (1890–1984). Sanger war Vorsitzende der »Planned Parenthood Federation of America«, die Forschungsarbeiten von Pincus unterstützte. Im gesellschaftlichen Klima der 1950er-Jahre war die Entwicklung eines Kontrazeptivums allerdings äußerst heikel, klinische Studien fanden schließlich in Puerto Rico statt, die explizite Nennung der Indikation vermied man. 1957 wurde mit Enovid® des amerikanischen Herstellers Searle ein erstes kontrazeptiv wirkendes Präparat mit der Indikation »Zyklusregulation« zugelassen, erst 1959 wurde die eigentliche Indikation ausdrücklich genannt. In Deutschland brachten die schon länger auf Hormonforschung spezialisierten Firmen Schering (Anovlar®, 1961) und Jenapharm (Ovosiston®, 1965) die ersten Kontrazeptiva auf den Markt. Während sich in der Bundesrepublik der Begriff »Antibabypille« einbürgerte, sprach man in der DDR lieber von »Wunschkindpille« und betonte so die neuen Möglichkeiten der Familienplanung. Die weit verbreitete Anwendung der Präparate trug zu einem drastischen Rückgang der Geburtenrate in westlichen Ländern (»Pillenknick«) bei.

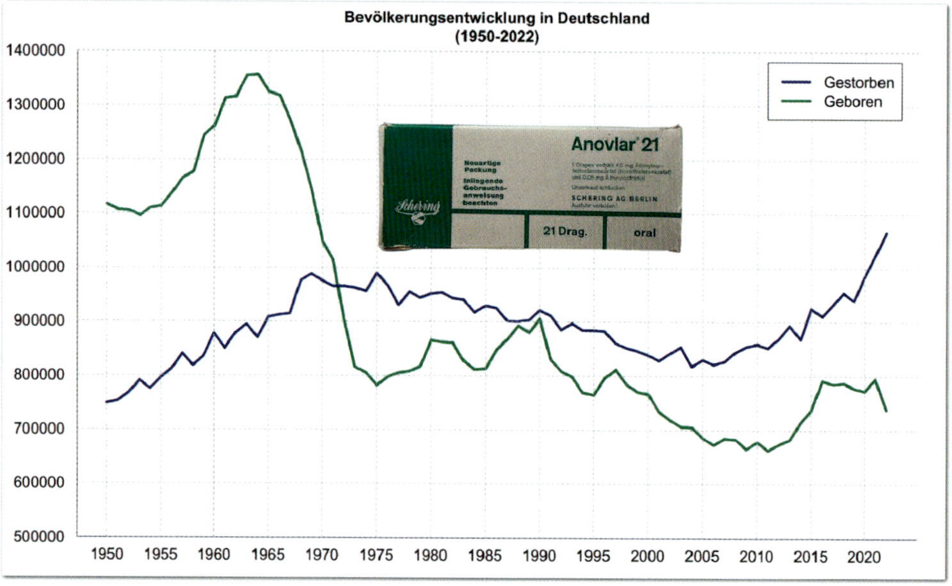

Abb. 10: Anovlar war eines der ersten oralen Kontrazeptiva in Deutschland. Deren verbreiteter Einsatz trug zum sogenannten „Pillenknick" der Geburtenrate in den 1960er-Jahren bei.

Weitere therapeutisch bedeutsame Arzneistoffe, die auf Naturstoffen basieren

Mehr als die Hälfte der zwischen etwa 1980 und 2020 neu eingeführten Wirkstoffe sind Naturstoffe, veränderte Naturstoffe oder von Naturstoffen abgeleitete Synthetika. Neben den beschriebenen Wirkstoffgruppen sind dies die Antibiotika, viele Krebsmedikamente oder die blutgerinnungs-hemmenden Coumarinderivate, abgeleitet von Inhaltstoffen des Steinklees (Melilotus officinalis). Phenprocoumon (Marcumar®) und Warfarin (Coumadin®) werden zur Prophylaxe von Schlaganfall und Herzinfarkt sowie bei Vorhofflimmern eingesetzt.

Eine herausragende Entdeckung war der als Zytostatikum brauchbare Inhaltstoff der pazifischen Eibe (Taxus brevifolia), Paclitaxel (1971). Da für die Herstellung von 1g Wirkstoff 12 Bäume gefällt werden müssen, bestand die akute Gefahr der Ausrottung natürlicher Bestände. Dem konnte inzwischen durch partialsynthetische Herstellung aus Inhaltsstoffen der Nadeln einer anderen Eibenart (Taxus baccata) abgeholfen werden.

Besondere Aufmerksamkeit erlangte die Suche nach Wirkstoffen aus traditionellen Heilpflanzen durch die Verleihung des Medizinnobelpreises an die Chinesin Tu YouYou im Jahr 2015. Sie hatte im Rahmen eines Screening-Programms traditioneller chinesischer Heilpflanzen den Malariawirkstoff Artimisinin aus dem Einjährigen Beifuß (Artemisia annua) gewonnen. Die initial erfolglose Isolierung gelang schließlich anhand einer Vorschrift, die bereits in einem chinesischen Arzneibuch des vierten nachchristlichen Jahrhunderts beschrieben ist.

In jüngerer Zeit rückten Fragen der Nachhaltigkeit und der Biodiversität verstärkt in den Focus. Insbesondere geht es um die Frage, wie die Ausrottung wildgesammelter Arzneipflanzen durch nachhaltige Erntemethoden und kontrollierten Anbau verhindert werden kann. Der aus verschiedenen Gründen inzwischen als wesentlich erachtete Erhalt der Biodiversität hat auch große Bedeutung für die Pharmazie; schließlich ist die Natur nach wie vor eine bedeutende und bei weitem noch nicht abschließend untersuchte Ressource für potenzielle Wirkstoffe.

UMCKALOABO® UND UZARA® – PHYTOPHARMAKA IN KOLONIALEM KONTEXT

Aus Zeiten des Kolonialismus stammen einige noch heute bekannte Phytopharmaka wie das Bronchitis-Präparat Umckaloabo® oder das Magen-Darmmittel Uzara®. Die ursprünglichen Rezepturen waren um die Wende zum 20. Jahrhundert von Patienten nach Europa gebracht worden, die in Südafrika bzw. von lokalen Heilern von Atemwegs- beziehungsweise Durchfallerkrankungen kuriert worden waren. Der Engländer Charles H. Stevens vermarktete eine als Vorläufer von Umckaloabo geltende Zubereitung aus Pelargonium sidoides ab 1907 als »Stevens Cure« gegen Tuberkulose, Uzara (aus Xysmalobium undulatum) wurde von Wilhelm Heinrich Hopf (1887–1929) nach Deutschland gebracht und ab 1910 kommerziell vertrieben. Beide Präparate sind Beispiele für den aus heutiger Sicht problematischen Umgang mit dem traditionellen heilkundlichen Wissen fremder Länder und Kulturen. Inzwischen gibt es internationale Richtlinien zum Umgang mit genetischen Ressourcen und zum Schutz der Biodiversität, wie das mehrfach erweiterte »Übereinkommen über die biologische Vielfalt« (ursprünglich 1993). Eine bedeutende Erweiterung ist das sogenannten »Nagoya-Protokoll« (2014). Es skizzierte einen völkerrechtlichen Rahmen für den Zugang zu genetischen Ressourcen und einen gerechten Vorteilsausgleich.

Von der Alchemie zur Chemie

Zu den wichtigsten Entwicklungssträngen der Pharmazie gehört der Werdegang (al)chemischer Techniken und Erkenntnisse. Auch hier begegnen wir erneut dem Überlieferungsweg antiken Wissens über den islamischen Kulturkreis zurück nach Europa; die Entwicklung der (Al)chemie profitierte indes in besonderem Maße von den Leistungen des arabischen Mittelalters. Bereits die Bezeichnung Alchemie weist darauf hin, denn die Vorsilbe »al-« dient in arabischen Sprachen als Artikel. Wurzel und etymologische Bedeutung des Wortes Alchemie sind letztlich ungeklärt; als sprachlicher Kern wird meist das griechische »Chymeia« (für die Technik, geschmolzene Metalle zu gießen) genannt.

Der Legende nach sind wesentliche Grundgesetze der Alchemie niedergelegt auf einer smaragdenen Schrifttafel (»Tabula smaragdina«). Sie beinhaltet Sinnsprüche des so genannten »Hermes trismegistos«, einer gottähnlichen altägyptischen Sagengestalt, deren Anbetung bis ins vierte vorchristliche Jahrtausend zurück reicht. Ein wie der ganze Text schwer verständlicher Kernsatz lautet: »Was unten ist so, wie das was oben ist: und was oben ist so, wie das was unten ist, damit die Wunder des einen Dinges zustande gebracht werden.« Darin liegt die Rechtfertigung des Analogieschlusses als Erkenntnisweg, eine wesentliche Säule alchemischen Philosophierens und Handelns und gleichzeitig der Hauptunterschied zu dem, was wir unter Chemie verstehen. Als Zweig der Naturwissenschaften lehnt die Chemie Wahrheitsfindung aufgrund von Analogien ab. Der Analogieschluss wird im Tabula-smaragdina-Text verbunden mit Beschwörungsformeln, die dargebotenen Inhalte als letztgültige Wahrheit anzunehmen. Astrologie in Theorie und Praxis bildet einen weiteren Schwerpunkt, auch sie bedient sich im Übrigen der Technik allegorischen Denkens, die sich auch in einer interpretationsbedürftigen Bildersprache niederschlägt.

Im Gegensatz zur Hermes-Legende historisch nachweisbar ist eine erste Blütezeit der Alchemie im ägyptischen Alexandria des ersten nachchristlichen Jahrhunderts. Hauptvertreter waren hellenistisch gebildete Priester; Texte aus diesem Zeitraum sind entsprechend in griechischer Sprache verfasst. Im Vordergrund der Laborarbeit stehen nicht die Beschreibung und Erklärung beobachteter Vorgänge, sondern deren Interpretation und Einordnung in philosophische Zusammenhänge. Spirituelle und chemisch-technische Aspekte sind daher in der Alchemie eng miteinander verwoben.

Die »klassischen« vier Elemente

Auf antiker Tradition aufbauend, spricht die Alchemie von Erde, Feuer, Wasser und Luft als den vier ineinander umwandelbaren »Elementen«. Es leuchtet ein, dass eine Chemie, die mit nur vier »Elementen« auskommen muss, nicht beschreibend, sondern nur interpretierend betrieben werden kann. Niemand wird eine Substanz in Erde und Wasser zerlegen können, um sie daraus wieder zu synthetisieren. Alchemisches Denken lässt sich am Beispiel der Destillation von Alkohol/Wasser-Gemischen gut von wissenschaftlichem abgrenzen. Mit Hilfe der klassischen Elementsymbolik ließe sich das Gemisch als »Wasser« deuten, das mit »Feuer« (Hitzequelle) behandelt wird. Eine Kostprobe des zuerst übergehenden reinen Alkohols könnte aufgrund des scharfen Geschmacks und seiner Brennbarkeit mit gewissem Recht zu der Annahme führen, die Elemente Feuer und Wasser seien eine Verbindung eingegangen. Es wird weiterhin klar, dass diese Art interpretatorischer Laborarbeit höchst individuell vonstatten geht; zwei Laboranten werden nicht notwendigerweise gleich interpretieren, und die Unterschiede werden um so größer, je weiter sie fortgeschritten sind. Praktische alchemische Arbeit ist also stets verbunden mit einer geistigen Fortentwicklung der laborierenden Persönlichkeit. Besonders erfahrene Alchemisten galten daher als »Eingeweihte« (»Adepten«). Auch lassen sich derartige Erfahrungen kaum sachlich im Sinne eines Laborjournals beschreiben. Darin liegt – neben einer gewünschten Verschleierung – der Grund für die allegorische Bildersprache der Alchemie.

Mittels der aristotelischen Elementenlehre ließ sich die Möglichkeit einer Stoffumwandlung (»Transmutation«), insbesondere von Metallen, gut begründen. Waren die Elemente ineinander umwandelbar, mussten das auch die aus den Elementen zusammengesetzten Metalle sein. Daraus entwickelte sich das Konzept eines Transmutationsprozesses. Geeignete Ausgangsstoffe wie Metalle sollten auf ihre »Urmaterie« zurückgeführt und entweder in ein Edelmetall oder ein Transmutations-Agens, den »Stein der Weisen« (»Lapis philosophorum«) verwandelt werden können. In praktischer Hinsicht dominierte neben dem Bestreben, unedle Metalle in edlere (hauptsächlich Gold) zu verwandeln der Wunsch, eine Universalarznei herzustellen. Der Aspekt der »Goldmacherkunst« hat der Alchemie im Laufe ihrer jahrtausendelangen Geschichte gleichwohl glühende Anhänger wie Hohn und Spott gebracht. Der pharmazeutische Aspekt indes ist es, der alchemisches Gedankengut bis heute in esoterischen Kreisen gedeihen lässt.

Praktische Leistungen der Alchemiker

Viele glücklose Laboranten versuchten sich im Laufe der Geschichte daran, Gold aus minderwertigen Materialien künstlich zu erzeugen oder eine Arznei zu finden, die ewiges Leben versprach. Dabei wurden trotz der Aussichtslosigkeit des Unterfangens eine Reihe verfahrenstechnischer Fortschritte erzielt und bedeutende Entdeckungen gemacht. Für die Pharmazie besonders wichtig war die Entwicklung von Destillationstechniken und -geräten. Vorläufer einfacher Destilliergeräte sollen bereits im vierten vorchristlichen Jahrtausend bekannt gewesen sein, im arabischen Mittelalter entwickelte sich eine beachtliche Gerätevielfalt. Mit den verwendeten Öfen konnten Temperaturen bis 1.200 °C erreicht werden, die Veraschungsprozesse problemlos ermöglichten. Entsprechend widerstandsfähige Tiegel waren ebenfalls vorhanden. Mittelalterliche arabische Handschriften zeigen vielfältige Destilliergeräte wie den so genannten Alembik, einen Gefäßaufsatz mit Rinne und Abflussrohr (»Schnabel«) für das aufgefangene Destillat. Mit der Übertragung arabischer Literatur ins Lateinische wurden ab dem 11. Jahrhundert die Destillationstechniken und nach 1150 der Alkohol in Europa bekannt. Vor allem wegen seinen konservierenden Eigenschaften trat er neben den Zucker als historisch bedeutender pharmazeutischer Hilfsstoff und ermöglichte Arzneiformen wie Extrakte und Tinkturen.

Zu den bedeutenden Entdeckungen alchemisch motivierter Laboranten gehören die Herstellung von Schwarzpulver (11. Jahrhundert), Salpeter (ca. 13. Jahrhundert), Alaun (ca. 13. Jahrhundert) und Mineralsäuren (14. Jahrhundert).

Auch außerhalb der Pharmazie bescherte alchemisches Arbeiten der Menschheit Fortschritte. Ein viel zitiertes Beispiel ist die Entdeckung des europäischen Porzellans durch den Apothekergehilfen Johann Friedrich Böttger (1682 – 1719). Bereits während seiner Lehrzeit hatte er sich heimlich bemüht, den Stein der Weisen darzustellen. Mittels einer von einem griechischen Mönch namens Laskaris (um 1649 – nach 1691) erworbenen »roten Tinktur« soll Böttger 1701 öffentlich eine Transmutation vollbracht haben. Daraufhin geriet er in die Hände des sächsischen Kurfürsten, August des Starken (1670 – 1733), in dessen Auftrag er sich an der Goldherstellung versuchte. Ein greifbares Ergebnis bestand in der Auffindung der »Porzellanerde«, des Kaolins. Auf dieser Grundlage gelang ihm die Herstellung von »Böttger-Steinzeug« und weißem Porzellan. 1710 wurde die Porzellanmanufaktur in Meißen gegründet, deren erster Leiter Böttger wurde.

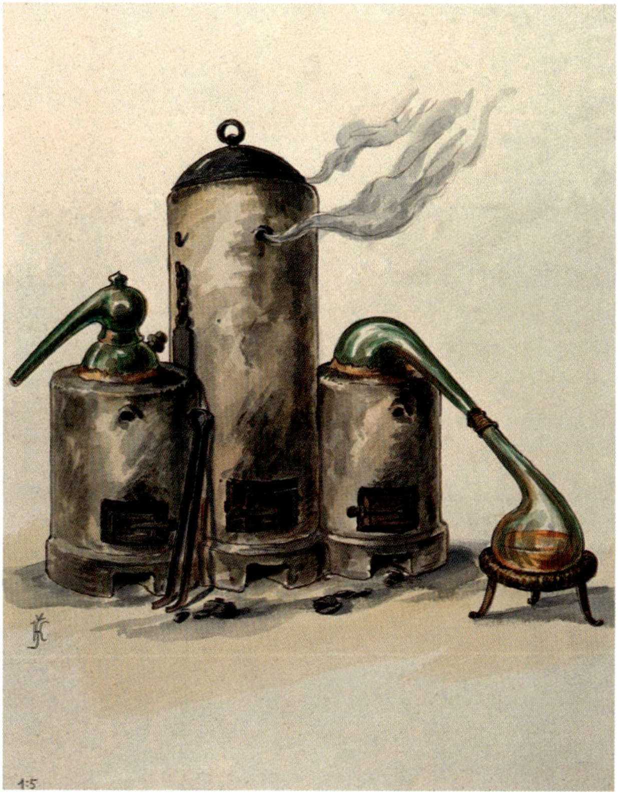

Abb. 11: Darstellung einer historischen Destillationsapparatur (V. Kaliba 1933)

GLAUBERSALZ

Das unter dem Trivialnamen »Glaubersalz« in unseren Apotheken erhältliche Natriumsulfat wurde von Johann Rudolph Glauber (1604 – 1670) in der 1658 veröffentlichten Schrift »De natura salium« erstmals eingehend beschrieben. Es fiel bei dem von Glauber entdeckten Verfahren zur Produktion von Salzsäure aus Natriumchlorid und Schwefelsäure als Nebenprodukt an. Die Substanz wurde zunächst unter der Bezeichnung »Sal mirabile« (»Wundersalz«) bekannt und offensichtlich bereits zu Lebzeiten Glaubers medizinisch verwendet. Historische Verdienste erwarb sich der tätige Alchemiker Glauber vor allem durch Verbesserungen im Bereich der Labortechnik, insbesondere für Öfen und Destilliervorrichtungen. Er entwickelte eine Reihe verbesserter Vorschriften für die Darstellung von Säuren und Salzen und zog aus seinen Kenntnissen unternehmerischen Gewinn. Glauber wirkte an verschiedenen Stellen in Deutschland, Österreich, der Schweiz und den Niederlanden, unter anderem als Hofapotheker in Marburg an der Lahn. Wesentliche Laboratoriumsarbeiten entstanden in Amsterdam, wo er insgesamt 20 Jahre lang lebte.

Paracelsus und die Chemiatrie

Mit Theophrastus Bombastus von Hohenheim, genannt Paracelsus (1493 – 1541) begann die systematische Anwendung (al)chemischer Techniken auf die Arzneimittelherstellung. Mit seinen »spagyrischen« Verfahren hob er sich bewusst von der »galenischen« Therapieform ab, die durch pflanzliche Vielstoffgemische dominiert war. Er verfolgte den alchemischen Gedanken einer schrittweisen Erhöhung, Veredelung und Entgiftung anorganischer Wirkstoffe wie Antimon-, Quecksilber- und Arsensalzen durch laborantische Manipulationen. Dabei kam es ihm darauf an, das wirksame Prinzip (»Arcanum«) in den Heilmitteln zu finden, zu isolieren und zu veredeln. Die Arcana sollten – gemäß dem alchemischen Grundsatz der Analogie zwischen »oben« und »unten« – sowohl Körper wie Geist heilen. Diese »Alchemia medica« grenzte er bewusst ab von Bemühungen zur Elementumwandlung (»Alchemia transmutatoria«), deren Erfolgsaussichten er allerdings nicht bestritt.

Paracelsus entfernte sich von der antiken Lehre der vier Elemente und bezog sich auf die Prinzipien Sulphur (Schwefel) und Mercurius (Quecksilber), die er um ein drittes, das Sal (Salz) ergänzte. Ähnlich den »Elementen« handelte es sich auch bei den »tria principia« um metaphysische Charakteristika der Stoffe. Das »Sal« repräsentiert den unbrennbaren Anteil oder die Asche, mit »Sulphur« bezeichnete man das Brennbare und »Mercurius« war das Flüchtige oder Metallische. Diese Gedanken lassen sich am Beispiel brennenden Holzes veranschaulichen, wobei die Flamme als Sulphur, der Rauch als Mercur und die Asche als Sal gedeutet werden. Bei der spagyrischen Laborarbeit kam es darauf an, die »Prinzipien von ihrer materiellen Erscheinungsform zu lösen (griech. spao – trennen), zu veredeln und anschließend zusammenzuführen (griech. ageiro – vereinen)«. Paracelsus war der Zusammenhang zwischen Dosis und Toxizität von Stoffen durchaus bewusst: »Alle Dinge sind Gift und nichts ist ohne Gift; allein die Dosis macht, daß ein Ding kein Gift ist.«

Nicht nur hinsichtlich seiner Art, Arzneimittel herzustellen, stand Theophrast von Hohenheim in Opposition, ja in krassem Gegensatz zu den bedingungslos Galen-gläubigen medizinischen Autoritäten seiner Zeit. Dies zeigte sich an Äußerlichkeiten wie deutsch- statt lateinischsprachigen universitären Vorlesungen sowie an seinen in zahlreichen, bis heute nicht vollständig verstandenen Werken niedergelegten theoretisch-medizinischen Anschauungen. So setzte er der Humoralpathologie seine Lehre vom »Archeus« entgegen, den er als »inneren Alchemisten« für das Funktionieren von Organen verantwortlich machte. In dessen Fehlfunktion sah er die Ursache von Krankheiten. Weitere wesentliche Charakteristika paracelsischer Lehre sind die Betonung der individuellen Arzt-Patienten-Beziehung, die er weit über Bücherwissen stellte, und die Einbeziehung geistig-seelischer Aspekte in den Gesundungsprozess. Dieser »ganzheitliche« Ansatz ist ein Grund dafür, dass sich noch heute zahlreiche Außenseitertherapien auf Paracelsus beziehen.

Das Vorgehen, chemische Verfahren zu medizinischen Zwecken einzusetzen, fand, vor allem nachdem die Schriften des Paracelsus in der Gelehrtensprache Latein herausgegeben worden waren, seit dem Ausgang des 16. Jahrhunderts zunehmend Anhänger. Die Epoche der »Chemiatrie« oder »Iatrochemie« (von Chemie und griech. iater – Arzt) bezeichnet das Vordringen paracelsischer Anschauungen und Pharmaka etwa zwischen 1600 und 1670. Ein erster Höhepunkt war 1609 erreicht, als Landgraf Moritz von Hessen-Kassel an der Marburger Universität Johannes Hartmann (1568 – 1631) zum »Professor Chymiatriae« ernannte. Gleichsam als Hilfswissenschaft der Medizin war die Alchemie hochschulfähig geworden. Erhalten gebliebene Arzneitaxen verraten, dass bereits Ende des 16. Jahrhunderts chemiatrische Arzneimittel apothekenüblich waren. Im Laufe des 17. Jahrhunderts eroberten sie sich auch ihren Platz in den amtlichen Arzneibüchern. Während sich im Arzneibuch Kölns von 1628 erst Ansätze finden, führt die 1640 in Augsburg erschienene Pharmakopöe bereits eine Fülle von Chemiatrika auf. In einem Kommentar beschäftigte sich der Arzt-Apotheker Johannes Zwelfer (1616 – 1668) ausführlich mit den dort aufgeführten chemiatrischen Arzneien. Weite Verbreitung erfuhren auch die seit 1654 vielfach aufgelegte »Pharmacopoea medico-chymica« des Frankfurter Stadtarztes Johann Schröder (1600 – 1664) und die »Pharmacopoeia spagyrica« Johann Rudolph Glaubers (1654), der teilweise seinen Lebensunterhalt mit Herstellung und Verkauf dieser »modernen« Arzneimittel bestritt.

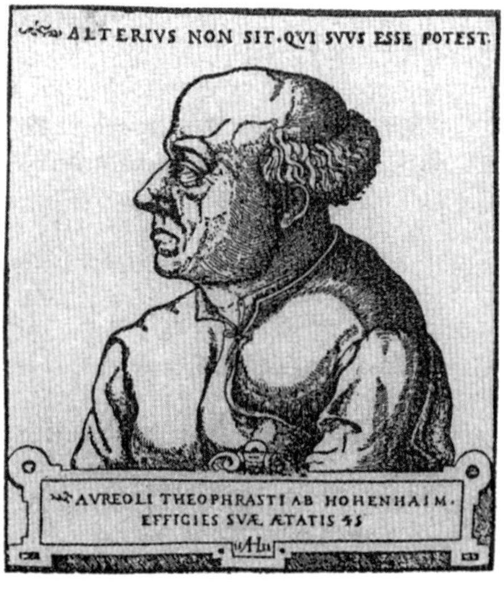

Abb. 12: Paracelsus nach einem Stich von Augustin Hirschvogel (1538)

Hauptvertreter der Chemiatrie

Einige Werke des frühen 17. Jahrhunderts beeinflussten die Entwicklung der Chemiatrie nachhaltig. Dies gilt vor allem für die unter dem (wahrscheinlich fiktiven) Autorennamen Basilius Valentinus 1604 erschienene Schrift »Triumphwagen Antimonii«. Herausgeber und vermutlich Autor war der Ratskämmerer des Ortes Frankenhausen in Thüringen, Johann Thölde (vor 1565 – 1624), der zeitweise als Berater Johannes Hartmanns in Marburg fungiert hatte. Thölde beschreibt eine Reihe chemischer Prozesse erstmals, beispielsweise die Darstellung des Ethylchlorids oder metallischen Antimons. Pharmaziehistorisch wichtig sind die Verfahren zur Herstellung antimonhaltiger Arzneimittel.

Geradezu als Lehrbuch der Chemiatrie gilt das 1609 erschienene Werk »Basilica chymica« des Oswald Croll (um 1560 – vor 1609). Der Verfasser gibt – nach einer auf Paracelsus aufbauenden theoretischen Einleitung – hier aufgrund eigener Laborversuche klare Vorschriften zur Arzneibereitung, -anwendung und Dosierung.

Als »wichtigster Paracelsist der Generation nach Paracelsus« wurde Johann Baptista van Helmont (1579 – 1644) bezeichnet, auf den unter anderem der Begriff »Gas«, abgeleitet vom paracelsischen »Chaos« zurückgeht. Weitere Protagonisten chemiatrischen Gedankengutes waren Matthias Tilingius (1634 – 1685), Franciscus de le Boë Sylvius (1614 – 1672) und Thomas Willis (1621 – 1675).

SPAGYRISCHE THERAPIE HEUTE

Die Geschichte der Alchemie ist nicht darauf beschränkt, historischer Vorläufer der Chemie gewesen zu sein. Vorwiegend in ihrer medizinischen Ausprägung haben alchemische Theorie und Praxis bis heute überlebt. Im 19. Jahrhundert waren es der italienische Graf Cesare Mattei (1809 – 1896) und der deutsche Carl-Friedrich Zimpel (1801 – 1879), die spagyrische Heilmittel wieder weithin publik machten. Vor allem in esoterischen Kreisen ist der Glaube an die Heilkraft alchemisch zubereiteter Arzneimittel noch immer verbreitet; die metallische Transmutation wird allerdings nur noch von Wenigen für möglich gehalten. Spagyrische Vorschriften, die von pflanzlichen Drogen ausgehen und meist einen Gärungs- oder Destillationsschritt beinhalten, finden sich im Homöopathischen Arzneibuch. Hierauf aufbauende Fertigarzneimittel sind in vielen Apotheken vorrätig.

Der Beginn der Systematisierung

Die Zeit bis zu Beginn des 17. Jahrhunderts hatte bereits eine ganze Reihe chemischer Kenntnisse und Verfahren hervorgebracht; auch hatten transmutationsgläubige Alchemisten mehr oder weniger zufällig zahlreiche Einzelergebnisse gewonnen, die – von ihrem metaphysischen Ballast befreit – für die sich langsam entwickelnde chemische Wissenschaft Bedeutung hatten. Systematische Beobachtung und zusammenfassende Bewertung fehlten dagegen noch völlig. Im 17. Jahrhundert liegt indes auch der Kristallisationspunkt erster zur Systematisierung beitragender chemischer Theorien. In seinem 1597 erschienenen, (noch) »Alchemia« betitelten, Werk fasste Andreas Libavius (nach 1555 – 1616) den chemischen Wissensstoff seiner Zeit erstmals methodisch zusammen. In diesem Werk, das als Beginn chemischer Lehrbuchtradition anzusehen ist, wurde die bislang in der Alchemieliteratur übliche Verschlüsselung und Geheimhaltung aufgegeben, wodurch die beschriebenen Verfahren für den Leser transparent und nachvollziehbar wurden. Libavius übernahm von Paracelsus die Prinzipienlehre, lehnte jedoch dessen naturphilosophisch-magischen Ansatz weitgehend ab.

Auf dem Grat zwischen der hergebrachten, metaphysisch geprägten Naturphilosophie und einem neuen, naturwissenschaftlich-rationalen Weltbild bewegte sich der Engländer Robert Boyle (1627 – 1691). Er verwarf in seiner Veröffentlichung »The sceptical chymist« (1661) sowohl die aristotelischen vier Elemente als auch die Tria Principia des Paracelsus. Stattdessen postulierte er einfache Körper als Bausteine aller anderen, komplexeren Materie, womit er unserem Elementbegriff schon relativ nahe kam. Allerdings glaubte er gerade aufgrund dieser Erkenntnisse an die Möglichkeit von Transmutationen. In praktischer Hinsicht leistete er zahlreiche Beiträge zur analytischen Chemie, historisch herausragend sind seine gasanalytischen Arbeiten, die unter anderem 1662 zu der Erkenntnis führten, dass das Produkt aus Druck und Volumen eines Gases konstant ist. Zur gleichen Gesetzmäßigkeit fand – unabhängig von Boyle – 17 Jahre später der französische Physiker Edme Mariotte (1620 – 1684).

Das Phlogiston

In der frühen analytischen Chemie standen Verbrennungsvorgänge und Gase im Mittelpunkt der Untersuchungen. Eine umfassende Theorie des Verbrennungsvorganges und der Entstehung von Oxiden (»Verkalkung«) gelang dem in Halle wirkenden

Medizinprofessor Georg Ernst Stahl (1660 – 1734). Er entwickelte aufgrund intensiver Beobachtung des chemischen Gewerbes, insbesondere des Hüttenwesens, die Vorstellung, Stoffe verlören beim Verbrennen eine Substanz, die er »Phlogiston« (das Brennbare) nannte. Kohle, die nahezu vollständig verbrennt, war für ihn fast reines Phlogiston. Die – wie wir heute sagen – Oxidations- und Reduktionsvorgänge wurden damit erstmals in sinnvollen Zusammenhang gebracht und folgendermaßen erklärt: Durch Erhitzen treibt man dem Metall Phlogiston aus, es entsteht »Metallkalk« (Metalloxid). Gemeinsames Erhitzen mit Kohle führt – durch Aufnahme von Phlogiston aus der Kohle – zum Metall zurück. Diese Theorie war zwar, wie man später feststellen konnte, das genaue Gegenteil der Wahrheit, doch gestattete die Phlogistonlehre erstmals die zusammenfassende Erklärung einer großen Zahl beobachtbarer chemischer Reaktionen. Sie blieb – 1697 aufgestellt – fast bis zum Ende des 18. Jahrhunderts gültig, unter anderem, weil man erst lernen musste, chemische Reaktionen auch quantitativ zu betrachten. Durch systematisches Messen und Wägen gelangte man im Laufe des 18. Jahrhunderts zu Erkenntnissen, die immer kompliziertere Zusatzhypothesen erforderten, um die Stahl'sche Theorie aufrecht erhalten zu können. Die – allerdings schon länger bekannte – Tatsache, dass Metalle bei der Verbrennung (Oxidation) an Gewicht zunehmen, bereitete den Phlogistikern zunehmend Kopfzerbrechen; schließlich hätten sie durch die Abgabe von Phlogiston leichter werden müssen. Diesen Widerspruch versuchte man unter anderem durch das Postulat eines »negativen Gewichtes« für das Phlogiston zu lösen.

Die Überwindung der Stahl'schen Lehre wurde katalysiert durch die Forschungsergebnisse der »pneumatischen Chemie«, das heißt vor allem der Entdeckung der Gase Kohlenwasserstoff, Wasserstoff und Sauerstoff. Den ersten Meilenstein markiert die Entdeckung des damals »fixe Luft« genannten Kohlendioxids durch den englischen Arzt und Chemieprofessor Joseph Black (1728 – 1799). Ein anderer Brite, Henry Cavendish (1731 – 1810) erkannte 1766 als »zweite, von der atmosphärischen Luft grundverschiedene Gasart« den Wasserstoff. Der eigentliche Durchbruch – auch hinsichtlich der Erklärung von Verbrennungsvorgängen – gelang unabhängig voneinander dem englischen Geistlichen und Naturforscher Joseph Priestley (1744 – 1803) und dem in Stralsund geborenen Apotheker Carl Wilhelm Scheele (1742 – 1786). Sie gelten als die Entdecker des Sauerstoffs. Scheele, der als 15-Jähriger eine Apothekerlehre im schwedischen Gothenburg begonnen hatte und fortan in Schweden zu Hause war, brachte chemischen Experimenten zeitlebens größtes Interesse entgegen. Er stellte bei Laborarbeiten in einer Apotheke in Uppsala beispielsweise fest, dass beim Erhitzen von Braunstein mit konzentrierter Schwefelsäure Gas (»Vitriolluft«) entsteht, das atmungs- und verbrennungsfördernde Wirkung besitzt. Dieses und ähnliche Experimente führten zur Entdeckung des Sauerstoffs, die zwischen Juni 1771 und Oktober 1772 stattgefunden haben soll.

Scheeles eigenes Zögern sowie unglückliche Umstände führten dazu, dass diese bahnbrechende Entdeckung erst 1777 in der Schrift »Chemische Abhandlungen von der Luft und dem Feuer« publiziert wurde. Bereits 1774 hatte indes Priestley von Beobachtungen berichtet, die zum gleichen Ergebnis geführt hatten. Ganz im Sinne der althergebrachten Theorie sprach er von »dephlogisierter Luft« wie auch die anderen Pioniere der pneumatischen Chemie nicht imstande waren, sich geistig von der Phlogistonlehre zu lösen. Diesen Schritt vollzog erst der französische Gelehrte Antoine Laurent Lavoisier (1743 – 1794), der dadurch zum Begründer der modernen Chemie werden sollte. Die Wachablösung der Theorien fiel zeitlich etwa mit der Französischen Revolution zusammen, weshalb man auch von »chemischer Revolution« spricht.

Lavoisier und die neue Chemie

Das besondere Interesse des promovierten Juristen Lavoisier galt seit Studienzeiten den aufkeimenden Naturwissenschaften. Finanzielle Unabhängigkeit und ein hoher gesellschaftlicher Status erleichterten dem passionierten Autodidakten einen raschen Aufstieg in die Wissenschaftselite seines Landes, unter anderem die Mitgliedschaft in der Akademie der Wissenschaften zu Paris im Alter von nur 25 Jahren. Er studierte die Arbeiten führender Autoren, beachtete besonders die Widersprüche und ungelösten Probleme und fand auf diese Weise zu einer zusammenfassenden Sicht. Beschriebene Experimente wiederholte er oft mit besseren technischen Mitteln, wobei er sein besonderes Augenmerk auf die Erhellung quantitativer Beziehungen richtete. Im Jahre 1789 legte er das neue Paradigma, die Sauerstofftheorie der Verbrennung, in seinem Hauptwerk »Traité élémentaire de Chimie« nieder. Neben der Tatsache, dass bei der »Verkalkung« der Metalle kein Phlogiston entweicht, sondern Sauerstoff aufgenommen wird, erkannte er, dass (unter Einbezug der gasförmigen Reaktionsprodukte) das Gesamtgewicht der bei einer chemischen Reaktion entstehenden Produkte demjenigen der Ausgangssubstanzen entspricht (Gesetz der Konstanz der Masse). Lavoisiers Bedeutung lag dabei weniger in unabhängigen Entdeckungen, sondern in der Zusammenführung vorhandener Einzelbeobachtungen zu einem übergreifenden – diesmal aber sachlich richtigen – theoretischen Konzept. Ein solches System benötigte auch eine neue, systematischere Nomenklatur, die Lavoisier zusammen mit anderen Chemikern wie Claude Louis Berthollet (1748 – 1822) und Antoine François Fourcroy (1755 – 1809) konzipierte (»Méthode de nomenclature chimique«, Paris 1787). In der Folge entwickelten Pierre Auguste Adet (1763 – 1834) und Jean Henri Hassenfratz (1755 – 1827) das System, Elemente mit Buchstaben zu bezeichnen und

Verbindungen mit den Zeichen der in ihnen enthaltenen Elemente zu symbolisieren. Damit einher ging die im »Traité« niedergelegte Definition eines chemischen Elements als nicht weiter zerlegbarer Baustein einer chemischen Verbindung.

All seine Verdienste um die Wissenschaft konnten jedoch nicht verhindern, dass Lavoisier als führende Persönlichkeit des vorrevolutionären Frankreich im Jahre 1794 hingerichtet wurde.

DER BEGRIFF »PARADIGMENWECHSEL«

Der Übergang von der Phlogistonlehre zur Sauerstofftheorie der Verbrennung ist das herausragende Beispiel für einen wissenschaftlichen »Paradigmenwechsel«. Der Begriff wurde 1962 vom Wissenschaftshistoriker Thomas S. Kuhn (1922 – 1996) geprägt und in seinem Werk »The Structure of Scientific Revolutions« definiert. Nach Kuhn verläuft Wissenschaftsgeschichte nicht durch steten Wissenszuwachs oder kontinuierliche Dialektik, sondern in Quantensprüngen, sogenannten »wissenschaftlichen Revolutionen«. Sie sind dadurch gekennzeichnet, dass – trotz offensichtlichen Erklärungsnotstandes für bekannte Phänomene (wissenschaftliche Krise) – erstaunlich lange an einem »Paradigma« festgehalten wird, bevor es zum plötzlichen Umschwenken der maßgeblichen Wissenschaftler zu einer neuen Theorie kommt, die einen Ausweg aus der Krise bietet. Ein bisher geltendes Erklärungsmodell wird verworfen und (mehr oder weniger) »schlagartig« durch ein anderes ersetzt. Herausragende Beispiele für wissenschaftliche Paradigmenwechsel sind auch das Aufkommen der Relativitätstheorie und die Entdeckung der Röntgenstrahlen.

Die Rezeption des »antiphlogistischen Systems« in der Pharmazie

Auch nach Veröffentlichung der revolutionären Erkenntnisse Lavoisiers vermochten noch nicht alle pharmazeutischen Gelehrten jener Zeit, sich der neuen Lehre vorbehaltlos anzuschließen, und die Geister schieden sich in »Phlogistiker« und »Antiphlogistiker«. Entsprechend vertraten die um 1800 erschienenen pharmazeutischen Lehr- und Handbücher teils das alte, teils das lavoisiersche System. Besonders früh rezipierte Sigismund Friedrich Hermbstaedt (1760 – 1833) die neue Lehre, er bekannte sich bereits 1789 zu Lavoisier und legte 1792 eine deutsche Ausgabe des »Traité élémentaire de Chimie« vor. Noch 1815 vertrat indes Johann Friedrich Westrumb (1751 – 1819) in der vierten Auflage seines »Handbuches der Apothekerkunst« das phlogistische System. Andere Autoren wie Johann Christian Wiegleb (1732 – 1800), Friedrich Albert Carl Gren (1760 – 1798) und Karl Gottfried Hagen (1749 – 1829) suchten Kompromisse oder passten ihre chemisch-pharmazeutischen Lehrbücher bei Neuauflagen der »neuen« Chemie an.

Lavoisier selbst erwähnte die Pharmazie in seinen Werken kaum, was man als Zeichen für die um 1800 zunehmende Trennung von Chemie und Pharmazie als Wissenschaft gedeutet hat.

Unabhängig davon machten wissenschaftlich-chemisch arbeitende Apotheker – ob Anhänger Stahls oder Antiphlogistiker – in der zweiten Hälfte des 18. und in der ersten Hälfte des 19. Jahrhunderts bahnbrechende Entdeckungen auch ohne direkte pharmazeutische Nutzanwendung. Vielfach vorhandene und vergleichsweise gut ausgestattete Apothekenlaboratorien versetzten sie dazu in die Lage. Zwischen 1750 und 1845 wurden von sieben Apothekern insgesamt 19 chemische Elemente entdeckt.

Anorganische und Organische Chemie

Dem Einfluss von Bergbau und Hüttenwesen auf die frühe Chemie ist es zuzuschreiben, dass nach heutiger Terminologie anorganische Stoffe, insbesondere Metalle und deren Salze, vorherrschender Gegenstand der jungen Wissenschaft und der chemiatrischen Arzneitherapie waren. Daneben kamen organische Verbindungen vor, von denen man annahm, sie könnten nur durch die Einwirkung einer wie auch immer gearteten »Lebenskraft« entstehen, seien also nicht im Labor erzeugbar. Diese Annahme widerlegte der Göttinger Chemieprofessor Friedrich Wöhler (1800 – 1882), indem er im Jahre 1828 (bislang nur aus der belebten Natur bekannten) Harnstoff aus Cyansäure und Ammoniak, also Substanzen aus der »unbelebten Natur«, darstellte. Diese Entdeckung gilt als die Geburtsstunde der wissenschaftlichen organischen Chemie, die ab der zweiten Hälfte des 19. Jahrhunderts unter anderem zur Synthese organisch-synthetischer Arzneistoffe führen sollte. Die erste organische Totalsynthese, die Darstellung von Essigsäure aus den Elementen, gelang dem Wöhler-Schüler Hermann Kolbe (1818 – 1884) im Jahre 1845. Neben Wöhler gilt Justus Liebig (1803 – 1873) als Begründer der organischen Chemie. Dem vielseitigen ehemaligen Apothekerlehrling gelangen entscheidende Verbesserungen der Elementaranalyse, die die genaue Bestimmung von Kohlenstoff und Wasserstoff in organischen Verbindungen Routine werden ließen. Erst dadurch wurde es möglich, organische Verbindungen und ihre Reaktionsprodukte in großer Zahl zu analysieren, eine wichtige Voraussetzung für die Erhellung organisch-chemischer Gesetzmäßigkeiten.

JUSTUS LIEBIG (1803 – 1873)

Der in Darmstadt geborene Justus Liebig studierte ab 1820 nach abgebrochener Apothekerlehre in Bonn, später unter anderem bei Gay-Lussac in Paris, Chemie. Bereits 1823 wurde er promoviert, ein Jahr später in Gießen zum Professor ernannt. Seine Leistungen schließen herausragende wissenschaftliche, didaktische, publizistische und praktische Aspekte ein. In wissenschaftlicher Hinsicht sind die Verbesserung elementaranalytischer Verfahren, die Radikaltheorie, die Klärung des Isomeriephänomens und die Beschreibung mehrwertiger Atome zu nennen. Durch die Einrichtung eines Labors für Experimentalunterricht revolutionierte er die chemische Ausbildung. Seine ab 1832 zunächst unter dem Titel »Annalen der Pharmacie« erschienene Zeitschrift war das angesehenste Organ des Faches. Nach seinem Tod lebte das Periodikum unter dem Titel »Liebigs Annalen der Chemie« fort. In praktischer Hinsicht revolutionierte er die Landwirtschaft durch seine Forschungen zum Mineralstoffwechsel der Pflanzen (»Agrikulturchemie«), die zur Entwicklung leistungsfähiger Düngemittel führten. Weitreichende Berühmtheit erreichte er durch sein Verfahren, die bei der Häutegewinnung in Südamerika anfallenden riesigen Fleischmengen als »Liebigs Fleischextrakt« sinnvoll zu verwerten. Auch eine moderne Säuglingsernährung und die Erfindung des Backpulvers gehen auf Liebig zurück.

Analytische Chemie und Pharmazeutische Analytik

Verbesserte analytische Techniken erwiesen sich als Triebkraft der noch jungen Naturwissenschaft Chemie. So konnten die wegweisenden gaschemischen Erkenntnisse nur aufgrund hinreichend genauer Messverfahren und elementaranalytischer Techniken gewonnen werden. Für den Ausbau der Atomtheorie und des Periodensystems der Elemente waren genaue Atomgewichtsbestimmungen unerlässlich. Natürlich konnten auch neu entdeckte Elemente nur mittels relativ ausgefeilter analytischer Techniken charakterisiert werden. Hierzu gehörten beispielsweise Elektrolyse und Spektralanalytik, die zur Entdeckung von Natrium und Kalium bzw. der Edelgase führten.

Vielfach waren Apotheker an analytisch-wissenschaftlichen Fortschritten beteiligt, für sie aber ergab sich in beruflicher Hinsicht indes noch ein anderer, eher praktischer Aspekt: die Identitäts- und Qualitätsbeurteilung der zur Arzneimittelherstellung verwendeten Rohstoffe.

Jahrhundertelang war man zu diesem Zweck auf Sinnesprüfungen angewiesen; seit dem Ende des 18. Jahrhunderts gab es präzisere analytische Verfahren, die um diese Zeit in Lehr- und Handbüchern beschrieben wurden. Als »erfolgreichstes Buch in der

Geschichte der analytischen Chemie« gilt dabei das 1841 erstmals erschienene Werk des Apothekers und Liebig-Assistenten Carl Remigius Fresenius (1818 – 1897) »Anleitung zur qualitativen chemischen Analyse«. Parallel dazu gaben die Arzneibücher des 19. Jahrhunderts mehr und mehr Normen für die Arzneimittelprüfung vor, wobei zunächst die qualitative Analyse im Vordergrund stand. Quantitative Verfahren hatten anfangs geringe Bedeutung, sieht man beispielsweise von der Standardisierung von Essig ab, dessen Säuregehalt seit 1729 durch Zugabe definierter Mengen Pottasche – quasi titrimetrisch – näherungsweise bestimmt wurde. Im 19. Jahrhundert schließlich wurden – zunächst in Frankreich – zahlreiche maßanalytische Verfahren entwickelt. Begriffe der analytischen Chemie wie »Bürette« oder »Pipette« zeugen von dieser Entwicklung. Bis heute bekannt sind die Jodometrie nach Jaques Julien Houton de Billardière (1826) oder die Permanganometrie nach Frédéric Margueritte (1846). Im Jahre 1855 fasste der Apotheker Carl Friedrich Mohr (1806 – 1879) die bestehenden Erkenntnisse und praktischen Methoden in seinem vielfach aufgelegten »Lehrbuch der chemisch-analytischen Titriermethode« zusammen, in dem die »Quetschhahnbürette« als maßgebliche technische Neuerung erstmals beschrieben ist.

Besondere historische Bedeutung hat das von James Marsh (1794 – 1846) 1836 entwickelte, hoch empfindliche Nachweisverfahren für Arsen. Es ist auch auf Leichenteile anwendbar und hat daher große forensische Bedeutung, da mittels »Marshscher Probe« Arsenvergiftungen erstmals zweifelsfrei nachweisbar wurden.

Arzneistoffe der organischen Chemie

Die Bedeutung von Organika als Arzneistoffe wuchs im Laufe des 19. Jahrhunderts rapide. Diese Entwicklung wurde maßgeblich bestimmt durch den zunehmenden therapeutischen Einsatz von Pflanzeninhaltsstoffen wie Alkaloiden, die man im Wesentlichen aus natürlichen Materialien gewann. Breiten Einsatz fanden organische Arzneistoffe ab Mitte des 19. Jahrhunderts auch als Inhalationsnarkotika. Nachdem die seit 1799 bekannte betäubende Wirkung von Lachgas seit 1844 zur Schmerzlinderung bei Zahnextraktionen eingesetzt worden war, verwandte der amerikanische Zahnarzt Horace Wells (1815 – 1848) zwei Jahre später erstmals Ether zu diesem Zweck. Die Substanz wurde jedoch bereits ab 1847 vom leichter zu handhabenden Chloroform abgelöst, das 1830/31 sowohl von Justus von Liebig (1803 – 1873) als auch von Eugène Soubeiran (1797 – 1858) aus Chlorkalk und Ethanol bzw. Aceton synthetisch erhalten worden war.

Ansonsten interessierten Syntheseprodukte in der Arzneimitteltherapie des 19. Jahrhunderts zunächst nur am Rande, und die Erforschung etwa der Konstitution organischer Arzneistoffe war mehr von akademischem als von praktischem Belang. Erst im weiteren Verlauf des 19. Jahrhunderts rückten totalsynthetische Produkte stärker in den Mittelpunkt pharmakotherapeutischen Interesses. 1859 synthetisierte Hermann Kolbe (1818 – 1884) die Salicylsäure aus Natriumphenolat und Kohlendioxid. Später konzentrierte man sich zunehmend auf die synthetische Herstellung bekannter Naturprodukte, die Albert Ladenburg (1842 – 1911) 1886 mit der Synthese des Alkaloids Coniin erstmals durchführte. Des Weiteren versuchte man, natürliche Wirkstoffe partialsynthetisch abzuwandeln, bevor man auf chemischem Wege zu strukturell eigenständigen Arzneistoffen gelangte.

Bemühungen, einen Ersatz für das teure, nur auf dem Importweg zugängliche Chinin zu erhalten, führten zur Synthese der Pyrazolone, die sich in gewissem Grade bis heute einen Platz in unserem Arzneischatz bewahrt haben. Im Jahre 1883 synthetisierte Ludwig Knorr (1859 – 1921) das 1-Phenyl-3-methyl-pyrazolin-5-on (Phenazon) als Arzneistoff. Es wurde unter dem Handelsnamen Antipyrin® das erste in Großfabrikation hergestellte, rein synthetische Arzneimittel der deutschen pharmazeutischen Industrie. Im letzten Jahr des 19. Jahrhunderts kam schließlich ein Pharmakon auf den Markt, das heute eine beispiellose, über 100-jährige Geschichte aufzuweisen hat: Acetylsalicylsäure als Wirkstoff des Fertigarzneimittels Aspirin®.

Biologicals

Viele moderne Wirkstoffe sind monoklonale Antikörper, die es ermöglichen, körpereigene Strukturen einzeln und präzise therapeutisch zu adressieren. Als sogenannte »Biologicals« liegen sie auf der Grenze zwischen Naturstoffen und synthetischen Pharmaka. Dadurch ist es beispielsweise möglich, Entzündungsmediatoren gezielt zu adressieren und auszuschalten. Die Herstellung monoklonaler Antikörper gelang zuerst Georges Köhler (1946 – 1995), César Milstein (1927 – 2002) und Niels Kaj Jerne (1911 – 1994). Sie erhielten 1984 den Medizin-Nobelpreis. 1986 erlangte ein erstes Präparat gegen Transplantatabstoßung Marktreife (Orthoclone OKT3®). 1998 kam mit Rituximab ein erster Antikörper zur Krebstherapie auf den Markt (MabThera®). Zum Blockbuster avancierte ab 2002 der gegen TNF-Alpha gerichtete, vollhumane Antikörper Adalimumab (Humira®) zur Therapie von Rheumatoider Arthritis und Psoriasis.

DIE CONTERGAN-KATASTROPHE

Ende der 1950er- und Anfang der 1960er-Jahre kamen ungewöhnlich viele Kinder mit Missbildungen zur Welt, besonders typisch waren verkürzte Extremitäten, aber auch Schäden der Ohren und innerer Organe. Insgesamt dürften etwa 12.000 Kinder in unterschiedlichem Ausmaß betroffen gewesen sein. Im Zuge umfangreicher Untersuchungen zu möglichen Ursachen stieß der Hamburger Kinderarzt Widukind Lenz (1919–1995) auf die Tatsache, dass alle betroffenen Frauen das damals neue Schlafmittel Contergan® mit dem Wirkstoff Thalidomid eingenommen hatten und hatte damit die Ursache gefunden. Das Präparat war 1957 in Deutschland auf den Markt gekommen und galt als besonders harmlos, da damit, anders als mit den bis dahin üblichen Barbituraten, keine tödliche Überdosierung möglich war. Lenz machte seine Theorie im November 1961 erstmals öffentlich, was den Hersteller nach anfänglichen Widerständen dazu zwang, das Präparat aus dem Verkehr zu ziehen. Schadensersatzprozesse gegen den Hersteller endeten 1970 mit einem Vergleich hinsichtlich Entschädigungszahlungen des pharmazeutischen Unternehmens an die Opfer. Die Contergan-Katastrophe legte die Schwächen der damaligen Arzneimittelüberwachung offen und gab Anstoß für eine verbessertes Arzneimittelgesetz, das aber letztlich erst ab 1976 den Nachweis von Wirksamkeit, Qualität und Unbedenklichkeit vor der Zulassung neuer Arzneistoffe forderte. Der Wirkstoff Thalidomid wird für bestimmte Indikationen (z. B. Lepra, Multiples Myelom) noch heute eingesetzt, allerdings unter strengsten Sicherheitsvorkehrungen für weibliche Patienten.

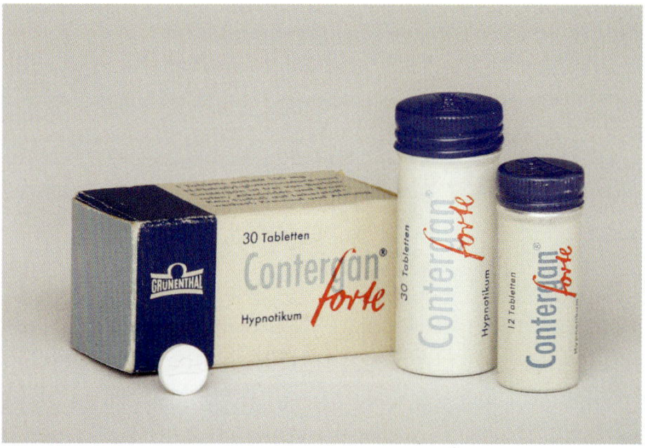

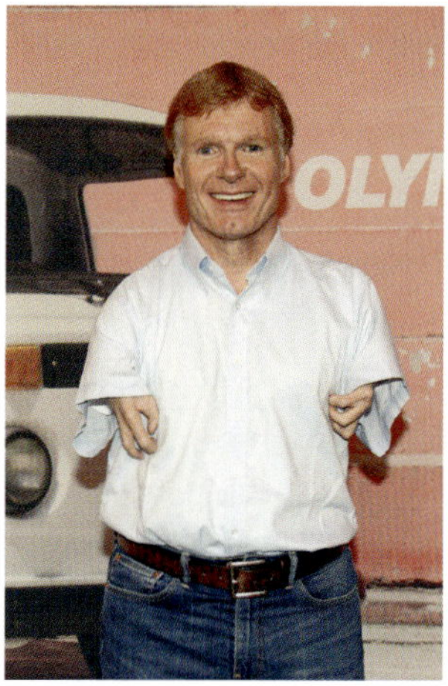

Abb. 13 und 14: Ein Schlafmittel und seine Folgen.

Tab. 4: Einige synthetische Arzneistoffe von historischer Bedeutung

Jahr (Synthese oder Markteinführung)	Substanz	Handelsname (Bsp.)	Wirkstoffklasse
1831/32	Chloroform		Narkotikum
1832	Chloralhydrat		Hypnotikum
1853 (1897)	Acetylsalicylsäure	Aspirin	Analgetikum
1871	Phenolphthalein		Laxans
1874	Diacetylmorphin	Heroin	Antitussivum
1878	Paracetamol		Analgetikum
1883	Phenazon	Antipyrin	Analgetikum/Antipyretikum
1885/86	Diethylsulfondimethylmethan	Sulfonal	Hypnotikum
1887	Acetanilid	Antifebrin	Analgetikum/Antipyretikum
1890	p-Aminobenzoesäure-ethylester	Anaesthesin	Lokalanästhetikum
1893	Dimethylaminoantipyrin	Pyramidon	Analgetikum
1903	Diethylbarbitursäure	Veronal	Schlafmittel
1908	Theophyllin-Ethylendiamin	Euphyllin	Antiasthmatikum
1910	Dioxydiamidoarsenobenzol	Salvarsan	Chemotherapeutikum
1916	Suramin	Germanin	Chemotherapeutikum
1919	Ethacridinlactat	Rivanol	Desifiziens
1920	Metamizol	Novalgin	Analgetikum
1932	Sulfamidochrysoidin	Prontosil	Chemotherapeutikum
1945	Methadon	Polamidon	Analgetikum
1953	Chlorambucil	Leukeran	Zytostatikum

Fortsetzung der Tabelle auf der nächsten Seite

Jahr (Synthese oder Markteinführung)	Substanz	Handelsname (Bsp.)	Wirkstoffklasse
1956	Cyclophosphamid	Endoxan	Zytostatikum
1956	Bisacodyl	Dulcolax	Laxans
1959	Diazepam	Valium	Tranquillizer
1960	Chlordiazepoxid	Librium	Tranquillizer
1963	Verapamil	Isoptin	Calciumantagonist
1964	Propranolol	Dociton	Betablocker
1967	Clotrimazol	Canesten	Antimykotikum
1969	Nifedipin	Adalat	Calciumantagonist
1974	Cimetidin	Tagamet	Antazidum
1977	Captopril	Lopirin	ACE-Hemmer
1979	Cisplatin	Platinex	Zytostatikum
1984	Azidothymidin	Retrovir	Virustatikum (HIV)
1984	Ondansetron	Zofran	Antiemetikum
1984	Losartan	Lorzaar	AT1-Rezeptorantagonist
1988	Sumatriptan	Imigran	Migränemittel
1989	Omeprazol	Antra	Antazidum
1995	Saquinavir	Invirase	Virustatikum (HIV)
1996	Nevirapin	Viramune	Virustatikum (HIV)
2001	Imatinib	Glivec	Tyrosinkinaseinhibitor
2007	Sofosbuvir	Sovaldi	Virustatika (Hepatitis C)

Arzneiformen und Pharmazeutische Technologie

Die im historischen Kontext wichtigste und den Apothekerberuf gleichsam definierende Leistung ist die Herstellung von Arzneimitteln. Dazu wurden und werden verschiedene Techniken angewandt, deren Ziel es ist, Agenzien so aufzubereiten, dass sie am Menschen angewandt werden können. Einer unverarbeiteten Verabreichung steht meist eine ungeeignete oder ungenießbare Form entgegen. Heute spricht man davon, dass aus einem Arzneistoff erst durch Verarbeitung mit Hilfsstoffen ein Arzneimittel entsteht. Wie schriftliche Zeugnisse aus frühen Hochkulturen zeigen, sind Überlegungen dieser Art angestellt worden, seit Heilkundige überhaupt daran gingen, Arzneien zuzubereiten. Die Schriften des römischen Arztes und Gelehrten Galen (ca. 130 – 200 n. Chr.) über Zusammensetzung und Zubereitung der Arzneien stellen in diesem Zusammenhang einen ersten Höhepunkt dar. Sie blieben jahrhundertelang richtungweisend. Auf Galens Lehren zur Verarbeitung von Arzneistoffen und zur Herstellung von einfachen (»Simplicia«) und vor allem zusammengesetzten (»Composita«) Arzneimitteln bis hin zu den dafür einzusetzenden Geräten wie Sieben und Mörsern bauten nachfolgende Schriftsteller weitgehend auf. Darauf gründet sich die umgangssprachliche Bezeichnung »Galenik«, wenngleich dieser Begriff pharmaziehistorisch eine erweiterte Bedeutung hat. Man spricht heute besser von Arzneiformenlehre oder Pharmazeutischer Technologie.

DER BEGRIFF »GALENIK«

Das auf humoralpathologischen Grundsätzen beruhende, pharmakologische Gedankengebäude Galens brachte es mit sich, »einfache« Arzneimittel (»Simplicia«) zu »Composita« zu kombinieren und sie entsprechend zu verarbeiten. Daraus entstanden für die mittelalterliche Pharmakotherapie typische, meist pflanzliche Vielstoffgemische. Derartige »Galenika«, deren historisch bedeutsamstes der Theriak ist, dominierten die medikamentöse Therapie mindestens bis zum Auftreten des Theophrast von Hohenheim, genannt Paracelsus (1493 – 1541). Sein Ansatz bestand darin, anstatt arzneilich verwendete Materialien zu mischen, ihr Wirkprinzip aufzufinden und zu isolieren. Dazu wandte er (al)chemische Manipulationen an. Seine »spagyrischen« Arzneimittel standen daher vom theoretischen Hintergrund wie auch von der Zubereitungsweise in starkem Gegensatz zu den herkömmlichen »galenischen«. Unter dem Einfluss paracelsischer Lehren wurden vermehrt chemische Stoffe in die Arzneibücher aufgenommen; die Galenika verloren ihre einstmals herausragende Bedeutung allmählich und die Zahl ihrer Bestandteile verringerte sich.

Lange vor der Zeitenwende hatten sich unterschiedliche Arzneiformen herausgebildet, die es ermöglichten, Arzneistoffe auf oder in den Körper einzubringen. Die aus praktischen Bedürfnissen erwachsenen pharmazeutisch-technologischen Grundformen blieben dabei im Laufe der Geschichte im Prinzip unverändert. Große Fortschritte wurden – vor allem seit etwa 200 Jahren – durch die Anwendung neuer Technologien und naturwissenschaftlicher Erkenntnisse erzielt. Pharmazeutisch-technologisches Handeln wurde und wird dabei stets von der Notwendigkeit bestimmt, als wirksam betrachtete Agenzien an den gewünschten Wirkort zu bringen. Für die äußerliche Applikation wird man etwa eine halbfeste, auf der Haut haftende Form anstreben, bei innerlicher Einnahme beispielsweise einen Trank zubereiten. Daneben stehen Fragen der Geschmacksverbesserung und Konservierung im Vordergrund. Zu diesen Zwecken werden Hilfsstoffe benötigt, die zunächst überwiegend dem Umfeld des familiären Haushaltes entstammten. Für äußerlich anzuwendende Darreichungsformen standen etwa Öle, Harze und Wachse zur Verfügung. Für Arzneimittel zur innerlichen Einnahme verwendete man unter anderem Mehl, Teig, Milch, Butter, Pflanzensäfte, tierische Fette und Wein. Herausragende Bedeutung erlangten Zucker und Honig. Seit der Spätantike war die konservierende Wirkung von Zucker bekannt, was diesem Hilfsstoff zu weiterer Verbreitung verhalf. Man hat die mittelalterliche Arzneiformung als »vollendete Zucker- und Honigpharmazie« bezeichnet, und tatsächlich gab es eine große Zahl zuckerhaltiger Darreichungsformen, die sich im Wesentlichen nur durch ihre Konsistenz unterschieden.

Alkohol als Konservierungsmittel kam erst unter arabischem Einfluss nach dem 13. Jahrhundert auf, als die Technik der Destillation in die europäische Arzneimittelherstellung Eingang fand. Alkoholhaltige Darreichungsformen wie Extrakte und Tinkturen unserer Definition haben daher eine jüngere Geschichte. Die Entwicklung von modernen Arzneiformen wie Tabletten, Kapseln und Ampullen im 19. Jahrhundert verhalf der pharmazeutischen Industrie zum Durchbruch.

Die Geschichte ausgewählter Arzneiformen

Salben

Die Anwendung von Salben in den frühen Hochkulturen und der römischen Medizin galt gleichermaßen kosmetischen wie arzneilichen und konservierenden Zwecken. Der römische Enzyklopädist Plinius notiert übertreibend, die Perser trieften vor Salbe und vertrieben durch Anwendung des künstlichen Wohlgeruchs den durch

Unsauberkeit hervorgerufenen Gestank. Auch die in Ägypten perfektionierte Kunst der Einbalsamierung von Leichnamen setzte Kenntnisse in der Herstellung halbfester Zubereitungen voraus.

Die verwendeten Salbengrundlagen änderten sich bis zum Ausgang des Mittelalters kaum; es fanden verschiedene Harze, Öle, Wachse und animalische Fette Verwendung. Schweinefett, Hühnerfett und Ziegentalg dominierten, doch auch andere Tiere wie Bär, Dachs, Murmeltier oder Hund lieferten die Trägersubstanz. Erst im 19. Jahrhundert erfuhren die Salbenrezepturen eine prinzipielle Wandlung. Neue Grundlagen wie Vaselin kamen auf und wissenschaftliche Erkenntnisse hatten beispielsweise zum gezielten Einsatz von Emulgatoren geführt. Reibschale (Mörser) und Pistill zur Homogenisierung streichfähiger Zubereitungen waren seit der Antike bekannt; eine andere Methode zur Verarbeitung kleiner Ansätze bestand im Verreiben mittels eines dünnen, messerartigen Spatels auf einer Glasplatte. Die in Apotheken weit verbreitete »Fantaschale« geht auf den Prager Pharmazeuten Max Fanta (1858 – 1925) zurück. Das 19. Jahrhundert brachte auch die Entwicklung von Geräten, die eine Produktion in größerem Maßstab erlaubten. Es handelte sich um Reib- und Mischmaschinen, die mit exzentrisch pendelnden Pistillen arbeiteten. Bestimmte Vorrichtungen beförderten das Mischgut vom Rande der Schale zur Mitte hin. Noch heute gebräuchlich ist der »Dreiwalzenstuhl«, eine Vorrichtung zur Homogenisierung halbfester Zubereitungen. Drei waagerecht nebeneinander liegende und in geringem Abstand zueinander montierte Zylinder bewegen sich gegenläufig mit unterschiedlicher Geschwindigkeit und sorgen für feinste Verreibung.

Pflaster

Zu den halbfesten Zubereitungen gehören auch die Pflaster (»Emplastra«), eine ehemals bedeutende, heute jedoch kaum mehr vorkommende Arzneiform, die nicht mit den heute üblichen (Heft)pflastern verwechselt werden darf. Dabei handelte es sich um in der Kälte starre, beim Erhitzen zähflüssige Massen, die man durch Schmelzen und Mischen hochviskoser Bestandteile, vor allem Harzen, erhielt. Sie wurden in Stangen oder Tafeln gegossen und am Stück, zum Beispiel in einer Spanschachtel, aufbewahrt. Bei Bedarf wurde mit einem erwärmten Spatel (»Pflasterstreicher«) eine kleine Menge abgelöst und beispielsweise auf Schafsleder oder Leinwand aufgebracht. Der bestrichene Verbandstoff wurde dann auf den zu behandelnden Körperteil gelegt. Die bekannteste Zubereitung dieser Art, das »Emplastrum diachylon« (»Bleipflaster«) war bis ins 20. Jahrhundert hinein apothekenüblich. Das Heftplaster in unserem Sinne wurde 1891 durch die Firma Beiersdorf erstmals hergestellt.

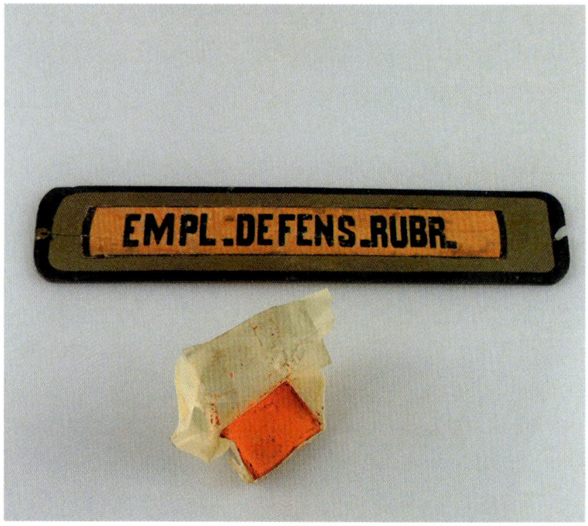

Abb. 15: Historisch gesehen ist ein Pflaster (»Emplastrum«) eine bei Raumtemperatur starre, erwärmt aber streichfähige Masse. Sie wurde beispielsweise auf Mull aufgetragen, um damit Wunden zu bedecken. Das abgebildete, durch den Gehalt an Bleioxid rot gefärbte Pflaster diente, wie der Name aussagt, überwiegend prophylaktischen Zwecken.

Alkoholhaltige Arzneiformen alchemischer Tradition

Unter Zuhilfenahme alkoholhaltiger Flüssigkeiten hergestellte Arzneiformen finden sich in der Pharmaziegeschichte als Extrakte, Essenzen, Elixiere und Tinkturen, wobei es durchaus terminologische Überschneidungen gibt. Ihre Herstellungsweise ist uneinheitlich und taugt kaum zu differenzierenden Definitionen. Die genannten Zubereitungen enthielten meist Alkohol und kamen in Europa unter arabischem Einfluss im späten Mittelalter auf. Sie wurzeln fest in alchemischer Tradition und wurden im Zeitalter der Chemiatrie (s. d.) im europäischen Arzneischatz heimisch. Die Bezeichnung »Elixier« ist vom arabischen Wort »Al-iksir« abgeleitet, das wiederum auf das griechische »Xerion« (Pulver) zurückgehen soll. In alchemischer Vorstellung bewirkt ein solches Pulver, auf verflüssigte Metalle gestreut, deren Umwandlung (Transmutation). Vor dem Hintergrund der Vorstellung, kranke Körper unterschieden sich von gesunden wie unedle Metalle von edlen, erlangte der Begriff mehr und mehr heilkundliche Bedeutung. Ein transmutierendes Agens sollte demnach nicht nur Metalle veredeln, sondern auch Kranke heilen können. Diese Ansicht vertrat zu Beginn des 16. Jahrhunderts vor allem Theophrast von Hohenheim, genannt Paracelsus (1493 – 1541), der damit zum Wegbereiter der Chemiatrie wurde.

Alchemische Färbeprozesse sind der etymologische Hintergrund des Begriffes »Tinktur« (von lat. tingere – färben, benetzen). Man glaubte, in der Farbänderung ein Zeichen für die Umwandlung von Materie erkennen zu können, und die Tinktur war – ähnlich dem (pulverförmigen) »Xerion« – ein (flüssiges) Hilfsmittel zur metallischen Transmutation. Paracelsus bezeichnete gefärbte, weingeistige Extrakte als Tinkturen. Er war davon überzeugt, die Farbe stelle das »Wesen der Arznei«, also das Wirkprinzip selbst dar. Tinkturen fanden ab Mitte des 17. Jahrhunderts Eingang in die Arzneibuchliteratur. Als Ausgangsstoffe für Tinkturen dienten verschiedene Materialien wie Metalle, Mineralien, Chemikalien sowie pflanzliche und tierische Drogen. Chemische Substanzen setzte man beispielsweise durch Schmelzen, Glühen, Destillieren oder Säurebehandlung zu oft farbigen Verbindungen oder Gemischen um, die dann mit alkoholhaltigen Lösungen zur Gewinnung (gefärbter) Tinkturen extrahiert wurden. Metalltinkturen wurden beispielsweise aus Antimon, Kupfer, Silber, Gold und Eisen sowie deren Salzen hergestellt. Sie waren bis ins 19. Jahrhundert in den Arzneibüchern vertreten.

Heute werden Tinkturen nur noch aus pflanzlichen (selten tierischen) Drogen unter Verwendung von Ethanol hergestellt. Ein wichtiges Beispiel aus der Apothekenpraxis ist die Baldriantinktur.

Oralia auf Zuckerbasis

Viele Zubereitungen der frühen Hochkulturen und des antiken Kulturraumes waren sogenannte »Leckmittel«, Elektuarien oder Latwergen. Das äußere Erscheinungsbild ähnelt demjenigen von Pflaumenmus. Diese Arzneiform war ursprünglich zur Behandlung von Lungenkrankheiten gedacht und wurde aus Drogen unter Zuhilfenahme von Honig hergestellt. Nach dem 3./4. Jahrhundert n. Chr. erweiterte sich der Indikationsbereich, später wurde der Honig in manchen Rezepturen durch eingedickte Zuckerlösungen ersetzt. Eine häufig verwendete Grundlage war das Tamarindenmus, eine Art Konfitüre aus Früchten eines Johannisbrotgewächses. Elektuarien waren die bevorzugte Arzneiform der frühen Rezept- und Arzneibuchliteratur. Auch der berühmte Theriak bediente sich meist der Arzneiform Latwerge.

Bisweilen wurde eine zuckerhaltige, beim Erwärmen dickflüssige Drogenmasse aus einer Kelle oder einem metallenen Trichter auf ein kaltes Blech getropft, worauf sie in Form kleiner Kegel oder »Zeltchen« erstarrte. Diese Arzneiformen bezeichnet man als »Trochisci«, sie dienten häufig weniger der oralen Einnahme als der portionsweisen Zwischenlagerung von Drogenzubereitungen. Ein bekanntes Beispiel sind die (angeblich) aus Vipernfleisch bestehenden »Trochisci viperarum« zur Weiterverarbeitung in Theriaklatwergen.

Ließ man eine flüssige, zuckerhaltige Drogenzubereitung in größeren Blöcken erstarren und schnitt sie nach dem Erkalten in längliche Quader, erhielt man sogenannte Morsellen. Diese auch »Bissen« oder »Häppchen« genannten mittelalterlichen Arzneiformen finden wir in der Rezeptliteratur seit dem 15. Jahrhundert. Sie wurden hauptsächlich zur Verdauungsförderung eingesetzt. Heute werden sie bisweilen noch als Leckerei in Apotheken abgegeben. Neben Morsellen einfacher äußerer Form entwickelten sich auch kunstvolle Arzneikonfekte. Bei ihrer Anwendung stand der geschmacksverbessernde Effekt von Hilfsstoffen auf Zuckerbasis im Vordergrund. Sie wurden in Modeln geformt und gaben bisweilen Anlass zu Kompetenzstreitigkeiten zwischen Apothekern und lokalen Zuckerbäckern. Als letztes Arzneikonfekt verschwand das überzuckerte, Zitwersamen enthaltende, Wurmmittel »Confectio Cinae« Ende des 19. Jahrhunderts aus dem offizinellen Arzneischatz.

Die Pharmaziegeschichte kennt zahlreiche mehr oder weniger viskose zuckerhaltige Arzneiformen, die man heute im Allgemeinen als Sirupe charakterisieren würde. Dafür gab es verschiedene Bezeichnungen, die sich einer präzisen retrospektiven Definition weitgehend entziehen, beispielsweise »Looch«, »Linctus« »Julep« oder »Roob«.

THERIAK

Theriak, auch »Königin der Arzneien« genannt, war eine meist als Latwerge hergestellte und aus zahlreichen Bestandteilen zusammengesetzte Universalarznei (»Panacee«). Sie war in verschiedenen Ausprägungen fast 2000 Jahre im Einsatz. Als ihr »Erfinder« gilt Mithridates VI. Eupator, König von Pontus (132 – 63 v. Chr.), der sich von einer systematischen Gewöhnung an Gifte Immunität versprach. Als universelles Antidot stellte er seinen Theriak zusammen, der nach ihm auch Mithridat(ic)um genannt wurde (vgl. S. 112). Die Rezeptur bestand aus 54 Komponenten. Andromachus, Leibarzt des Kaisers Nero, fügte weitere zehn Bestandteile hinzu; insbesondere italienisches Vipernfleisch, das in Form der »Trochisci viperarum« verarbeitet wurde und lange Zeit als wertbestimmend galt. Im Mittelalter war Theriak auch als Pestmittel begehrt, weite Verbreitung fand er vor allem im Gefolge der großen Epidemie von 1348. Die Herstellung erfolgte, um Verfälschungen zu vermeiden, meist öffentlich und unter amtlicher Kontrolle. Hauptproduktionsstätten im späten Mittelalter und in der frühen Neuzeit waren Venedig und Nürnberg. Mit dem Theriak verbinden sich Frühformen pharmazeutischer Qualitätskontrolle, des Markenschutzes und der Arzneimittelwerbung.

Pillen, Dragees

Dem Wunsch nach abgeteilten Einzeldosen zur oralen Einnahme kam man bereits in Frühzeit und Antike durch rundliche, aus knetbaren Massen gebildete Darreichungsformen nach, die seit dem römischen Gelehrten Plinius als Pillen (pilulae als Verkleinerungsform von lat. pila = Ball) bezeichnet werden. Das babylonisch-assyrische Wort »kupatinnu« bedeutet »etwas Zusammengerolltes«, das Corpus Hippocraticum spricht von »katapot(i)on«. Als Pillenmasse dienten im Altertum wiederum Honig, Teig aus geröstetem Brot und Silphionsaft, ein unter anderem aus Ferula asa-foetida gewonnenes Harz. In jüngerer Zeit wurde mit wenigen Tropfen Glycerin versetzter Hefeextrakt (Extractum faecis) zur meist verwendeten Grundlage. Durch »Anstoßen« gepulverter Drogen mit Rosenwasser, Fenchelwasser, Pflanzensäften oder Sirup erhielt man ebenfalls eine knetbare Pillenmasse. Sie wurde zu Stangen beliebiger Dicke, den so genannten Magdaleonen (lat. migdal = Turm) geformt. Kleine, davon abgeteilte Stücke rollte man bis ins 17. Jahrhundert mit eingefetteten Fingern von Hand. Eine gleichmäßige Dosierung sollten die im 18. Jahrhundert aufkommenden »Pillensignete« gewährleisten. Mit diesen hölzernen oder metallenen, gezackten Leisten konnten gleichmäßige Stückchen von den Magdaleonen abgeteilt werden. In der Folgezeit wurde eine Vielzahl von Hilfsmitteln konstruiert, die die Herstellung vereinfachen sollte. Dies führte zur Entwicklung der 1777 wahrscheinlich erstmals erwähnten »Pillenmaschine«, bei der es sich lediglich um ein Holzbrett mit einer Leiste metallener Mulden handelte. Ein bewegliches, ebenfalls mit Mulden versehenes Gegenstück ermöglichte – bei richtiger Technik – das gleichzeitige Abteilen und Ausrollen von typischerweise 30 Pillen. Die Pillenmaschine gelangte in der von Eugen Dieterich (1840 – 1904), dem Begründer der wissenschaftlichen Galenik, vorgeschlagenen Form zu flächendeckender Verbreitung in den Apotheken. 1827 erfand der Freudenstädter Apotheker Christoph Fischer als weiteres Hilfsmittel den »Pillenfertigmacher«, eine hölzerne Scheibe mit Rand in Pillenhöhe. Durch gleichmäßiges Rotieren konnte die Kugelform der Pillen perfektioniert werden.

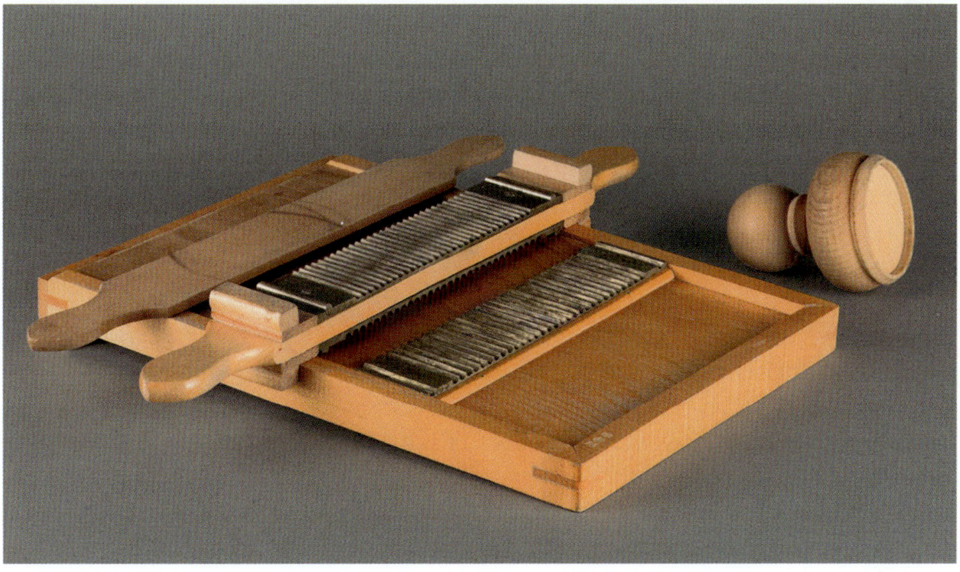

Abb. 16: Geräte zur Anfertigung von Pillen in der Rezeptur: Pillenbrett, Hilfsmittel zum Abteilen und Zerschneiden des Pillenstranges sowie zur endgültigen Formgebung durch Rollieren.

Von Anfang an gab es Versuche, »bittere Pillen« durch Überzüge geschmacklich zu neutralisieren. Die einfachste Art war das Eintauchen in Honig oder Wachs vor der Einnahme; luxuriöser gestaltete sich das bereits bei Avicenna beschriebene Verfahren der Pillen-Vergoldung oder -Versilberung. Hierzu wurden die Pillen in eine hölzerne Kugel eingebracht, die mit Blattgold ausgelegt war, welches sich durch sanftes Roulieren auf die Arzneiform übertrug. Als Überzüge dienten ferner Gummi arabicum, Zuckersirup, Tolubalsam, Gelatine oder Kollodium. Das bis weit ins 20. Jahrhundert gebräuchliche Bestreuen der Pillen mit Lycopodiumsporen war seit Ende des 17. Jahrhunderts bekannt. Der Magdeburger Apotheker Drude und der Hamburger Dermatologe Paul G. Unna (1859 – 1929) benutzten Kollodium (1856) bzw. Keratin (1884) als Überzugmittel. Dadurch wurden die Pillen magensaftresistent, worin man Anfänge einer gesteuerten Arzneistofffreisetzung erblicken mag.

Das letztlich zur Arzneiform des Dragees führende Verfahren der Überzuckerung von Pillen wurde Mitte des 19. Jahrhunderts der Technik französischer Konditoren entlehnt, die Naschwerk aus Nüssen, Mandeln und Zucker herstellten. Pillen in runden Becken wurden mehrfach mit einer Gummi-arabicum-Lösung benetzt und mit Zuckerpulver bestreut. Durch Schwenken des mittels eines Seiles an der Decke aufgehängten Behälters erreichte man ein Roulieren der Pillen, die dadurch einen gleichmäßigen Zuckerüberzug erhielten und schließlich auf einem Haarsieb getrocknet wurden. Der für die Verarbeitung größerer Chargen geeignete, mit Maschinenantrieb rotierende Dragierkessel brachte eine erhebliche Arbeitserleichterung.

Tabletten

Im Zeitalter beginnender Industrialisierung gab es zahlreiche Versuche, die Pillenproduktion rationell zu gestalten und diese Arzneiform in größerem Maßstab herzustellen. Dies gelang jedoch nur sehr unvollkommen, und erst die Erfindung der Tablette machte den Weg frei für die großtechnische Produktion abgeteilter oraler Einzeldosen. Im Jahre 1843 erhielt der Engländer William Brockedon (1787 – 1854) ein Patent zur Kompression arzneilich verwendeter Feststoffe zu sogenannten »compressed pills«. Technologisch war Brockedons Verfahren der Herstellung anderer Komprimaterzeugnisse in der Ton-, Ziegel- und Brikettfabrikation entlehnt, für die Brikettierung von Steinkohle beispielsweise waren bereits seit 1799 Verfahren bekannt. Als Vorläufer in medizinischer Hinsicht können um 1800 von Angehörigen der Shaker-Sekte in Umlauf gebrachte Kräuter- und Tabakkomprimate angesehen werden. Aus China waren gepresste Barren aus gebrochenen Teeblättern bekannt. Auch bei den seit der Antike bekannten »Siegelerden« handelte es sich um arzneilich verwendete Komprimate. Sie bestanden aus Tonerden verschiedener Herkunft, beispielsweise von der Insel Lemnos, die mit einem Prägezeichen gekennzeichnet waren.

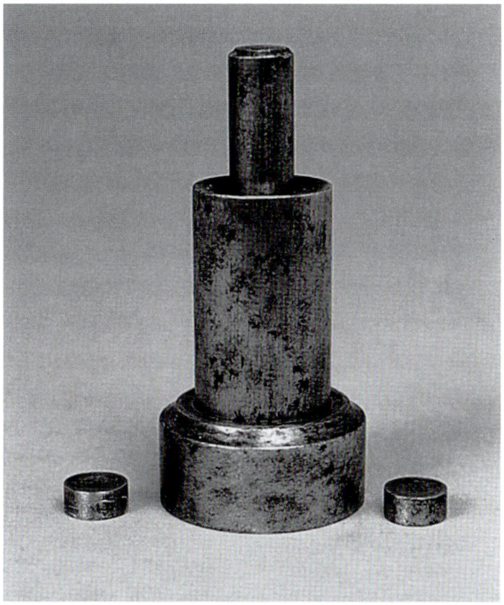

Abb. 17: Frühe »Tablettenmaschine« zum Betrieb mittels Hammerschlag, erfunden von William Brockedon (1787 – 1854)

Die am weitesten verbreiteten Brockedon'schen Komprimate bestanden aus Reinsubstanzen wie Natriumbicarbonat oder Kaliumchlorid. Der Erfinder verzichtete bewusst auf Hilfsstoffzusätze, um Wechselwirkungen zu vermeiden. Darin sah er einen wesentlichen Vorteil gegenüber Arzneimitteln aus plastisch verformbaren Massen, die nicht ohne weitere Komponenten hergestellt werden konnten. Noch im 19. Jahrhundert lernte man indes, dass es komplexerer Rezepturen bedurfte, um eine Freisetzung und Resorption der verarbeiteten Wirkstoffe aus den Tabletten zu erreichen.

Die ersten Tablettenmaschinen waren sehr einfache Geräte, in denen die Komprimate einzeln durch Hammerschlag erzeugt wurden. In Deutschland führte Isidor Rosenthal (1836 – 1915) die Tablettenproduktion ein. Seine 1874 vorgestellte »Compressionspresse für voluminöse Arzneimittel« erzeugte Druck durch Drehen einer Schraubenspindel. Der im gleichen Jahr eingeführte Vorläufer unserer »Exzenterpressen« geht auf den Maschinenkonstrukteur Thomas J. Young zurück.

Die damit geschaffene Möglichkeit, feste orale Arzneiformen auf trockenem Wege, das heißt mit langer Haltbarkeit im Großmaßstab herzustellen, katalysierte die Verlagerung der Arzneimittelherstellung von der Individualrezeptur in Apotheken hin zu industrieller Fertigung und Vorratslagerhaltung. Zu den Ersten, die diese Marktlücke sahen, gehörten die amerikanischen Brüder Frank und John Wyeth, die sich 1872 – etwa zeitgleich mit der in Detroit ansässigen Firma Parke und Davis – der Tablettenproduktion zuwandten. Sie sahen einen wesentlichen Vorteil in der Vermeidung langer Wartezeiten, die bei individueller Pillenrezeptur gewöhnlich auf die Patienten zukamen. Den endgültigen Durchbruch sollte die neue Arzneiform schließlich durch den Pharmazeuten Silas Burroughs (1846 – 1895) erzielen, der 1877 am College of Philadelphia seine Zulassungsarbeit mit dem Thema »The Compression of Medical Powders« verfasst und zunächst als Vertreter der Firma Wyeth gearbeitet hatte. Er gründete 1878 in England zusammen mit seinem Kommilitonen Henry Wellcome (1853 – 1936) ein Unternehmen. Sie verarbeiteten unter anderem Alkaloide und ließen sich für ihre Produkte die aus »alkaloid« und dem seit 1862 gebräuchlichen und seit 1883 als Warenzeichen eingetragenen Begriff »tablet« zusammengesetzte Bezeichnung »tabloid« schützen. Zum großen wirtschaftlichen Erfolg der Firma gesellte sich der Einfluss auf die Nomenklatur der neuen Arzneiform, für die sich nun allmählich der Begriff Tablette durchsetzte.

Insbesondere die deutschen Apotheker leisteten Widerstand gegen die skizzierte Entwicklung, die ihnen ihr Arzneimittelherstellungsmonopol entriss. Sie vermuteten Qualitätsmängel auf industrieller Seite und führten vor allem ins Feld, keine Verantwortung für Produkte übernehmen zu können, die sie nicht selbst hergestellt hatten. Außerdem befürchteten sie eine zu hohe Verwechslungsgefahr bei der Lagerentnahme. Der Protest führte zwischen 1898 und 1910 zu den sogenannten Tablettenverordnungen, die das Vorrätighalten industriell gefertigter Tabletten in Apotheken verboten. Gleichzeitig wurden die Apotheken verpflichtet, eine Tablettenpresse anzuschaffen, um entsprechende Rezepte beliefern zu können. Die Verordnungen waren regional unterschiedlich gültig, ließen sich jedoch nirgendwo lange aufrecht erhalten, zumal Untersuchungen eher auf eine qualitative Überlegenheit industrieller Produkte hindeuteten.

Kapseln

Kapseln zur Umhüllung von Arzneistoffen kamen etwa Mitte des 19. Jahrhunderts in größerem Umfang in Gebrauch. Abgesehen von Briefchen aus speziellem Papier zur Aufnahme arzneilicher Pulver, die man »Pulverkapseln« nannte, war die älteste in der Apothekenpraxis verwendete Kapselart die aus Stärkemehl gefertigte Oblatenkapsel (capsula amylacea). Ober- und Unterteil wurden zunächst durch manuelles Befeuchten an den Rändern verschlossen, seit den 1870er-Jahren gab es mechanische Füll- und Verschlussapparate. Auch die heute noch gebräuchlichen Gelatinekapseln sind eine Erfindung des 19. Jahrhunderts. 1834 erhielten die Franzosen François A. B. Mothes und Joseph G. A. Dublanc ein entsprechendes Patent. Sie tauchten kleine, mit flüssigem Quecksilber gefüllte Stoffsäckchen in eine warme Gelatinelösung. Nach dem Trocknen liessen sie das Quecksilber herausfließen, wodurch sich der Stoff zusammenzog und die Gelatinehülle bestehen blieb. Nach Einfüllen des Arzneistoffs wurde die Kapsel mit einem Tropfen warmer Gelatine verschlossen. Ähnlich ging Karl Schürer von Waldheim (vor 1800 – 1847) in Wien vor, um »Arzneien von üblem Geruch oder Geschmack hermetisch einzuschließen«. Die heute meist verwendete Hartgelatine-Steckkapsel aus zwei sich teilweise überlappenden Zylindern wurde 1846 in Frankreich durch Jules C. Lehuby und 1847 in England durch James Murdoch zum Patent angemeldet. 1878 stand hierfür eine erste Kapselfüllmaschine zur Verfügung, in der Apothekenpraxis herrschte jedoch lange Zeit die manuelle Befüllung vor.

EUGEN DIETERICH – BEGRÜNDER DER PHARMAZEUTISCHEN TECHNOLOGIE

Seit der Antike im Prinzip bekannte Arzneiformen wurden bis ins 19. Jahrhundert praktisch unverändert eingesetzt. Ab etwa 1830 wurden bis dahin unbekannte Arzneiformen und neue Technologien entwickelt. Damit waren wichtige Voraussetzungen für das Aufkommen einer pharmazeutischen Industrie geschaffen. Als Pionier dieser Entwicklung gilt Eugen Dieterich (1840 – 1904), der in Helfenberg bei Dresden ab 1869 eine »galenische Fabrik« aufbaute, deren Ziel es war, »galenisch-pharmazeutische Präparate in bestmöglicher Qualität im großen herzustellen.« Dazu entwickelte er eine Vielzahl neuer Herstellungs- und Wertbestimmungsverfahren für Rohstoffe und Präparate, die er in einer eigenen Zeitschrift (»Helfenberger Annalen«, ab 1886) und Lehrbüchern bekannt machte.

Arzneiformen zur rektalen Anwendung

Auch das Einbringen von Arzneimitteln in Körperöffnungen war bereits in vorchristlichen Jahrhunderten bekannt. Analzäpfchen wurden in humoralpathologischer Vorstellung ebenso wie Einläufe zur Darmentleerung eingesetzt. Doch kennt die römische Medizinalliteratur auch Zäpfchen zur Behandlung von Diarrhoe und Hämorrhoiden. Galen indes beachtete diese Arzneiform kaum, und so spielte sie auch bis ins 17. Jahrhundert in der galenistisch orientierten Rezeptliteratur nur eine untergeordnete Rolle. Erst naturwissenschaftliches Denken führte zu Überlegungen, gastrointestinale Nebenwirkungen von Arzneistoffen durch rektale Gabe vermeiden und Arzneistoffe auf diese Weise in den Blutkreislauf einbringen zu können.

Frühformen der Suppositorien bestanden aus Stofffetzen, Lappen oder Stiften, die man mit Medikamenten tränkte oder bestrich. Mittelalterliche Formen ähneln eher einem Tampon aus Wolle oder Leinen mit eingearbeitetem Faden zur Entfernung nach der gewünschten Einwirkzeit. Unserer Vorstellung kamen Suppositorien des 16. Jahrhunderts näher, die aus Speck, Talg, Kerzenwachs oder Seife geformt waren. Im 18. Jahrhundert kam das 1695 von Wilhelm Homberg (1652 – 1715) aus Kakaobohnen gewonnene »Oleum cacao« als Zäpfchenmasse auf; es soll erstmals 1766 vom französischen Apotheker Antoine Baumé (1728 – 1804) verwandt worden sein. Kakaobutter war infolge ihres Schmelzpunktes knapp unter Körpertemperatur bis zur Verbreitung der synthetischen »Hartfette« Mitte des 20. Jahrhunderts der bevorzugte Hilfsstoff zur Herstellung von Suppositorien. Als therapeutischer Meilenstein kann die Einführung abführender glycerinhaltiger Zäpfchen durch den Internisten Ismar Boas (1858 – 1938) im Jahre 1888 gesehen werden. Geschah die Zäpfchenformung bis Mitte des 19. Jahrhunderts überwiegend von Hand, entwickelten sich in der Folge Guss- und Pressapparaturen. Sie waren zunächst, wie die 1884 eingeführte »Presse nach Apotheker Kummer« aus Holz, später aus Eisen und anderen Metallen gefertigt.

Historisch häufiger als Zäpfchen wurden flüssige Materialien in therapeutischer Absicht in den Darm eingebracht. Die vor allem durch Zusatz pflanzlicher Laxanzien verstärkte abführende Wirkung war in humoralpathologischem Sinne erwünscht. Geradezu in Mode waren Klistierkuren im 17. und 18. Jahrhundert. Die Einläufe wurden vor allem in Frankreich vom Apotheker nicht nur zubereitet, sondern mittels voluminöser Metallspritzen sogar selbst verabreicht. Der Klistier-setzende Apotheker ist Gegenstand zahlreicher Karikaturen und wurde auch in der Literatur, so von Molière, aufs Korn genommen.

Arzneiformen zur parenteralen Anwendung

Erste Versuche, Arzneimittel mittels Klistierspritzen oder Federkielen parenteral zu verabreichen, datieren aus dem 17. Jahrhundert. Eine erste taugliche Injektionsspritze entwickelte unter anderem der Pariser Instrumentenmacher Joseph F. Charrière (1803 – 1876); sie wurde erstmals 1831 von Charles Gabriel Pravaz (1791 – 1853) zum Veröden krankhafter Arterienerweiterungen eingesetzt. Die erste Injektion mittels Pravaz-Spritze in Deutschland wurde 1856 in Schlangenbad bei Wiesbaden vorgenommen. Eine keimfreie Aufbewahrungsmöglichkeit für Injektionslösungen stand erst mit der Ampulle zur Verfügung, die 1886 von Stanislas Limousin (1831 – 1887) in Frankreich und von Louis Leopold Friedländer (geb. 1856) in Berlin vorgestellt wurde. Beide füllten sterile Lösungen in bauchige Glasgefäße, die sie durch Zuschmelzen vor Keimbefall schützten. Obwohl Apotheken zunächst auch Ampullen herstellten, wurde diese Arzneiform schon bald zur Domäne der sich Ende des 19. Jahrhunderts sprunghaft entwickelnden pharmazeutischen Industrie.

Apotheke – Apotheker

Bezeichnungen

Das lateinische Lehnwort »apotheca« ist aus dem Griechischen übernommen und leitet sich von gr. »apotheke« (Substantiv zum Verb apotithenai = ablegen, niederlegen, aufbewahren) ab. Es bezeichnet ursprünglich eine Niederlage im Sinne von Depot, also einen dauerhaften Ablageplatz für alle möglichen Güter wie zum Beispiel Wein oder Bücher, aber auch für Kräuter und Gewürze. Die Berufsbezeichnung »apothecarius« war also keinesfalls ohne weitere Erklärung gleichzusetzen mit »Apotheker« im modernen Sinne, vielmehr musste darunter zumeist die Position eines Lagerverwalters/Lagerdieners verstanden werden. Das Vorkommen von als »apothecarius« bezeichneten Personen bzw. »apotheca« genannten Niederlassungen besonders in Urkunden des 13. Jahrhunderts hat in der Forschung Verwirrung gestiftet und dazu geführt, dass lange Zeit das Vorhandensein von echten Apothekern oder Apotheken zu früh angesetzt wurde.

Für eine ortsgebundene Wirkungsstätte des Arzneibereiters wurde um 1250 das Wort »statio«, so bei Friedrich II., benutzt, in Venedig ist wenig später von »stationes specialium« die Rede. Der Apotheker wurde am häufigsten als »confectionarius« bezeichnet, auch zahlreiche andere Termini (vgl. »Antike«) kommen vor. Im romanischen Sprachraum wurde später der Ausdruck »pharmacia« beherrschend.

Erst mit der Entwicklung der Institution Apotheke in den Städten bürgerte sich der Begriff »Apotheke« nördlich der Alpen langsam ein. Mittelhochdeutsch kommt das Wort als »apoteke«, »apentek«, »apteke«, auch »abdig« vor. Die volkssprachigen Bezeichnungen für den Beruf wie »cremer«, »cruder«, »drager«, »wurtzler« und »creme«, »schirn«, »gade«, »schragen« für das Geschäftslokal sagen besonders über die Anfänge dieser Entwicklung, etwa ab Ende des 13. Jahrhunderts, viel aus.

Entwicklung der Apotheke im deutschen Sprachraum

Aufkommen und Entwicklung von Apotheken waren unmittelbar vom Entstehen volkreicher, prosperierender Städte abhängig. Sie gab es im Süden Europas – Italien, Südfrankreich, Spanien – früher und häufiger als jenseits der Alpen. Daher manifestiert sich bei nahezu allen Betrachtungen politischer (auch gesundheitspolitischer), kultureller wie auch merkantiler Zustände und Gegebenheiten ein Süd-Nord-Gefälle. Um 1250 wiesen Süditalien/Sizilien, Südfrankreich oder Handelsmetropolen wie Venedig bereits zahlreiche »Arztpraxen« und demzufolge auch apothekerliche Einrichtungen auf, die gesetzliche Regelungen notwendig machten (vgl. »Apothekengesetzgebung«). Im deutschen Sprachgebiet war das bis auf ganz wenige Ausnahmen erst rund 100 Jahre später der Fall.

Die frühen »Apotheken« waren einfache Holzbuden (Gaden, Schragen) freistehend oder an steinerne Gebäude (Kirchen) angebaut, meist in Marktnähe. Später

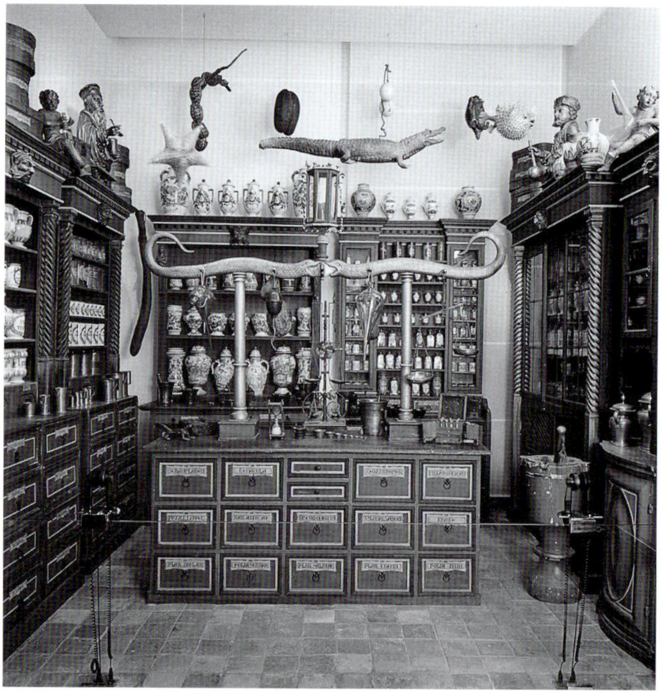

Abb. 18: So viel Sehenswertes konnte eine Apotheke im 18. Jahrhundert bieten: Alligator, Kugelfisch und Seestern schwebten über dem herrlich gearbeiteten Waagehalter und den edlen Apothekengefäßen. (Apotheke St. Kosmas und Damian, Kurrheingebiet, Mitte des 18. Jahrhunderts, Med.-Hist. Museum, Zürich)

erforderte die immer komplizierter werdende Arzneizubereitung mit Verfahren wie Destillation, Kristallisation, Sublimation eine aus Stein gebaute Umgebung für Destillationsöfen etc. (Die Häuser der mittelalterlichen Stadt bestanden zum größten Teil aus Holz, Stadtbrände wüteten immer wieder.) Apothekenlaboratorien und Arzneikeller wurden errichtet, in Rezeptur und Defektur gegliedert, Arbeitsteilung eingeführt. Neben dem Prinzipal (Besitzer) arbeiteten Apothekerknechte, Stößer, Laborgehilfen. Bereits vom 15. Jahrhundert an wurden in reichen (Hanse)Städten wie Nürnberg, Augsburg, Basel, Rostock meist am Markt prächtige Apothekenbauten errichtet. Ihre besonders in der Renaissance- und Barockzeit kostbar ausgestatteten Offizinen präsentierten erstklassige Werke des zeitgenössischen Kunsthandwerks. Die Geschichte der Apothekengefäße, der Mörser, Albarelli, Fayencen ist ein wichtiger Bereich der Kunstgeschichte (Apothekenmuseum!).

Eine solche Ausstattung war jedoch die Ausnahme. Bis zum Ende des 19. Jahrhunderts verfügte die Mehrzahl der Apotheken, besonders in kleinen und Landstädten, nur über die zur Abwicklung des täglichen Arbeitsanfalls notwendigen Räume und Geräte: Offizin mit Rezeptur, Labor mit Defektur, Stoßkammer, Materialkammer, Arzneikeller.

Die heutige, perfekt durchorganisierte Apotheke mit Schiebeschränken, Warenbewirtschaftungssystemen etc. begann sich nach dem Zweiten Weltkrieg etwa ab den 1960er-Jahren zu entwickeln.

Die sich Mitte des 19. Jahrhunderts anbahnende industrielle Revolution beinhaltete auch eine Revolutionierung des Apothekerstandes. Nach und nach begann die sich entwickelnde pharmazeutische Industrie, die originäre Aufgabe des Apothekers, die Arzneimittelherstellung, zu übernehmen. Wenn sich auch dieser Prozess, quasi die Abtrennung von den Wurzeln, langsam vollzog, so schlug er dem Selbstverständnis des Berufsstandes doch tiefe Wunden. Die Vorstellung eines akademisch vorgebildeten Verkäufers von Arzneifertigwaren (»Schubladenzieher«) konnte erst durch eine in jüngster Zeit verbesserte Ausbildung, die Bewusstmachung der zentralen Bedeutung der Arzneimittelsicherheit und die Festschreibung der Informations- und Beratungspflicht durch den Apotheker in der Apothekenbetriebsordnung von 1987 positiv verändert werden.

Apotheken-Namen

Dass Apotheken überhaupt Namen tragen, erscheint heute selbstverständlich, ist aber für die Neuzeit eigentlich außergewöhnlich. In den mittelalterlichen Städten dagegen trug jedes Haus einen Namen, und auf diese »Hausnamen« gehen auch manche alten Apothekenbezeichnungen zurück. Die Motivation der Namensgebung im Mittelalter und der frühen Neuzeit weicht stark von der späteren ab. So wurden im 15. und 16. Jahrhundert Namen oft als Symbole aus der Antike oder der Bibel gewählt (Schutzfunktion der Heiligen). Später war die Bedeutung der Heraldik wesentlich, hier ist im preußischen Einzugsgebiet vor allem der Adler dominierend. Untersuchungen für 1937 ergaben, dass nahezu ein Viertel aller Apotheken Tiernamen trugen, unter ihnen wurden 738 Adler- und 409 Löwen-Apotheken, vor allem in Sachsen und Thüringen, gezählt. Vaterländische Gesinnung dokumentierte sich nach der Reichsgründung in den Germania-, Hohenzollern- und Viktoria-Apotheken. Zu heftigen Auseinandersetzungen hat in letzter Zeit die Bezeichnung »Mohren-Apotheke« geführt, die teilweise als für die dunkelhäutige Bevölkerung diskriminierend empfunden wird. Die Herkunft des Apothekennamens ist unklar, sie bezieht sich wahrscheinlich auf die »Mauren«, einen nordafrikanischen Berberstamm, aus dessen Einzugsgebiet zahlreiche »exotische« Drogen stammten.

Apothekengesetzgebung

1991 wurde in Europa, vor allem aber in Deutschland, ein Jubiläum begangen: 750 Jahre Berufsstand der Apotheker 1241 – 1991. Die hier zugrunde gelegte Rechnung basiert auf dem Abschlusstermin der rund zehnjährigen Entstehungszeit (1231 – 1241) des mächtigen Gesetzeswerkes des Stauferkaisers Friedrich II. (1194 – 1250). Diese »Constitutiones« schufen in ihren Medizinalparagraphen, die auch den Apotheker berücksichtigen, zum ersten Mal in Europa Regelungen für das Gesundheitswesen.

Folgende grundlegende Bestimmungen, deren Übertretung mit hohen Strafen geahndet werden konnte, legten die Rechte und Pflichten eines Apothekers fest:

A. Persönliche und sachliche Trennung von Arzt und Apotheker
   1. Ein Arzt darf keine Apotheke besitzen
   2. Eine Interessengemeinschaft von Arzt und Apotheker ist ausgeschlossen

B. Behördliche Überwachung der Apotheken
   1. Einsetzung zweier vereidigter Beamter zur Beaufsichtigung der Arzneibereitung in den Apotheken
   2. Bestimmung zur Ablegung eines Eides seitens der Apotheker

C. Bestimmung, dass die Apotheker Arzneien unter Aufsicht von Ärzten herstellen sollen

D. Behördliche Preisfestsetzung für Arzneien (Arzneitaxe)

E. Beschränkung der Apothekengründung auf bestimmte Orte

Ähnliche gesetzliche Bestimmungen entstanden im 13. Jahrhundert bzw. noch davor auch in Montpellier, Arles und Marseille sowie vor allem in Venedig 1258/61.

ZWEI IRRTÜMER

Den »Konstitutionen« Friedrichs II. ist in der einschlägigen Geschichtsschreibung von früh an eine ganz singuläre Bedeutung beigemessen worden. Zum einen weil man nicht selten davon ausging, dass sich durch sie erst »der Apothekerstand gebildet« habe, da auf sie die Trennung der Berufe von Arzt und Apotheker zurückzuführen sei. Zum anderen glaubte man, dass sie als unmittelbares Vorbild für die weitere Apothekengesetzgebung jenseits der Alpen gedient hätten. Beides trifft nicht zu. Es ist vielmehr noch heute gängige Praxis, längst existierende Zustände bzw. Missstände dann gesetzlich zu regeln, wenn dafür Bedarf eingetreten ist. Es waren also erst Arztpraxen und Apotheken in Süditalien da, dann wurden die Gesetze erlassen. Das war aber, wie dargelegt, im Norden des Reiches noch gar nicht der Fall, hier nahm später die Entwicklung der gesetzlichen Grundlagen einen anderen Verlauf. Friedrichs Konstitutionen wurden ausschließlich für sein Königreich »beider Sizilien«, das heißt für Sizilien und Unteritalien, erlassen.

In Deutschland blieb das mittelalterliche Medizinalwesen weitgehend städtischen Regelungen vorbehalten. Alle bisher bekannten Medizinalordnungen – sie richteten sich an Ärzte und Apotheker – zwischen 1300 und 1500 sind mit Ausnahme der Breslauer von etwa 1340, die das Herzogtum Breslau mit mehreren Städten betraf und eine Sonderstellung einnimmt, von Stadtregierungen erlassen worden.

Die ältesten Apothekereide, wobei »Eid« gleich Ordnung/Erlass zu setzen ist, entstanden in Nürnberg und Basel. Nürnberg nimmt in der deutschen Pharmaziegeschichte einen wichtigen Platz ein, man hat es »Vorort der pharmazeutischen Gesetzgebung« genannt. Durch die enge Verbindung mit Venedig, besonders durch den Handel mit Gewürzen aus dem Orient, wusste man hier schon früh von den Regelungen des Medizinalwesens, die die Dogenstadt 1258 erlassen hatte. Zwischen

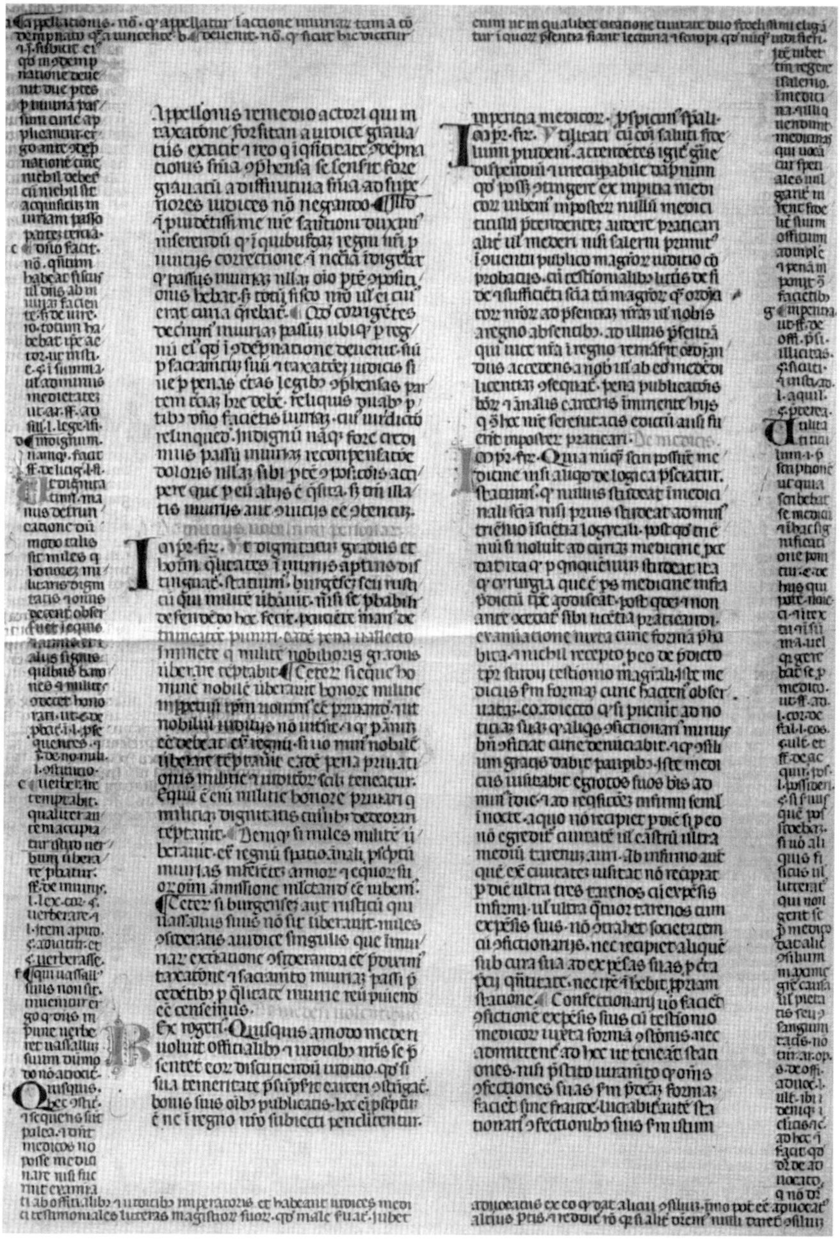

Abb. 19: Kaiser Friedrich II. (Regierungszeit 1212 – 1250) ließ die in seinen Stammlanden (Sizilien und Süditalien) gültigen Gesetze aufzeichnen, um sie zu bestätigen bzw. zu ergänzen. Ein gewaltiges Gesetzeswerk entstand zwischen 1231 und 1241. Vier Paragraphen befassen sich mit dem Medizinalwesen und damit auch den Apothekern (stationarii). Die »Constitutiones« (= »Bestätigungen«) sind das erste umfassende Gesetzeswerk in Europa, in das gesundheitspolitische Regelungen aufgenommen wurden

1332 und 1360 wurde in Nürnberg das Medizinalwesen in einem Satzungsbuch schriftlich geregelt. Der früheste Eid für die »appotegker« nördlich der Alpen lautet in modernem Deutsch:

»Es soll ein jeder Apotheker schwören, dass er Armen und Reichen, ohne sie zu gefährden, mit Fleiß und ganzer Treue in jedem Falle alles das anfertigen will, was man ihm mündlich befohlen oder aufgeschrieben hat. Wenn er nicht alles davon [alle Ingredienzien für die Rezepte] zur Verfügung hat, so soll er das demjenigen mitteilen, der ihm das Rezept mündlich oder schriftlich aufgetragen hat. Für seine Arbeit möge er ein solches Entgelt nehmen, dass er nach seinem Gewissen zeitgemäßen und bescheidenen Gewinn zu seiner Kost, Nahrung und Arbeit hat.«

In dem ebenfalls sehr früh abgefassten Basler Apothekereid, wahrscheinlich zwischen 1309 und 1321 formuliert und 1357/60 aufgeschrieben, heißt es über den Nürnberger Text hinaus, dass Voraussetzung für die Berufsausübung ein bestimmtes Können und Wissen sei (»das er sin wirdig si an kunst und an witze«).

Die ersten Apothekereide sind im deutschsprachigen Raum bereits aus der ersten Hälfte des 14. Jahrhunderts erhalten, danach folgen rasch andere Städte: Basel: 1309/21, geschrieben 1357; Nürnberg 1338/60; Brünn 1. Hälfte des 14. Jahrhunderts; Regensburg 1394; Wien 1405; Rothenburg o. d. Tauber 1440; Frankfurt am Main 1459/61; Heidelberg 1469; Ulm 1470/80; Köln 1478; Stuttgart 1482; München 1488.

Bis etwa Mitte des 16. Jahrhunderts erließen viele deutsche Städte, vor allem die freien Reichsstädte, entsprechende Verordnungen, die sich besonders in der frühen Zeit an Nürnberg orientierten. Gebietsübergreifende Bestimmungen waren unter anderem die »Peinliche Gerichtsordnung Karls V.« von 1533 mit Maßgaben für das Apothekenwesen und den Verkehr mit Arzneimitteln und Giften sowie die Reichspolizeiordnung vom Reichstag zu Frankfurt am Main von 1577 mit Visitationsbestimmungen. Immer wieder waren es Missstände, die zu den Erlassen bzw. zu deren Erneuerung und Verbesserung Anlass gaben: Beschwerden über Gewinnsucht und Betrügereien der Apotheker, verdorbene, verfälschte Arzneien. Vom 18. Jahrhundert an ordneten die Landesherren das Medizinalwesen in Landesordnungen/Medizinaledikten, ab 1801 (»Revidierte Apothekerordnung«) wird hier Preußen führend.

Ende des 18. bzw. zu Beginn des 19. Jahrhunderts wurden die ersten Betriebsordnungen erlassen. Sie waren jeweils für die einzelnen deutschen Länder gültig. Für Preußen zum Beispiel galten die in der »Revidierten Apothekerordnung« von 1801 enthaltenen Regelungen bis 1893 bzw. 1902. Hier wie in den anderen Betriebsord-

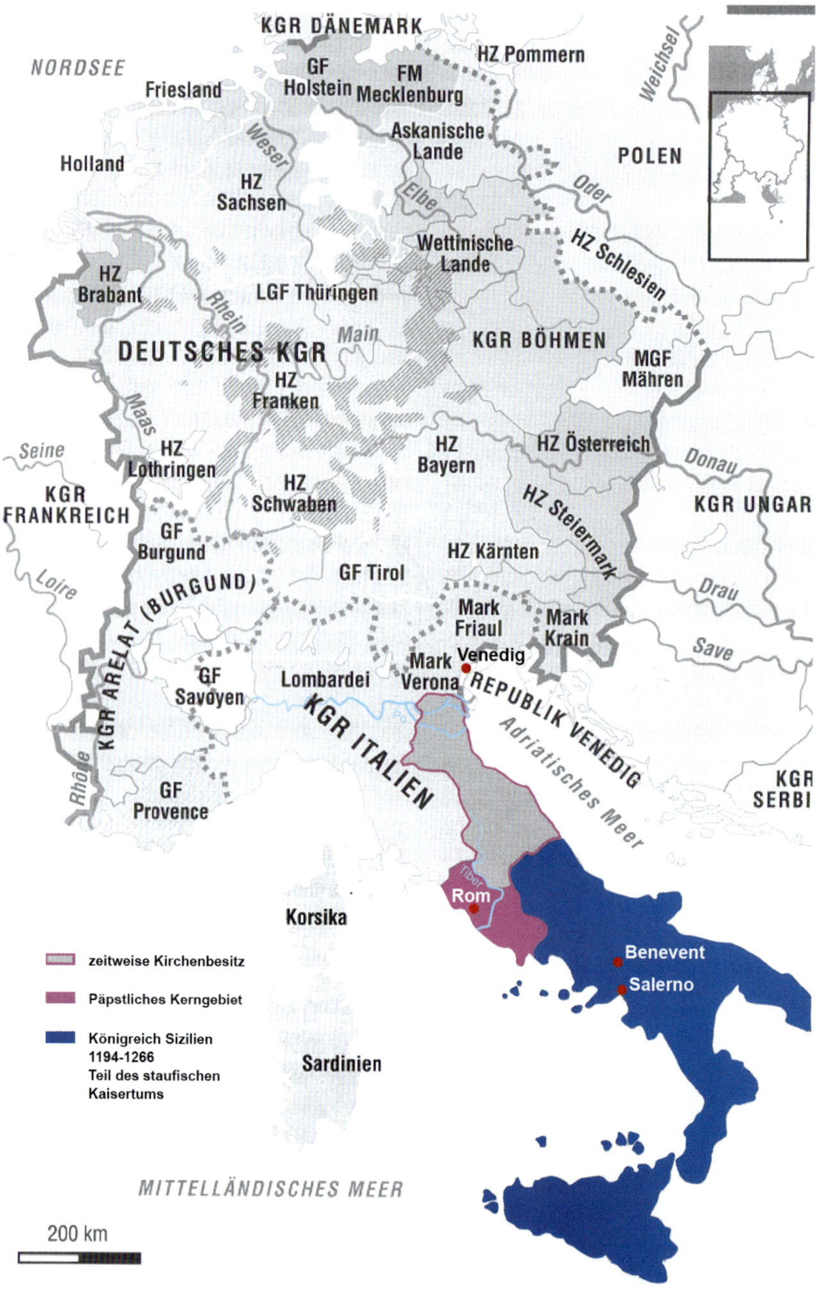

Abb. 20: Die Karte zeigt die große Ausdehnung des Reiches, über das Friedrich II. herschte. Seine Stammlande dagegen, für die allein die »Constitutiones« galten, umfassten nur Sizilien und einen Teil Unteritaliens (»Königreich beider Sizilien«).

nungen finden sich Bestimmungen über die Einrichtung der Apotheke, den Betrieb, das Personal, über Zweig-, Krankenhaus- und ärztliche Hausapotheken. 1968 schrieb die erste bundeseinheitliche Apothekenbetriebsordnung den Mindestraumbedarf und die gerätemäßige Grundausstattung einer revisionsfähigen Apotheke vor.

Über das als »Grundgesetz der Apotheker« zu bezeichnende erste Gesetz über das Apothekenwesen (ApoG) der Bundesrepublik, das 1960 in Kraft trat, wie auch über seine Vorläufer ist im nachfolgenden Kapitel »Apothekenbetriebsrechte« Näheres verzeichnet.

Vorläufer zu den Bestimmungen, die das erste Gesetz über den Verkehr mit Arzneimitteln (AMG) von 1961 enthält, sind in allen genannten Apothekerordnungen zu finden.

Apothekenbetriebsrechte

»Wer eine Apotheke betreiben will, bedarf der Erlaubnis der zuständigen Behörde« heißt es im Gesetz über das Apothekenwesen. Diesen Paragraphen des derzeit gültigen deutschen Apothekengesetzes begründete das Bundesverfassungsgericht 1958 damit, dass eine geordnete Arzneimittelversorgung »zum Schutze der Volksgesundheit unumgänglich ist«. Auch zu Beginn des 14. Jahrhunderts, als es nur wenige, meist dürftige Apotheken in deutschen Städten gab, war dieser Tatbestand schon gegeben. Das Arzneimittel war immer schon eine »Ware besonderer Art«, ein »Sozialgut«; wer damit handeln wollte, übernahm eine Verpflichtung gegenüber dem Gemeinwesen.

Apothekereide und Dienstbriefe

Die Eidesleistung war für das Mittelalter die normale Form, in der eine solche Verpflichtung gefordert und übernommen wurde. Die Obrigkeit verlangte daher vom Apotheker die Ablegung eines Berufseides als Voraussetzung der Erlaubnis zur Berufsausübung. Er war dadurch an von der Obrigkeit erlassene Auflagen gebunden, der Eid war somit Betriebserlaubnis und Berufsordnung zugleich. Diese älteste Form der Bindung an medizinalpolitische Normen, die insgesamt dem Gemeinwohl dienten, hob den Apotheker auch über den Stand des Einzelhändlers hinaus.

Gegen Ende des 14. Jahrhunderts erscheint als neue Form der Apotheken-Betriebserlaubnisse der Apotheker-Dienstbrief. Er galt – wie der Eid – für einen bestimmten Ort, war aber – im Gegensatz zum Eid – auf die Person eines einzelnen, namentlich genannten Apothekers zugeschnitten und zeitlich begrenzt. Er war Bestallung, Betriebserlaubnis und apothekenrechtliche Normierung zugleich. In diesem Vertrag war die Leistung des Apothekers die fachgerechte Versorgung der Bevölkerung mit Arzneimitteln; die Gegenleistung des Dienstherrn, normalerweise einer Stadtregierung, bestand in der Betriebserlaubnis verbunden mit Zuschüssen in Geld oder Naturalien, zumeist aber in der Befreiung von (städtischen) Abgaben und Lasten. Rechte und Pflichten wurden zwischen Apotheker und Dienstherr (Stadt) ausgehandelt. Der Text des Dienstbriefes begann etwa: »Wir Bürgermeister und Rat bestellen zu unserem geschworenen Apotheker ...«. Bei diesem Vertragsverhältnis führte der Apotheker seine Offizin eigenverantwortlich und auf eigene Rechnung.

Erste Apotheker-Dienstbriefe sind 1383 für Konstanz, 1394 für Freiburg, 1414 für Regensburg, 1428 für Nördlingen und 1445 für Würzburg belegt.

Stadt-, Rats- und Hofapotheken

Anders verhielt es sich, wenn die Obrigkeit die Apothekenbetriebserlaubnis bei sich behielt, »... um das Apothekenwesen zu regeln und in der Hand zu behalten« und der Apotheker die Offizin nur als Angestellter oder Pächter leitete.

Aus dieser ab dem 15. Jahrhundert besonders in Norddeutschland praktizierten Apothekenvergabe resultierten zahlreiche Stadt-, Rats- und Hof-Apotheken, also nicht privateigene, sondern in Fremdbesitz befindliche Apotheken. Sie sind nicht zu verwechseln mit den heute so firmierenden Apotheken, die in Privatbesitz sind. In den einzelnen Teilen Deutschlands ergaben sich unterschiedliche, heute genau untersuchte Mischformen der Betriebsrechtsvergabe. Die norddeutschen Rats-Apotheken waren mit ihrer gesamten Einrichtung Eigentum der Stadt, die Apothekenleiter städtische Beamte. Den Stadt-Apotheken in Süddeutschland wurden meist nur die Apothekenräume gegen Miete zur Verfügung gestellt, der Apotheker wirtschaftete im Übrigen auf eigene Rechnung.

Frühe stadteigene Rats-Apotheken besaßen unter anderem die Städte Lübeck 1412, Hamburg 1472/73, Lüneburg 1475, Braunschweig 1479, Rostock 1571 und Wismar 1582. In Kassel bestand ab 1475 die im Besitz des Landesherrn befindliche Hof-Apotheke, weitere, mit besonderen Rechten und Pflichten auf die Hofhaltung zugeschnittene Apotheken wurden bei vielen Fürstenhöfen gegründet.

Apothekenprivilegien

Erst nach beziehungsweise weitgehend zeitlich parallel zu diesen Formen der Apothekenbetriebserlaubnisse bildete sich im 15. und zu Beginn des 16. Jahrhunderts die wichtigste heraus, das Apothekenprivileg.

Privilegien sind Sonderberechtigungen. Sie leiten sich nicht aus einem Gesetz oder allgemeinen Rechtsgrundsätzen her, sondern beruhen auf einem spezifischen Rechtsakt, der diese Sonderberechtigung schafft und regelt. Über ihre Verleihung wurde stets eine Urkunde angefertigt. Apothekenprivilegien boten sowohl der sie erteilenden Obrigkeit als auch dem Apotheker Vorteile: Die Obrigkeit (Stadt, Landesherr, Kirche) griff damit in die bisher weitgehend bestehende Niederlassungsfreiheit der Apotheken ein und suchte durch die gelenkte Niederlassung einer ihr genehmen Person an einem ihr geeignet erscheinenden Ort und mit entsprechenden Auflagen (z. B. ständige Dienstbereitschaft) eine geregelte Arzneiversorgung der Bevölkerung sicherzustellen. Der Apotheker, für den die Gründung einer Offizin mit hohen Kosten verbunden war, strebte einen begünstigten Niederlassungsplatz an, im Idealfall durch den Besitz eines »Exclusiv-Privilegs«, das jegliche Konkurrenz ausschloss. Deshalb suchten auch längst bestehende Apotheken um die Erteilung eines Privilegs nach. Auch hier wurden – wie beim Dienstbrief – die Auflagen für eine »wohlbestellte« Apotheke mit unterschiedlichen Vorrechten verknüpft: Vererbbarkeit und Veräußerbarkeit der Erlaubnis, Befreiung von Lasten und Abgaben, Genehmigung von Nebengeschäften (z. B. Monopol für Zuckerverkauf, Schankrechte).

Eid, Dienstbrief und Privileg bestanden wie erwähnt ebenso wie die Sonderformen der Rats- und Stadt-Apotheken in verschiedenen deutschen Ländern längere Zeit nebeneinander.

Die Privilegien, ursprünglich an die Person des Inhabers dieses Sonderrechts gebunden, wurden rasch zu einer »geldwerten« Betriebsrechtsform, die sich vererben und verkaufen ließ. Sie war in Preußen bis 1811, in Bayern bis 1804 die einzige Form der Betriebsberechtigung. Mit der Einführung des Gewerbe-Edikts für Preußen wurde die Erteilung weiterer Privilegien unterbunden und von 1811 an neue Betriebsberechtigungen nur noch in Form von persönlichen Konzessionen verliehen. Das Konzessions-System, über dessen Anwendung in der sogenannten Apothekenreformbewegung des 19. Jahrhunderts Jahrzehnte hindurch gestritten wurde, hat letztlich bis zur Einführung der Niederlassungsfreiheit durch das Apothekengesetz von 1960 bestanden.

Personal- und Realkonzession

Grundgedanke war die Form der Personalkonzession, in der die Behörde die Befugnis hatte, aus einer Zahl befähigter Bewerber den aufgrund verschiedener Kriterien (z. B. Lebensalter, Kriegsteilnehmer) am meisten Berechtigten auszuwählen und ihm auf Lebenszeit die Erlaubnis zur Führung einer bereits bestehenden Apotheke auf eigene Rechnung und Gefahr zu erteilen. Nach seinem Tod fiel die Erlaubnis an den Staat (das Land) zurück und wurde nach Berücksichtigung des Witwenrechtes neu vergeben. Handelte es sich um eine neu zu gründende Apotheke, war die Verleihung einer Konzession vom Nachweis der Wirtschaftlichkeit ohne Konkurrenz mit einer bestehenden Apotheke zusätzlich zu erbringen (Einzugsgebiet: etwa 6.000 bis 10.000 Einwohner).

Von Anfang an hat es erfolgreiche Bestrebungen gegeben, das personell gebundene Recht in ein reales, das heißt an die Apotheke gebundenes Recht umzuwandeln und damit zu einer vererblichen und veräußerbaren Realkonzession zu gelangen bzw. die Folgen bei Anheimfall zu mildern. So wurde zum Beispiel in Städten, in denen nur eine Apotheke bestand, den Erben gestattet, einen Provisor einzusetzen, der auf ihre Rechnung die Apotheke weiterführte. Das Präsentationsrecht, 1846 behördlich sanktioniert, gestattete es, den Behörden einen Nachfolger vorzuschlagen. Bis man 1894 in Preußen (in Hessen 1827, Württemberg 1843, Baden 1863 und Bayern 1868) zur legalen Praxis der Personalkonzession zurückfand, war ein regelrechter Schacher mit realkonzessionierten bzw. privilegierten Apotheken entstanden, die in immer kürzerer Zeit mit großem Gewinn weiterverkauft wurden. Da jedoch die alten Realrechte nicht angetastet wurden, unter anderem weil die Ablösung für den Staat nicht zu finanzieren gewesen wäre, bestanden bis nach dem Zweiten Weltkrieg verschiedene Formen von Apotheken nebeneinander.

Die Diskussion einer angemessenen und gerechten Form der Erteilung von Apothekenbetriebsrechten hat bis in die jüngste Zeit angehalten. Einen ihrer Höhepunkte erreichte sie nach dem Zweiten Weltkrieg.

Niederlassungsfreiheit

Die amerikanische Besatzungsmacht strebte nach 1945 in dem von ihr verwalteten Gebiet Deutschlands die Durchsetzung der in den USA praktizierten Form der Wirtschaftsliberalität auch im Apothekenbereich an. Ein Konzessionssystem, das eine Bedürfnisprüfung beinhaltete, war damit unvereinbar. Die amerikanische Militärregierung führte deshalb am 20. Januar 1949 die unbeschränkte Niederlassungsfreiheit in ihrer Zone ein. Jeder approbierte Apotheker in Bayern, Hessen,

Bremen, Nord-Württemberg und Nord-Baden konnte danach mit einer Lizenz eine Apotheke eröffnen. Da es auch in den anderen Ländern noch keine gültige Regelung gab, setzten die Berufsvertretungen in Übereinstimmung mit der großen Mehrheit der Berufsangehörigen alles daran, durch vorläufige Maßnahmen eine ungehemmte Apothekenvermehrung in Westdeutschland zu verhindern. Es kam zum Apothekenstoppgesetz von 1952, nach dem Apotheken nur aufgrund der im Mai 1945 in den einzelnen Ländern gültigen Bestimmungen errichtet werden durften. Am 11. Juni 1958 entschied das Bundesverfassungsgericht über die Verfassungsbeschwerde eines bayerischen Apothekers, dem die Betriebserlaubnis für eine neue Apotheke verweigert und dessen Beschwerde von den ersten beiden Instanzen abgelehnt worden war. Das Verfassungsgericht gab im berühmten »Karlsruher Urteil« dem Kläger Recht und legte damit die unbeschränkte Niederlassungsfreiheit als Rechtsprinzip für den Gesetzgeber verbindlich fest. Der Bundestag stimmte im Juni 1960 zu, das Apothekengesetz trat am 1. Oktober 1960 in Kraft. In der Folge nahm die Zahl der Apotheken rapide zu, bis sie 2008 einen Höhepunkt erreichte. Seither nimmt die Zahl der Apotheken, verschlechterten wirtschaftlichen Rahmenbedingungen geschuldet, kontinuierlich ab.

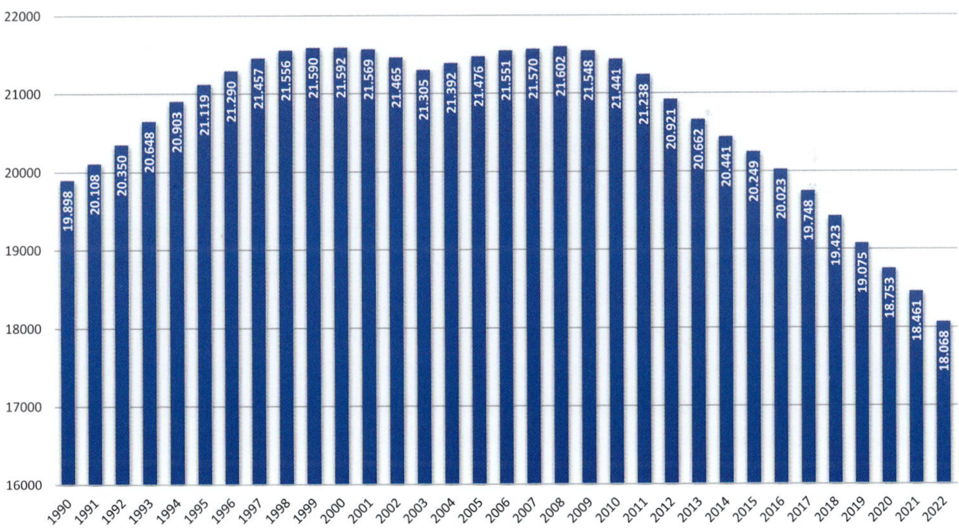

Abb. 21: Zahl der Apotheken in Deutschland pro Jahr ab der Wiedervereinigung. Daten: ABDA-Statistik

Galt jahrhundertelang in Deutschland ein striktes Mehrbesitzverbot für Apotheken, gestattete man 2004 im Zuge politischer Kompromisse Apothekenleitern, neben ihrer Hauptapotheke bis zu drei weitere öffentliche Apotheken (Filialapotheken) zu betreiben. Die Regelung, dass nur Apotheker, nicht etwa z. B. Kapitalgesellschaften, Apotheken besitzen dürfen (sog. Fremdbesitzverbot) wurde beibehalten, was teilweise für europarechtswidrig gehalten wurde. Im Mai 2009 bestätigte indes der Europäische Gerichtshof die Zulässigkeit der deutschen Regelung.

DDR

Für das Gebiet der späteren Deutschen Demokratischen Republik (DDR) manifestierte sich die Teilung Deutschlands nach Kriegsende auf dem Apothekensektor praktisch sofort. Bereits im Dezember 1945 wurde eine Verordnung für Sachsen erlassen, die verfügte, dass alle »Privilegien, Personal- und Realkonzessionen der Apotheken« erloschen und alle Betriebsrechte entschädigungslos auf die Landesverwaltung Sachsen übergingen. Generell wurde angestrebt, alle privaten Apotheken in Staatseigentum zu überführen, was auch weitgehend gelang: Letztlich standen den 2.000 staatlichen nur 26 privat geführte Apotheken gegenüber. Die Reprivatisierung konnte erst nach der Wiedervereinigung ab 1990 durchgeführt werden.

Berufsorganisationen, wissenschaftliche Vereinigungen

Um kollektive Ziele durchzusetzen, war es schon im Mittelalter sinnvoll und notwendig, sich zusammenzuschließen. Das taten in den (großen) Städten bereits sehr früh die Handwerker und Kaufleute in den Zünften und Innungen. Da die Zahl der Apotheker bis zum 17. Jahrhundert in den einzelnen Städten zu klein für eigene Organisationen war, schlossen sie sich nicht selten Zünften anderer Berufe an. Ihre Vertreter gelangten verschiedentlich sowohl in Zünften wie auch Stadtregierungen in führende Positionen.

Im pharmazeutisch besonders herausgehobenen Nürnberg bildete sich 1632 die erste eigene Organisation, das Collegium Norimbergense.

In der Zeit der Aufklärung, beginnend im letzten Viertel des 18. Jahrhunderts, folgten weitere Zusammenschlüsse. Gleichgesinnte Bürger gründeten Vereine zur Förderung ihrer Zielsetzungen. Eines der generellen Ziele in dieser Zeit war dabei die Befriedigung des Bildungsbedürfnisses, dem die weitverbreiteten Lesegesellschaften dienten. Sie machten ihren Mitgliedern (Fach-)Bücher und vor allem die neugegründeten Zeitschriften zugänglich (vgl. Kapitel »Literatur«). Wenige Berufsstände öffneten sich diesen Bestrebungen so intensiv wie die Apotheker. Ihre von Anfang an ambivalent angelegte Profession – einerseits handwerklich-kaufmännisch, andererseits der Wissenschaft und dem Gemeinwohl verpflichtet – wandte sich jetzt der zweiten Komponente zu. Pharmazeutische Vereinigungen mit wissenschaftlichen wie standespolitischen Zielsetzungen entstanden. Beispiele dafür sind die Berliner Apotheker-Konferenz (seit 1774) oder die Magdeburger Apotheker-Konferenz (seit 1798). Rein wissenschaftlich ausgerichtet war die Berliner Pharmaceutische Gesellschaft, die 1796 ausnahmsweise von einem Apothekergehilfen gegründet wurde. Sie kann als Vorläufer der 1890 von Hermann Thoms (1859 – 1931) gegründeten, bedeutendsten pharmazeutischen wissenschaftlichen Vereinigung Deutschlands gelten, der Deutschen Pharmazeutischen Gesellschaft (DPhG). In Landesgruppen und Fachsektionen aufgeteilt repräsentiert die DPhG heute wie seit über 100 Jahren die pharmazeutischen Wissenschaften. Für gesonderte Berufsfelder wie Krankenhaus, Industrie, Verwaltung etc. wurden, zumeist nach dem Zweiten Weltkrieg, eigene Vereinigungen gegründet, ebenso für die einzelnen Zweige der pharmazeutischen Wissenschaften (z. B. Arzneipflanzenforschung, pharmazeutische Technologie). Die Gesellschaft für Pharmaziegeschichte wurde bereits 1926 gegründet.

Der Deutsche Apotheker-Verein

Zunächst in Westfalen (1820), dann im ganzen »nördlichen Teutschland« nahm ein Apothekerverein seine Arbeit auf, der sich nach Vereinigung mit dem süddeutschen Apothekerverein 1872 als »Deutscher Apotheker-Verein (DAV)« mit Sitz in Berlin konstituierte. Er hat bis zur NS-Zeit vor allem unter seinem herausragenden Vorsitzenden Heinrich Salzmann (1859 – 1945), der von 1902 bis 1933 die Geschicke des DAV erfolgreich zu lenken verstand, das deutsche Apothekenwesen weitgehend bestimmt und repräsentiert.

Hatte sich der Verein in den ersten Jahrzehnten fachlich-pharmazeutischen Fragestellungen wie einer Reform des Arzneibuchs gewidmet, verlagerte sich sein Tätigkeitsschwerpunkt Anfang des 20. Jahrhunderts mehr und mehr auf wirtschaftliche Belange. Im Vordergrund standen damals schon Fragen der Niederlassungsfreiheit, der Preisbildung für Arzneimittel und des Umgangs mit den Krankenkassen. Auf die in großer Zahl aufkommenden Fertigarzneimittel reagierte man 1903 mit der Gründung des »Spezialitätenunternehmens des Deutschen Apotheker-Vereins«, der späteren STADA, das Arzneimittel nach DAV-eigenen Vorschriften herstellte und über die Apotheken vertrieb.

Die Apotheke im Nationalsozialismus

Im Zuge der Machtergreifung der Nationalsozialisten unterlag auch der Apothekerstand der allseits üblichen Gleichschaltung. Die wesentlichen Schritte hierzu erfolgten im Jahr 1933. Bereits ein Jahr zuvor war unter Leitung von Hanns Reinhard Fiek (1895 – 1944) die »Arbeitsgemeinschaft Deutscher Apotheker (ADA)« in Opposition zum Deutschen Apotheker-Verein und als NS-ideologische Keimzelle des Berufsstandes gegründet worden. Nach initialem, vergeblichem Widerstand seiner Vorstandsmitglieder fusionierte der DAV im April 1933 mit der ADA zur »Standesgemeinschaft Deutscher Apotheker«. Im November 1933 avancierte der in Freudenstadt praktizierende Apotheker Albert Schmierer (1899–1974) zum »Standesführer« der Apothekerschaft (ab 1935 »Reichsapothekerführer«). Die Gleichschaltung wurde schließlich 1937 mit der Gründung der Reichsapothekerkammer, der alle Apotheker angehören mussten, unter Führung Schmierers vollendet. Dieser stieg bis 1942 zum SA-Gruppenführer auf, nach seiner Entnazifizierung leitete er ab 1950 wieder seine Apotheke in Freudenstadt. Wie in anderen Bereichen auch wurde der Gleichschaltungsprozess begleitet mit der Eliminierung aller Nicht-Arier aus Beruf und Ehrenämtern. Bereits 1933 wurden jüdische Hochschullehrer aus ihren Positionen entfernt und jüdische Studenten vom Studium ausgeschlossen. Jüdische Apothekenbesitzer mussten ihre Apotheke verkaufen oder verpachten, Approbationen erloschen kraft Gesetzes am 31.1.1939. Damit waren mehr als 650 deutsche Apotheker jüdischer Abstammung ihrer Existenz beraubt.

Zahlreiche jüdische Apotheker emigrierten ab 1933 nach Palästina, die USA oder in andere Länder, einigen gelang es, im Zielland wieder in ihrem angestammten Beruf Karriere zu machen. Darunter der Gründer des pharmazeutischen Unternehmens TEVA in Palästina/Israel, Günter Abraham Friedländer (1902 – 1975), Leo Henryk Sternbach, bis 1941 Mitarbeiter der Baseler Firma Hoffman LaRoche, als Erfinder der 1,4-Benzodiazepine, oder auch George Urdang (1882 – 1960), dem es gelang, Pharmaziegeschichte als Hochschuldisziplin an der University of Wisconsin, Madison, zu etablieren.

Nicht allen jüdischen Apotheker gelang indes die Emigration; man schätzt, dass über 20 Prozent der deutsch-jüdischen und 15 Prozent der österreichisch-jüdischen Apotheker ihr Leben im Holocaust verloren. Hieran waren auch Berufskollegen aktiv beteiligt, beispielsweise der Leiter der Lagerapotheken in den Konzentrationslagern Dachau und Auschwitz, Victor Capesius (1907 – 1985). In dieser Funktion war für die Beschaffung des zum Massenmord verwendeten Gases Zyklon B beteiligt, er soll auch an Selektionen teilgenommen und mit dem berüchtigten NS-Arzt Josef

Mengele (1911 – 1979) zusammengearbeitet haben. Capesius wurde letztlich 1965 wegen gemeinschaftlichen Mordes an mindestens 8.000 Menschen verurteilt.

Nationalsozialistische Ideologie, mehr aber noch Importbeschränkungen und Mangelwirtschaft während des Krieges lenkten den Blick verstärkt auf einheimische Ausgangsstoffe und Produkte, vor allem die »deutsche Heilpflanze«. Beispielsweise sollten groß angelegte Sammelprogramme, etwa unter Beteiligung von Millionen Schulkindern ab 1939 dem Mangel an gewohnten Arzneimitteln abhelfen. Die Behörden gaben Anleitungen und veröffentlichten amtliche Listen mit vorrangig zu sammelnden Kräutern, Erntezeitpunkten etc. Tees aus einheimischen Kräutern sollten Kaffee großflächig ersetzen. Eigene Anbauflächen, darunter solche im Konzentrationslager Dachau, auf denen Häftlinge Zwangsarbeit leisteten, wurden behördlich ausgewiesen. Unverzichtbare industriell gefertigte Arzneimittel unterlagen scharfen Bewirtschaftungsregeln. Im Nationalsozialismus besonders gefördert wurden komplementärmedizinische Verfahren, deren Vorbilder, wie Paracelsus oder der Gründer der Homöopathie, Samuel Hahnemann (1755 – 1843), deutscher Herkunft waren.

Die Entwicklung nach 1945

In den einzelnen westlichen Besatzungszonen entstanden nach Kriegsende auf föderalistischer Grundlage Apothekerkammern und Apothekervereine. Anders als in der sowjetisch besetzten Zone, der späteren DDR, wurde der Apothekerstand und der Wiederaufbau seiner demokratisch ausgerichteten Selbstverwaltungsorgane durch die westlichen Besatzungsmächte eher gefördert. In einem längeren Entwicklungsprozess konstituierten sich schließlich in allen Ländern der Bundesrepublik Apothekerkammern (Pflichtmitgliedschaft für jeden Apotheker, Standesfragen, Berufsordnung, Altersversorgung etc.) und Apothekervereine/-verbände (Zusammenschluss von Apothekenleitern, wirtschaftliche Fragen, Arzneilieferverträge etc.). Beide Gruppen schlossen sich jeweils zu einem überregionalen Gremium zusammen: der Bundesapothekerkammer bzw. dem Deutschen Apotheker-Verein (seit 1992 Verband).

1950 erfolgte die Gründung eines Dachverbandes, der Bundesvereinigung Deutscher Apothekerverbände – ABDA, der Spitzenorganisation der gesamten deutschen Apothekerschaft. Ihre Mitglieder sind die 17 Kammern und 17 Vereine/Verbände der Länder. Die ABDA hatte zunächst ihren Sitz in Frankfurt am Main und zog zusammen mit den verbundenen Unternehmen 1993 nach Eschborn. 2002 wurde das »Deutsche Apothekerhaus«, ein repräsentatives Gebäude im Zentrum Berlins und damit in der Nähe der Bundesministerien, als Hauptsitz der Berufsvertretung bezogen. 2019 zog die Berufsvertretung in einen Neubau in der Nähe des Berliner Hauptbahnhofs.

Verwaltung und Tochterfirmen verblieben im Apothekerhaus Eschborn. Mit dem Aufbau der Berufsvertretung in der schwierigen Nachkriegszeit ist besonders der Name des ersten ABDA-Hauptgeschäftsführers Hans Meyer (1895 – 1977) verbunden, der entscheidenden Anteil an den meisten berufsorganisatorischen Aktivitäten zwischen 1945 und 1965 hatte.

Ausbildung

Bis ins 16. Jahrhundert finden sich in den deutschen Apothekerordnungen nahezu keine Hinweise auf Ausbildungsregelungen. Anders als im Süden Europas ließen es die deutschen Städte dabei bewenden vorzuschreiben, dass die ausgelernten, zu bestallenden Apotheker Kenntnisse der einschlägigen Literatur besitzen müssten. Der angehende Apotheker konnte dieses Wissen im 1443 verfassten Lehrbuch des Saladin Ferro von Ascoli »Compendium aromatariorum« erlernen, das in Frage und Antwort den gesamten, von einem Apotheker des 15. Jahrhunderts zu beherrschenden Stoff aus der Materia medica und der Rezeptierkunst umfasste. Sechs »Standardwerke« führt Saladin auf, darunter die Antidotarien Nicolai und Mesuë. Insgesamt forderte Saladin vom Apotheker: manuelle Fähigkeiten, (lateinische) Sprachkenntnisse, Beherrschung der Literatur und Ablegung eines Examens.

Handwerkliche Ausbildung

Die Ausbildung, vom 16. Jahrhundert an ist das belegt, ging im Meister-Lehrlings-Verhältnis vor sich. Der Meister (Apothekenbesitzer, Prinzipal) nahm, wie in den Handwerkerzünften üblich, Lehrjungen auf, die Lehrgeld zu zahlen hatten. Zumeist wurden ihnen nur praktische Fähigkeiten vermittelt. Nach unterschiedlich langer Lehrzeit (drei bis sechs Jahre) wurden sie mit oder ohne Prüfung Gehilfen (oder Gesellen). Lehrlinge wie Gesellen lebten im Haushalt des Meisters, der mit der Apotheke eine Einheit bildete. Nach zwei bis vier Jahren Gesellenzeit – meist mit Wanderschaft – konnte ein Examen vor einem Ärztegremium abgelegt werden, bei dem eine komplizierte Arzneizubereitung als Meisterstück anzufertigen war. Theoretisch konnte der Apotheker sich nun selbstständig machen, praktisch vermochten das aber nur wenige Wohlhabende, oft Apothekersöhne. Häufig führte der Weg zur eigenen Apotheke über die Einheirat. Die Regelungen und Gepflogenheiten hinsichtlich der Ausbildung wie auch der Apothekenbetriebsrechte (siehe dort) waren in den einzelnen deutschen Ländern sehr unterschiedlich. Die handwerklich angelegte Ausbildung blieb jedenfalls bis ins 19. Jahrhundert weitgehend bestehen.

Ausbildungsdilemma Ende des 18. Jahrhunderts

Die Epoche der Aufklärung veränderte Lebensgefühl und Einstellung vor allem des Bürgertums. Vernunft, Freiheit, Bildungsdrang waren bahnbrechend. Im letzten Drittel des 18. Jahrhunderts erlebten die Naturwissenschaften, speziell die Chemie, einen großen Aufschwung. Neue Forschungsergebnisse waren in die Pharmazie zu integrieren. Fortschrittliche und zumeist im Selbststudium gebildete Apotheker nahmen an dieser Entwicklung lebhaft Anteil. Ihnen war klar, dass der Beruf des Apothekers in Zukunft mehr brauchen würde als allein die handwerkliche Beherrschung der alten Apothekerkunst. Eine theoretische Ausbildung, die die neuen Wissensgebiete erschloss, musste für den Apotheker obligatorisch werden.

Davon aber war man noch weit entfernt. Zwar hatten einzelne Apotheker schon im 15. und 16. Jahrhundert medizinische Vorlesungen an Universitäten besucht, die Fächer »Materia medica« und »Res pharmaceutica« gehörten traditionell zum Vorlesungskanon der medizinischen Fakultät, und im 17. und 18. Jahrhundert erweiterte sich das Spektrum derartiger Vorlesungsangebote, die für Apotheker nutzbringend waren, beträchtlich. Manchen Lehrlingen bzw. Gehilfen war es auch gelungen, im Apothekenlaboratorium zu arbeiten, Fachliteratur zu benutzen und sich autodidaktisch auszubilden. Aber das waren Ausnahmen. In den meisten Apotheken gab es kaum Bücher und die vorhandenen hielt man unter Verschluss. Autobiographien erzählen davon, wie schlimm es im 18. und noch bis weit in das 19. Jahrhundert hinein mit der Ausbildung bestellt war: »Bücherlesen war völlig aus aller Mode, und es fehlte dazu alle Gelegenheit«.

Staatlicherseits bot sich zunächst kaum Unterstützung in diesem Dilemma. Die einzelnen Apothekerordnungen der Länder sagten nur etwas darüber aus, vor welchem Gremium der Apotheker seine Abschlussprüfung abzulegen habe. Wie er an das geforderte Wissen gelangen sollte, blieb offen. Allerdings war 1724 in Berlin das Collegium medico-chirurgicum, eine Hochschule für preußische (Militär)Ärzte, Apotheker und Chirurgen geschaffen worden, an der – und das war noch außergewöhnlich – auch ein Apotheker eine Professur inne hatte und dem Prüfungsgremium angehörte. Der erste, der diese Position einnahm, war der Berliner Hof-Apotheker und Professor der Chemie Caspar Neumann (1683 – 1737). 1725 wurde durch ein Edikt angeordnet, dass ein Prüfling nach siebenjähriger Gesellenzeit einen höheren Bildungsweg dadurch einschlagen konnte, dass er einen »Processus pharmaceuticus-chimicus« in Berlin absolvierte und besondere Lektionen beim Collegium medico-chirurgicum hörte. Dieser neue Ausbildungsgang war für die »Apotheker I. Klasse« vorgeschrieben, das heißt, nur diese waren berechtigt, sich in großen Städten niederzulassen. Für alle anderen galt das nicht.

Die Privatinstitute

In dieser Situation ergriffen einige herausragende Apothekerpersönlichkeiten selbst die Initiative und schufen auf privater Basis Möglichkeiten zu wissenschaftlicher Ausbildung, es entstanden die Privatinstitute.

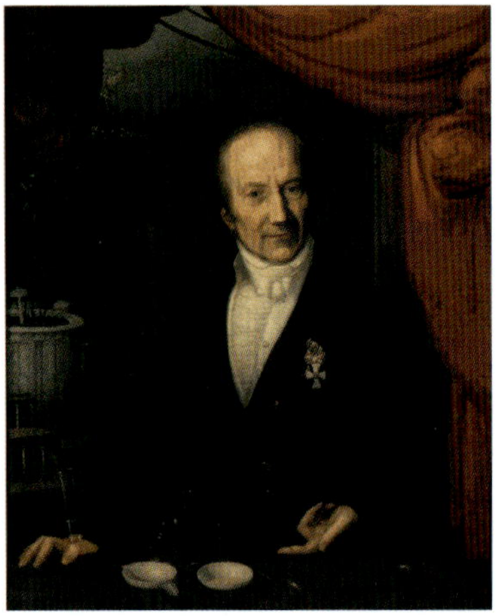

Abb. 22: Der Erfurter Apotheker Johann Bartholomäus Trommsdorff (1770 – 1832) steht heute als Symbolfigur für die vielen Pharmazeuten, denen in dieser Epoche die Entwicklung des Apothekerberufs vom Handwerk zur akademischen Disziplin gelang

Als erstes Privatinstitut gründete 1779 der vornehmlich an den Fortschritten der Chemie interessierte Apotheker Johann Christian Wiegleb (1732 – 1800) in Langensalza/Thüringen seine praktisch-chemische Unterrichtsanstalt. Die Schüler wohnten in seinem Haus, hörten bei ihm täglich Vorlesungen »Zur Scheide- und Apothekerkunst« und führten unter seiner Anleitung Experimente im Laboratorium durch oder stellten chemische Präparate her. Das Institut bestand bis etwa 1796. Hier bildete Wiegleb insgesamt mehr als 40 Schüler aus. Zwei Schüler Wieglebs folgten seinem Beispiel: Sigismund Friedrich Hermbstaedt (1760 – 1833) und Johann Friedrich August Göttling (1753 – 1809). Beide leisteten Pionierarbeit für die chemische Ausbildung der Apotheker nicht nur in ihren Privatanstalten, sondern besonders auch nach ihrer späteren Berufung als Universitätsprofessoren, Hermbstaedt in Berlin, Göttling in Jena.

Hermbstaedt gründete 1789 in Berlin eine »Chemische Pensionsanstalt für Jünglinge«, die bis 1797 bestand.

Göttling ist besonders durch seine Verbindung zu Goethe bekannt geworden, die sich durch die Tätigkeit Göttlings in der Weimarer Hofapotheke ergab. Goethe richtete ihm in Jena ein Laboratorium ein, das Göttling für den chemischen Unterricht in seinem 1794 eröffneten Privatinstitut bis zu seinem Tod 1809 nutzte.

Das erfolgreichste Privatinstitut war die »Chemisch-physikalische, und pharmaceutische Pensionsanstalt für Jünglinge« in Erfurt, 1795 von Johann Bartholomäus Trommsdorff (1770 – 1832) gegründet. Unter den vielen herausragenden Apotheker-Persönlichkeiten, die diese Epoche für die Pharmaziegeschichte so bemerkenswert machen, ist Trommsdorff derjenige, der am zutreffendsten als Wegbereiter des akademischen naturwissenschaftlichen Studiums bezeichnet werden kann. Stellvertretend für andere zeitgenössische Apotheker soll hier sein Lebensweg ausführlicher berücksichtigt werden.

J. B. Trommsdorff hatte im Gegensatz zu den meisten Apothekern seiner Zeit gute Startchancen. Als Sohn eines allerdings früh verstorbenen Medizinprofessors und Besitzers der Erfurter Schwan-Apotheke begann er seine Apothekerausbildung bei einem Freund der Familie, dem Arzt und Apotheker Wilhelm Heinrich Sebastian Buchholz (1734 – 1798) in der Hofapotheke in Weimar, wo seine Wissbegierde von Anfang an Unterstützung fand. Zwanzigjährig musste er nach dem Tod des Stiefvaters die Leitung der elterlichen Apotheke übernehmen, die er auch nach seiner Berufung zum außerordentlichen Professor für Chemie an der Universität Erfurt beibehielt. 1795 eröffnete Trommsdorff sein Institut, in dem er wie zum Beispiel auch Wiegleb und Hermbstaedt nicht nur Apotheker, sondern auch Fabrikanten und Gewerbetreibende ausbildete. Der Lehrplan der Pensionsanstalt umfasste Botanik, Zoologie, Mineralogie, Mathematik mit Stöchiometrie, Chemie, Naturlehre und Pharmazie. Großer Wert wurde auf den Experimentalunterricht gelegt, stets gemäß den neuesten veröffentlichten Erkenntnissen gelehrt. Im Gegensatz zu anderen Privatinstituten unterrichtete Trommsdorff nicht allein, sondern teilte den Stoff unter mehrere Lehrer auf. Bis 1828, als das Institut schloss, hatten mehr als 300 in- und auch ausländische Schüler seine Kurse absolviert, darunter neun spätere Hochschullehrer. Trommsdorffs Institut kann als erste wissenschaftliche Schule in der Pharmazie angesehen werden, die zum Vorbild weiterer privater sowie staatlicher Ausbildungsstätten für Apotheker wurde. Darüber hinaus aber lag seine Einflussmöglichkeit in der enormen schriftstellerischen Aktivität, die er entfaltete. Insgesamt schrieb Trommsdorff 34 Bücher, bei vier weiteren war er Mitautor, 16 Bücher übersetzte er und verfasste 511 Zeitschriftenaufsätze, er gab sieben Zeitschriften und Buchreihen heraus, unter denen sein »Journal der Pharmacie« mit Abstand das wichtigste war. Ganz dem Aufkommen neuer Entwicklungen verbunden betätigte er sich auch als Fabrikant chemischer Produkte.

Weitere Privatinstitute unterhielten unter anderen Georg Heinrich Piepenbring (1763 – 1806) von 1801 bis 1805 in Meinberg, später Karlshafen; Johann Christian Karl Schrader (1762 – 1826) von 1801 bis 1826 in Berlin; Justus von Liebig (1803 – 1873) ab 1825 in Gießen; Friedemann Goebel (1794 – 1851) 1821 bis 1828 in Jena;

Heinrich Wackenroder (1798 – 1854) 1829 – 1854 in Jena; Franz Wilhelm Schweigger-Seidel (1795 – 1838) 1829 bis 1835 in Halle; Johann Andreas Buchner (1783 – 1852) 1830 bis 1847 in München und Georg Friedrich Walz (1813 – 1862) 1840 bis 1862 in Speyer, später Heidelberg.

Um die Mitte des 19. Jahrhunderts war die Zeit der Privatinstitute vorbei. Eine reguläre Etablierung der Apothekerausbildung durch den Staat war erreicht.

Apotheker als Lehrer und Forscher

Die ursprünglich als Hilfswissenschaft der Medizin an den Universitäten gelehrte Chemie strebte durch ihre rasanten Fortschritte zu Beginn des 19. Jahrhunderts die Anerkennung als eigene Disziplin und eine entsprechende Position an den Hochschulen an. Wie die Lebensläufe der bedeutenden Apotheker dieser Epoche erweisen, wurden während einer relativ kurzen, aber äußerst bedeutsamen Zeitspanne Apotheker als Dozenten für Chemie, aber auch für andere naturwissenschaftliche Fächer an die Universitäten berufen. Sie brachten Vorbildung und (experimentelle) Kenntnisse mit, die Medizinern häufig fehlten. Das ausgehende 18. und beginnende 19. Jahrhundert ist eine der fruchtbarsten Perioden der deutschen Pharmazie. Gerade die Schwierigkeiten in der eigenen Ausbildungssituation machten ihre fähigsten Köpfe zu höchst erfolgreichen Autodidakten. Ihr Wissen, das sie nicht selten durch eigene Forschungen und Entdeckungen untermauert hatten, weiter zu vermitteln waren sie hochmotiviert. So qualifizierten sie sich, oft ohne oder mit nachgeholtem regulärem Studiengang, als Universitätslehrer und Forscher, als Lehrbuchautoren und Zeitschriftengründer und trugen viel dazu bei, dass Deutschland in den Naturwissenschaften, speziell der Chemie, den Anschluss an die wichtigen Zentren wie Paris, London und Stockholm nicht verlor.

Auf die Lebensleistungen dieser Apotheker ist in den entsprechenden Kapiteln hingewiesen. Hier sollen nur einige wenige Namen der bekanntesten Pharmazeuten vor allem den zeitlichen Zusammenhang in den ersten Epochen wissenschaftlicher Pharmazie verdeutlichen.

Caspar Neumann (1683 – 1737) erhielt als erster Apotheker eine Professur am Collegium medico-chirurgicum in Berlin. Sein Schüler Andreas Sigismund Marggraf (1709 – 1782) entdeckte den Rübenzucker und begründete die Zuckerindustrie. Georg Ludwig Rousseau (1724 – 1794) begründete in Ingolstadt den pharmazeutischen Unterricht an den bayerischen Universitäten. Valentin Rose senior und junior (1736 – 1771 und 1762 – 1807) machten die Apotheke Zum Weißen Schwan in Berlin zu einer berühmten Ausbildungs- und Forschungsstätte. Carl Wilhelm Scheele

(1742 – 1786) gehört durch die Sauerstoffentdeckung zu den bedeutendsten Chemikern. Martin Heinrich Klaproth (1743 – 1817) begründete das erste chemische Institut in Berlin und war als Forscher, Lehrer und Fachautor erfolgreich. Karl Gottfried Hagen (1749 – 1829) etablierte die wissenschaftliche Pharmazie in Königsberg. Sigismund Friedrich Hermbstaedt (1760 – 1833) erschloss besonders durch unermüdliche publizistische Tätigkeit der Pharmazie neue Felder. Seine Übersetzung von Lavoisiers grundlegendem Werk trug wesentlich zur Durchsetzung der neuen antiphlogistischen Lehre in Deutschland bei. Friedrich Albert Carl Gren (1760 – 1798) leistete als Lehrbuchautor und Herausgeber Bedeutendes. Carl Ludwig Willdenow (1765 – 1812) erlangte als Pflanzensystematiker Weltruf. Johann Bartholomäus Trommsdorff (1770 – 1837) war gleichermaßen erfolgreich als Gründer eines Privatinstitutes, Autor und Herausgeber. Johann Wolfgang Döbereiner (1780 – 1849) entdeckte die katalytischen Eigenschaften des Platins (Feuerzeug) und die Triadenlehre und begründete die chemische Ausbildung in Jena. Friedrich Wilhelm Sertürner (1783 – 1841) wurde als Entdecker des Morphiums weltweit bekannt. Johann Andreas Buchner (1783 – 1852) trug in seiner erfolgreichen akademischen Laufbahn entscheidend zur wissenschaftlichen Fundierung der Pharmazie bei. Johann Daniel Riedel (1786 – 1843) schuf eine fabrikationsmäßige Chemikalienherstellung. Friedlieb Ferdinand Runge (1794 – 1867) begründete die Steinkohlenteerchemie und entdeckte das Coffein. Heinrich Emanuel Merck (1794 – 1855) war der Gründer des weltbekannten Pharmaunternehmens. Friedrich Mohr (1806 – 1879) gilt als maßgeblicher Analytiker seiner Zeit (Waage). Hermann Hager (1816 – 1897) verfasste mit seinem »Handbuch der pharmazeutischen Praxis« eines der erfolgreichsten Werke der deutschen Fachliteratur.

Entwicklung des obligatorischen Pharmaziestudiums

Durch ihre Eigeninitiative hatten die Apotheker gezeigt, dass wissenschaftlicher Unterricht für die Pharmazie unerlässlich war. Wollte der Staat entsprechend ausgebildete Apotheker haben, so musste er dafür Sorge tragen. Es mehrten sich die Eingaben an die zuständigen Stellen in den einzelnen Ländern. Sie forderten zunächst staatliche Unterstützung für Privatinstitute, später generelle Lösungen des Problems. Die Reaktionen der Ministerien waren ganz unterschiedlich: zum Beispiel wurden 1825 Justus von Liebig (1803 – 1873) Staatsmittel für ein Privatinstitut mit der Begründung verweigert, dass es Aufgabe des Staates sei, Beamte auszubilden, nicht aber Apotheker, Seifensieder, Bierbrauer, Färber, Drogisten und Spezereikrämer. Trommsdorff dagegen erhielt, allerdings erst ab 1823, einen jährlichen Zuschuss von 100 Talern bewilligt. Auch wurde in seinem Falle die wichtige Frage, ob die Ausbildungs-(Servier)zeit für Zöglinge seines Instituts um ein bis zwei Jahre verkürzt werden könne, zum gleichen Zeitpunkt positiv entschieden.

Stundenplan des Berliner Pharmaziestudenten Johannes Lavater-Hirzel (1812 – 1888) aus dem Jahre 1833

	MO	DI	MI	DO	FR	SA
07.00 – 8.00	Bot	Bot	Bot	Bot	Bot	Bot
08.00 – 09.00	NG	NG	NG	NG	NG	ElCh
09.00 – 10.00	ChÜb	ChÜb	ChÜb	ChÜb	ChÜb	ChÜb
10.00 – 11.00	AnaCh			AnaCh		Gifte
11.00 – 12.00	ExCh	ExCh	ExCh	ExCh	ExCh	ExCh
12.00 – 13.00	Tech	Tech	Tech	Tech	Tech	Tech
Pause						
15.00 – 16.00	Min	Min	Min	Min	Min	Min
16.00 – 17.00						BotEx
17.00 – 18.00	Geol			Geol		BotEx

Fächerschlüssel und Dozenten:

AnaCh	Analytische Chemie, Qualitativer Teil	Heinrich Rose
Bot	Botanik	Heinrich Friedrich Link
BotEx	Botanische Exkursion	Heinrich Friedrich Link
ChÜb	Chemisch-analytische Übungen	Heinrich Rose
ElCh	Elektrochemie	Eilhard Mitscherlich
ExCh	Experimentalchemie	Eilhard Mitscherlich
Geol	Geologie, vulkanische Gebilde	Friedrich Hoffmann
Gifte	Analyse der unorganischen Gifte	Heinrich Rose
Min	Mineralogie	Gustav Rose
NG	Allgemeine Naturgeschichte Encyclopädie und Methodologie der Naturwissenschaften	Heinrich Friedrich Link
Tech	Technologie	Heinrich Gustav Magnus

In Briefen Lavater-Hirzels angegebene Studienliteratur

Berzelius, Johann Jacob: Von der Anwendung des Lötrohrs in der Chemie und Mineralogie. Übersetzt von Heinrich Rose, Nürnberg 1821.
Mitscherlich, Eilhard: Lehrbuch der Chemie. 2 Bde., Berlin 1829, 1830.
Rose, Heinrich: Handbuch der analytischen Chemie. 2 Bde. Berlin 1829.
Rose, Gustav: Elemente der Krystallographie. Berlin 1830.

(Rekonstruktion nach Mitteilungen in seinen Briefen und historischen Vorlesungsverzeichnissen von Antje Mannetstätter)

Während dieses Durcheinander von Regelungen noch lange anhielt, machten sich einzelne Länder daran, die erkennbare Notwendigkeit wissenschaftlicher Ausbildung für Apotheker umzusetzen. 1808 verfügte im Königreich Bayern ein Edikt, dass Apothekergehilfen wenigstens zwei Jahre an einem pharmazeutischen Institut, das »an den Medizinal-Sektionen« der bayerischen Universitäten errichtet werden sollte, oder einem entsprechenden anderen Institut chemische, botanische und pharmazeutische Kollegien zu besuchen hätten. In Österreich war ab 1804 bereits eine ähnliche Regelung in Kraft getreten. Andere deutsche Länder folgten, ein obligatorisches Universitätsstudium begann sich durchzusetzen. Es dauerte noch Jahrzehnte, bis am 1. Oktober 1875 die erste reichseinheitliche Prüfungsordnung für Pharmazeuten in Kraft trat. Sie schrieb ein dreisemestriges Hochschulstudium vor, das lediglich die Obersekundarreife voraussetzte. Erst 1921 wurde die Reifeprüfung Voraussetzung für die Apothekerausbildung. Insgesamt gestaltete sich die Institutionalisierung der Pharmazie an den deutschen Universitäten schwierig, sie war von Rückschlägen begleitet (Institutsschließungen) und ist bis heute nicht abgeschlossen.

Ausbildungsinhalte in den Studienordnungen bis zur Gegenwart

Da in der Staatsprüfung nach der Studienordnung von 1875 sehr viel Wert auf praktische Fertigkeiten gelegt wurde, lagen im Lehrplan die Schwerpunkte auf Tätigkeiten im Laboratorium. Neben der Herstellung mehrerer galenischer Präparate sah die Prüfungsordnung zum Abschluss chemische qualitative und quantitative Analysen vor, genaue Kenntnisse über zehn willkürlich ausgewählte Arzneipflanzen und Drogen sowie die Übersetzung von Abschnitten der (lateinisch verfassten) Pharmacopoea Germanica. Mit einer mündlichen, öffentlichen Schlussprüfung in den Fächern Chemie, Physik, Botanik und Gesetzeskunde galt das Studium als abgeschlossen. Vor allem Hochschullehrer forderten schnell eine Anhebung des theoretischen-wissenschaftlichen Standards. Ziel war es, mit der Ausweitung von vier auf sechs Semester ein vollakademisches Studium zu schaffen. Doch 1904 ergaben sich gegenüber 1875 inhaltlich nur geringfügige Änderungen in der pharmazeutisch-chemischen Prüfung des praktischen Teils, so beispielsweise die Einbeziehung des Mikroskops in der Drogenbestimmung. Die Anfertigung galenischer Präparate war nicht mehr verpflichtend. Neu war außerdem, dass auch bei den praktischen Teilen des Examens der Kandidat mündlich zu prüfen war.

Erst 1934 konnte die Studienzeit auf sechs Semester verlängert und damit ein vollakademisches Studium geschaffen werden. Neben einem verstärkten Unterricht in pharmazeutischer Chemie, Galenik, Pharmakognosie und Pharmakologie hatte der angehende Apotheker Veranstaltungen zu den Fächern Physik (als Praktikum), Bakteriologie, Hygiene, Sterilisationsverfahren, Apotheken- und Arzneimittelgesetzgebung, Homöopathie und einen Kursus in Buchführung, Steuerkunde und Privatwirtschaftslehre zu besuchen. Das Examen beinhaltete einen praktischen Teil (analytische und pharmazeutische Chemie, Pharmakognosie) und eine mündliche Prüfung in Chemie, Physik und Pharmakognosie.

Arbeitskräftemangel in den Kriegsjahren führte immer wieder zu Anpassungen der Studienordnung. So konnte man 1939 auch ohne Kandidatenjahr bzw. mit einer Verkürzung auf vier Monate die Approbation erhalten oder die Kandidatenzeit monatsweise während des Studiums ableisten. Die Einführung von Trimestern (1939 – 1941) verringerte die Studiendauer von drei auf zwei Jahre. Seit 1942 konnten auch Tätigkeiten in Lazarett-Apotheken oder bei den Sanitätsparks mit bis zu sechs Monaten auf die praktische Ausbildung angerechnet werden.

Mit der Approbationsordnung von 1971 wurde der Aufbau der pharmazeutischen Ausbildung in der BRD mit dem Wegfall der Praktikantenzeit vor dem Studium, einem siebensemestrigen Universitätsstudium und einem sich daran anschließenden einjährigen Berufspraktikum völlig neu geordnet. Pharmakologie und Pharmazeutische Technologie fanden Eingang in die Studienordnung und wurden auch Prüfungsfächer im zweiten Abschnitt der Pharmazeutischen Prüfung. Begleitende Unterrichtsveranstaltungen während des Praktikums sollten die erworbenen Fertigkeiten und Kenntnisse theoretisch untermauern. Im ersten (schriftlichen) Prüfungsabschnitt wurde das Multiple-choice-Verfahren eingeführt, der zweite Prüfungsabschnitt vor und der dritte nach dem praktischen Jahr erfolgten mündlich.

Mit Inkrafttreten der EU-Richtlinien zur gegenseitigen Anerkennung der pharmazeutischen Diplome musste die universitäre Ausbildungsdauer von sieben auf acht Semester verlängert werden. Die entsprechend novellierte Approbationsordnung trat 1989 in Kraft. Neben einem achten Semester (ohne Ausweitung der Gesamtstundenzahl) wurde eine achtwöchige Famulatur während des ersten Ausbildungsabschnittes eingeführt. Ebenfalls neu war das Angebot von Seminaren zu den Themen Stereochemie, chemische Nomenklatur, Mathematik, Arzneibuchanforderungen, pharmazeutisch-technologische und biopharmazeutische Analysenmethoden und Fertigarzneimittel. An Vorlesungen ergab sich eine Verschiebung zu mehr medizinischen und klinischen Wissensgebieten. Neu war außerdem, 90 Jahre nach der Zulassung von Frauen zum Pharmaziestudium, die Einführung der Berufsbezeichnung »Apothekerin« auf der Approbationsurkunde.

In der Deutschen Demokratischen Republik (DDR) wurde die Studiendauer bereits 1951 von sechs auf acht Semester erhöht. Verbunden mit der Einführung propädeutischer Vorlesungen in Anatomie, Physiologie und Pathologie wurde die Pharmakologie als Lehr- und Prüfungsfach aufgenommen. Die Ausbildung in Galenik und Pharmazeutischer Technik wurde um Vorlesungen und Übungen erweitert; diese Disziplin wurde zum Prüfungsfach erhoben. An das erfolgreich abgeschlossene Hochschulstudium schloss sich eine zweijährige Kandidatenzeit an, die Voraussetzung für die Erteilung der Approbation war. Bis Mitte der 1970er-Jahre wurde die

Apothekerausbildung mehrfach reformiert. Das Studium der Pharmazie umfasste letztlich fünf Jahre, davon entfiel ein Semester auf ein Berufspraktikum. Während der beiden letzten Semester hatten die Studenten eine Diplomarbeit anzufertigen.

Die erste Novelle der Approbationsordnung im wiedervereinigten Deutschland trat am 1. Oktober 2001 in Kraft. Schwerpunkte dieser Novellierung waren – neben einer umfangreichen Überarbeitung und Aktualisierung der Ausbildungsinhalte – die Intensivierung der theoretischen Lehrveranstaltungen, insbesondere der Seminare, die Intensivierung der humanbiologisch-medizinischen Grundlagenfächer und der Pharmakologie sowie die Einführung der »Klinischen Pharmazie« in das Studium. Anstelle eines starren Lehrplanes sind nun Themenblöcke vorgegeben, deren Ausgestaltung den pharmazeutischen Instituten im Rahmen von Mindestvorgaben überlassen bleibt. Ein sogenanntes Wahlpflichtfach soll den Studenten eine gewisse Schwerpunktbildung ermöglichen.

KLINISCHE PHARMAZIE UND PHARMAZEUTISCHE BETREUUNG

Unter »Klinischer Pharmazie« versteht man heute die Disziplin der Pharmazie, die »aufbauend auf pharmazeutisch-naturwissenschaftlichen Kenntnissen die Optimierung der Arzneimittelanwendung am und durch den Patienten zum Inhalt hat«. In den 60er-Jahren des 20. Jahrhunderts begannen amerikanische Pharmazeuten, ihre Aufgabe verstärkt in patientenorientierten Dienstleistungen zu sehen. Die größten Erfolge wurden dabei in Krankenhausapotheken erzielt. Zunächst in den USA, ab etwa 1970 zunehmend auch in Europa, etablierten sich Angebote wie Arzneimittelinformation, Erhebung und Auswertung von Medikationsprofilen, patientenindividuelle Herstellung von Zytostatika und von Lösungen zur parenteralen Ernährung oder Therapeutisches Drug-Monitoring (Dosiskontrolle und -empfehlung aufgrund pharmakokinetischer Daten und Messungen).

Unter »Pharmazeutischer Betreuung« als praktischer Umsetzung klinisch-pharmazeutischer Kenntnisse versteht man heute die konsequente Wahrnehmung der Mitverantwortung des Apothekers bei der Arzneimitteltherapie mit dem Ziel, konkrete therapeutische Ergebnisse zu erreichen, die geeignet sind, die Lebensqualität des Patienten zu verbessern.

Seit 2022 erhalten Offizinapotheken für fünf definierte »Pharmazeutische Dienstleistungen« erstmals ein packungsunabhängiges Honorar von der Gesetzlichen Krankenversicherung.

Tab. 5: Übersicht zur akademischen Apothekerausbildung

Jahr	Studienvoraus-setzungen	Studiendauer	Famulatur	Nachuniversitäre praktische Ausbildung
1808/1812 (Bayern)	Mindestens 3 Jahre Lehrzeit 2 Jahre Gehilfenzeit	2 Jahre	–	–
1864 (Preußen)	Höhere Schule 3 Jahre Lehrzeit 3 Jahre Gehilfenzeit	1,5 Jahre[a]	–	–
1875	Obersekundarreife 3 (mit Abitur 2) Jahre Lehrzeit 3 Jahre Gehilfenzeit	1,5 Jahre	–	–
1904	Primarreife 3 (mit Abitur 2) Jahre Lehrzeit 1 Jahr Gehilfenzeit	2 Jahre	–	2 Jahre[e]
1920/21	Abitur 2 Jahre Praktikum 1 Jahr Assistentenzeit	2 Jahre	–	2 Jahre[e]
1934	Abitur 2 Jahre Prakt.-Zeit	3 Jahre	–	1 Jahr[e]
1951 (DDR)	Abitur 1 Jahr Prakt.-Zeit	4 Jahre	–	2 Jahre[e]
oder	Abitur	4 Jahre	3-mal 6 Wochen	2 Jahre[e]
1955 (DDR)	Abitur	4 Jahre	1 Jahr	1 Jahr[e]
1968 (DDR)	Abitur	4,5 Jahre[c]	5 Monate	1 Jahr[e]
oder	Abitur	3,5 Jahre	5 Monate	2 Jahre[e]
1975 (DDR)	Abitur	5 Jahre[d]	3-mal 1 Monat	1 Jahr[e]
1984 (DDR)	Abitur 1 Jahr Vorpraktikum	5 Jahre[d]	–	1 Jahr[e]
1971 (BRD)	Abitur[b]	3,5 Jahre	–	1 Jahr[f]
1989	Abitur	4 Jahre	2 Monate	1 Jahr[f]
2001	Abitur	4 Jahre	2 Monate	1 Jahr[f]

a ersetzbar durch ein weiteres »Servierjahr« pro Semester
b Latinum nicht mehr verpflichtend
c einschließlich 6 Monate Diplomarbeit
d einschließlich 12 Monate Diplomarbeit
e »Kandidatenzeit«
f »Pharmaziepraktikum«

Frauen in der Pharmazie

Der Weg zum Apothekerberuf steht Frauen erst seit 1899 offen. Natürlich lag die Apothekenführung in Frauenklöstern in weiblicher Hand und auch in öffentlichen Apotheken, besonders auf dem Land, griff der Apothekenleiter gerne auf die Hilfe seiner Ehefrau zurück, vor allem, wenn es an Apothekergesellen mangelte. Doch der Gedanke, Frauen ein Pharmaziestudium zu gestatten, stieß auf breiten Widerstand. Die höhere Schulbildung, seit 1875 Voraussetzung für die Ausbildung zum Apotheker, war für Frauen nicht vorgesehen. Als dann eine Gesetzesänderung 1899 Frauen formal zum Pharmaziestudium zuließ, musste als weitere Hürde die Lehr- und Gehilfenzeit überwunden werden, denn viele Apothekenleiter wehrten sich gegen die Beschäftigung eines weiblichen Lehrlings. Magdalena Meub (1881 – 1966) schloss als erste deutsche Frau das Pharmaziestudium im Jahre 1906 in Karlsruhe erfolgreich ab. Viele Frauen verzichteten nach Lehr- und Gehilfenzeit bzw. Vorexamen, meist aus finanziellen Gründen, auf den Besuch der Hochschule und arbeiteten als »Vorexaminierte«, deren Kompetenzen als »Halbqualifizierte« je nach politischer und wirtschaftlicher Lage begünstigt oder eingeschränkt wurden. Approbierte Apothekerinnen mussten sich häufig mit einem geringeren Gehalt als ihre männlichen Kollegen zufrieden geben.

Nach dem Ersten Weltkrieg wuchs die Zahl der Apothekerinnen stetig. Die Ausbildung als Vorexaminierte ermöglichte es, während des Studiums nebenbei Geld zu verdienen. Anfang der 1930er-Jahre war der Frauenanteil bereits auf 30 Prozent gestiegen. 1931 erhielt erstmals eine Apothekerin, Hedwig Fink, die Konzession für eine eigene Apotheke.

Die politischen Ereignisse der 20er, 30er- und 40er-Jahre spiegeln sich im Verhältnis Frauen und Pharmazie deutlich wider. Zur Zeit der Weltwirtschaftskrise verloren, prozentual gesehen, erheblich mehr Frauen ihren Arbeitsplatz als Männer. Ein weiterer Rückschlag erfolgte aufgrund der nationalsozialistischen Weiblichkeitsideologie. Zulassungsbeschränkungen, Aufnahmestopps bei der Praktikanteneinstellung und geschlechtsspezifische Numeri clausi sollten den Zugang zum Studium für Frauen erschweren. Als während des Zweiten Weltkrieges männliche Arbeitskräfte fehlten, kehrten Apothekerinnen an ihre Arbeitsplätze zurück, erhielten sogar Auszeichnungen für ihre beruflichen Leistungen, um dann die apothekerliche Verantwortung nach Beendigung des Krieges wieder an die heimkehrenden Männer abzugeben.

Nach 1950 stiegen die Chancen für Frauen zunehmend und 1953 lag der Frauenanteil der Pharmaziestudierenden in der BRD bereits bei über 50 Prozent. Die Niederlassungsfreiheit ermöglichte es nach 1960 Frauen, sich unabhängig von staatlicher Reglementierung selbstständig zu machen. Inwieweit die heutige Entwicklung des Apothekerberufs zu einem Frauenberuf das Berufsbild insgesamt beeinflusst, werden zukünftige Untersuchungen klären müssen.

Frauenanteil der berufstätigen Apotheker 1927 – 2022

Jahr	*In Prozent*
1927	2
1939	9
1953	29
1964	41
1989	54
1999	63
2009	67,5
2022	71,6

Frauen und Pharmazie Ende 2022

Anteil Frauen bei:	*in Prozent*
Neu Approbierten	77,0
Pharmazeuten im Praktikum	76,2
Berufstätigen Approbierten	71,6
Approbierten in öffentlichen Apotheken	73,6
Apothekenleitern	49,5
Hochschulpersonal	53,5
PTAs	97,1
PKAs	94,7

Pharmazeutische Literatur

Die Trennung der Berufe von Arzt und Apotheker begann sich vor etwa 800 Jahren zu manifestieren, Pharmazie als eigenständiges wissenschaftliches Fach existiert seit weniger als 200 Jahren. Pharmazeutische Literatur ist demgemäß über einen langen Zeitraum eng verwoben mit dem medizinischen Schrifttum. Pharmazie war in der Antike und über das gesamte Mittelalter hin ein Teilbereich der ärztlichen Tätigkeit. So ist es nicht verwunderlich, dass die entsprechende Literatur bis ins 18. Jahrhundert hinein nahezu ausnahmslos von Ärzten verfasst wurde. Unter »pharmazeutischer Literatur« ist also in diesem Zusammenhang jeder Text zu verstehen, der innerhalb der Medizin pharmazeutische Zusammenhänge behandelt.

Vorläufer der Arzneibuchliteratur

Die Geschichte der heilkundlichen Vorschriftensammlungen geht bis in die alten Hochkulturen zurück. Eine pharmaziegeschichtlich herausragende Stellung nimmt die Rezeptsammlung des ägyptischen Papyrus Ebers ein, ferner sind an dieser Stelle das Corpus Hippocraticum, die Materia medica des Dioskurides und die Schriften Galens zu nennen. Bis ins Spätmittelalter hinein wurden Arzneien weiterhin nach den von griechischen, römischen und arabischen Ärzten verfassten Vorschriften zusammengestellt, was sich auch in der Literatur widerspiegelt. An erster Stelle standen hier Antidotarien und Rezeptarien. Ein Antidot war ursprünglich rein wörtlich eine Gegengabe, also ein Mittel gegen Vergiftungen durch Speisen, Getränke oder Verletzungen durch giftige Tiere. Doch schon zu Galens Zeiten wurde der Begriff auf »Mittel gegen innere Krankheiten« erweitert und galt schließlich einfach als Synonym für »Heilmittel«. In einem »Antidotarium« wurden die Angaben über die Bestandteile solcher Mittel, teilweise auch über ihre Herstellung zusammengefasst. Ein »Rezeptarium« führte dagegen Rezepte überwiegend einfachen Charakters auf.

Der Begriff »Arzneibuch« ist eine Lehnübersetzung des mittelalterlichen Ausdrucks »liber medicinalis«. Darin eingeschlossen waren inhaltlich alle Gebiete der Medizin inklusive der Pharmazeutik und formal alle Textsorten, einzeln oder als Sammlung. In der Regel verstand man hierunter heilkundliche Kompendien mit einer umfassenden Indikation. Häufig beinhalteten sie eine Zusammenstellung von kurzen Traktaten und Rezepten mit Angaben über Beschaffenheit, Herstellung und teils Prüfung von Arzneimitteln, die ähnlich wie eine Monographie eine bestimmte Thematik knapp und präzise abhandelten. Die Ordnung dieser Werke fiel unterschiedlich aus. Eine der Tradition verhaftete Variante stellte das Schema »a capite ad calcem« – von Kopf bis Fuß – dar, das sowohl aus der Antike als auch aus dem arabischen Kulturkreis überliefert ist. Eine weitere Möglichkeit bestand in der Zusammenstellung der aufgelisteten Rezepturen nach Indikation, Arzneiform oder später dem Alphabet. Zu bedeutungsgleichen Bezeichnungen für den »liber medicinalis« wurden im Laufe der Zeit Ausdrücke wie »medicina«, »practica«, »compendium«, »dispensatorium«, »antidotarium«, »receptarium«, »enchiridion«, »codex« oder »formulae«.

«Pharmacopoeae« (eigentlich Arzneibereitung, später Vorschriftenbuch) kamen im 16. Jahrhundert auf und beruhten auf einem gesetzgeberischen Akt. Sie wurden auf behördliche Anweisung erstellt und besaßen Gültigkeit für alle Medizinalpersonen als amtliches Vorschriftenbuch in einem Herrschaftsbereich. Daraus entwickelte sich das »Arzneibuch« im heutigen Sinne, das als ein offizielles, für einen bestimmten Personenkreis – darunter Apotheker – verbindliches Werk eingeführt worden ist und Gesetzescharakter besitzt, hauptsächlich in Bezug auf die Standardisierung von Arzneimitteln. Durch die Aufnahme in das amtliche Arzneibuch erhält ein Heilmittel den offizinellen Status.

Zu den bedeutendsten Vorläufern der deutschen Arzneibücher zählen:

- die Werke Galens, Celsus', Dioskurides' und Avicennas;
- der Schriftenkomplex Mesuë, überwiegend verfasst von dem syrischen, christlichen Arzt Johannes Mesuë (um 777 bis um 854);
- Literatur der ersten laienmedizinischen Schule zu Salerno wie der »Liber pantegni«, eine arabische Bearbeitung Galens in lateinischer Übersetzung durch Constantinus Africanus (um 1018 – 1087) und das »Antidotarium magnum« (um 1100) mit ca. 1.200 Titeln in alphabetischer Reihenfolge;
- das »Antidotarium Nicolai« (um 1150 ebenfalls in der Schule von Salerno entstanden). Die verschiedenen Fassungen enthielten zwischen 110 bis 175 Vorschriften, die mit ausführlicher Indikation, genauesten Angaben für Ingredienzien, den Verhältnissen der einzelnen Bestandteile zueinander und Applikationsanweisungen versehen sind. Dieses Werk prägte den Charakter der Arzneibücher bis weit über das 18. Jahrhundert hinaus;

ne emendat, quotidianarijs & quartanarijs etiã ante horam accefsionis cum uino tepido datum mirifice prodeft.

MITHRIDATIVM aliud, ut ex Cleopatro & Antipatro, Galenus & Aetius exfcripferunt.

℞. Myrrhæ ʒ vij. s. ϖ iiij.
Nardi tantundem
Croci ʒ vij. ϖ iij.
Opij ʒ iiij. ϖ ij. s.
Styracis ʒ v.
Cinnamomi ʒ vij. ϖ iij.
Caftorei ʒ vj. ϖ j.
Polij ʒ vj. ϖ iij.
Scordij ʒ vij. ϖ iij.
Zingiberis tantundem
Cofti ʒ vj. ϖ iij.
Piperis albi ʒ v. ϖ ij.
Piperis longi ʒ vj. ϖ iij.
Sefelios ʒ v.
Abrotoni tantundem
Petrofelini, uidelicet feminis ʒ iiij.
Seminis Dauci ʒ vj. ϖ iij.
Cafsiæ ʒ v. ϖ iij.
Thuris ʒ vj. ϖ ij.
Succi Hypociftidis ʒ vj. ϖ j s.
Nardi Celticæ ʒ iiij.
Seminis fœniculi ʒ iiij.
Nardi Indicæ ʒ iiij.
Acori (aut calami aromatici)
Phu Pontici
Sagapeni
Fructus balfami aut Succedanei eius
Hyperici
Illyridis .i. Ireos ana ʒ ij.
Rubricæ Lemniæ (loco eius Bolus leuanticus ʒ vj.
Lumborum Scinci, uidelicet ueri
Cypheos ana tantundem .i. ʒ vj.
Acaciæ
Gummi
Cardamomi
Pelecini ana ʒ ij.
Thlafpeos ʒ vj. ϖ iiij.
Gentianæ ʒ iiij.
Anifi ʒ iij.
Rofarum Siccarum ʒ iiij.
Mei Athamantici tantundem
Schœni .i. Squinanthi ʒ vj. ϖ iij.
Opopanacis ʒ vj.
Galbani ʒ vj. ϖ iij.
Opobalfami tantundem (cuius loco ut fupra oleum Charyophyllorũ)
Ariftolochię, uidelic. rotũdę uerę ʒ j.
Hyffopi ʒ iij.
Marrubij ʒ j.
Chamœpityos ʒ iij.
Libanotidis ʒ v.
Terebinthinæ ʒ j. ϖ iij.
Mellis Attici quod fufficit.
Vinum ne addas. Hactenus Cleophantus & Antipater

Mellis autem defpumati optimi & odorati fume ad totam cõfectionem lib. vij. ℥ vj. ʒ vj. uinũ ne addatur præcepit Cleophantus, ideo in aceto funt diffoluendi liquores concreti, ut Sagapenũ Opopanax & Galbanũ, confice fecundum artem.

MELLIS Attici nobis copia non fit, ideoq; aliud, quod optimum fuerit recipiendum erit.

Cõpofitio hæc eft ualde mendofa in ponderibus apud Aetium, apud Galenũ uero eft emendatior. Rurfum fimpliciũ numero aliqua defunt apud Galenũ, quæ ex Aëtio confectioni huic reftitui. Aëtius hunc authorem uocat Cleopatrum, Galenus uero Cleophantum.

ϖ. hic Character fignificat obulum, eft autem obulus pondus ℈. s. fcrupuli uidelicet dimidium, itaq; vi. obuli faciunt ℈ j.

NARDVS Indica hoc loco non fignificat Spicam nardi Indicam, fed Malobathrum .i. foliũ Indum, quod nardi eft fpecies & in India gignitur. Aëtius propterea hoc loco pro Nardo Indica habet Phyllon .i. folium Indum, cuius loco accipe

Abb. 23: Theriakrezept aus dem Dispensatorium des Valerius Cordus von 1546. Die Bezeichnung »Mithridatium« geht auf den König von Pontus Mithridates VI. Eupator (132 – 63 v. Chr.) zurück

- das »Antidotarium Mesuë« oder »Grabadin des Pseudo-Mesuë« mit unbekanntem Verfasser, wahrscheinlich im 13. Jahrhundert zusammengetragen, mit 432 Rezeptvorschriften;

- das »Circa instans« (13. Jahrhundert), das mit seinen etwa 250 Kapiteln zu den besten Vertretern der medizinisch-pharmazeutischen Fachprosa des hohen Mittelalters gehörte und sich als maßgebende mittelalterliche Drogenkunde durchsetzte;

- das »Nuovo Receptario« oder »Ricettario Fiorentino« (1489) in gedruckter Form, das die verschiedenen bis dahin gebrauchten Vorschriftensammlungen ersetzen und damit die Einheitlichkeit in der Medikamentenauswahl, -zubereitung und -aufbewahrung normativ sichern sollte. Wenn auch sein gesetzlicher Status im florentinischen Herrschaftsbereich noch nicht ausreichend geklärt ist, stellt es doch zumindest die Vorstufe der nachweislich ersten deutschen offiziellen Pharmakopöen dar.

Arzneibücher

Das »Dispensatorium« des Valerius Cordus von 1546 gilt als das erste amtliche deutsche Arzneibuch. Es wurde auf Anweisung des Rates der Stadt Nürnberg aus dem bisher gebräuchlichen Rezeptfundus zusammengestellt und hatte verbindlichen, gesetzlichen Charakter. Die Vorschriften stammten vornehmlich von Galen, Dioskurides, Avicenna, Mesuë oder dem Antidotarium Nicolai. Die für Augsburg im Jahr 1564 erlassene Pharmacopoea Augustana enthielt bereits die Regelung, dass die mit einem Sternchen versehenen Arzneimittel vom Apotheker ständig vorrätig gehalten werden mussten.

Im Laufe des 18. Jahrhunderts wurde das Geltungsgebiet für Arzneibücher vergrößert, sie hatten nun für Länder und Herrschaftsbereiche Gültigkeit und erschienen häufig im Zusammenhang mit Medizinalordnungen. Dazu gehören das »Dispensatorium Brandenburgicum« (1698, 7 Ausgaben), die »Pharmacopoea Wirtenbergica« (1741, 6 Ausgaben), die sächsische Pharmakopöe (1771, 3 Ausgaben) oder ein Arzneibuch für das Hochstift Würzburg-Bamberg (1778, 3 Ausgaben). Die erste Ausgabe der »Pharmacopoea Borussica« von 1799 brachte im Gegensatz zu den nicht selten einfach nachgedruckten älteren Arzneibüchern wichtige Verbesserungen: Unter Mitarbeit von Apothekern wie Sigismund Friedrich Hermbstaedt (1760 – 1833) und Martin Heinrich Klaproth (1743 – 1817) wurden die Angaben auf den Stand der zeitgenössischen Wissenschaft gebracht und auch die Nomenklatur den geänderten chemischen Ansichten angepasst. Die vierte Auflage von 1827 gestattete dem Apotheker entgegen der bisherigen Verpflichtung erstmals, die in einem besonderen Abschnitt verzeichneten Grundstoffe aus chemischen Fabriken zu beziehen und nicht mehr selbst herzustellen. Den Anstoß zu dieser Neuerung gaben die inzwischen ausgearbeiteten, komplizierten Darstellungsmethoden für Alkaloide. In die siebte und letzte Ausgabe von 1862 sind bereits vollsynthetisch hergestellte Arzneistoffe wie Chloroform oder Salicylsäure aufgenommen. Dem Apotheker war es von nun an freigestellt, diese Präparate zu beziehen.

Im 19. Jahrhundert lassen sich die Arzneibücher der verschiedenen deutschen Länder in zwei Typen unterteilen, wobei nicht die aufgenommenen Arzneistoffe, sondern die Art ihrer Beschreibung Grundlage der Einteilung bildet. Die erste Gruppe kann als Lehrbuch oder Nachschlagewerk charakterisiert werden. Die zweite Gruppe lässt den Gesetzbuchcharakter deutlicher hervortreten; sämtliche Angaben finden sich hier in auffallender Kürze, da davon ausgegangen wurde, dass ein wissenschaftlich ausgebildeter Apotheker die Grundlagen kennen oder in der Literatur finden müsse. Dieses Prinzip hat sich bis heute durchgesetzt, alles wird kurz und ohne Erläuterungen dargestellt. Eine Folgeerscheinung dieser Auffassung ist die zunehmende Edition einer besonderen Art von Hand- und Lehrbüchern, den Arzneibuch-Kommentaren.

Anfang der 70er-Jahre des 19. Jahrhunderts existierte in dem Gebiet des zukünftigen Deutschen Reiches eine Vielzahl von Pharmakopöen, unter anderem in Preußen, Sachsen, Bayern, Württemberg, Hannover, Baden, Hessen, Hamburg und Schleswig-Holstein. Der Wunsch der Apotheker und Ärzte nach einem einheitlichen Arzneibuch entsprang den Schwierigkeiten der täglichen Praxis, die eine abweichende Nomenklatur und Unterschiede bei Präparaten mit gleicher Bezeichnung in den verschiedenen Landespharmakopöen mit sich brachten. Probleme der Vereinheitlichung betrafen weniger die Auswahl der Arzneimittel als vielmehr das System der Maße und Gewichte (vgl. »Das Arzneimittel als Ware«).

Die Initiative zur Schaffung eines Deutschen Arzneibuchs reichte bis in das Jahr 1868 zurück. Durch Kriegsereignisse unterbrochen, konnte die Arbeit an der Pharmakopöe erst im April des Jahres 1871 wieder aufgenommen werden, dennoch trat die Pharmacopoea Germanica schon am 1. November 1872 in Kraft. Die kurze Bearbeitungszeit hatte es der Kommission nicht möglich gemacht, die neuesten Entwicklungen auf dem Gebiet der Naturwissenschaft zu berücksichtigen, vielmehr sah sie ihre Hauptaufgabe darin, die Vorschriften der Landespharmakopöen zu sammeln und unter kritischen Gesichtspunkten neu zu gestalten.

In regelmäßigen Abständen erschienen nun neue Ausgaben des Deutschen Arzneibuchs, die ersten beiden noch in lateinischer, ab 1890 in deutscher Sprache. Von 1891 an gab die Pharmacopoe-Kommission des Deutschen Apotheker-Vereins Nachträge (Ergänzungsbücher) zum jeweils gültigen Arzneibuch heraus, in denen Arzneimittel verzeichnet waren, die das Arzneibuch nicht enthielt, die aber dennoch häufig Verwendung fanden. In der späteren Zwischenkriegs-, Kriegs- und Nachkriegszeit erfuhren diese Nachträge zeitbedingt eine große Aufwertung.

Die Entwicklung ab dem 20. Jahrhundert

Der Erste Weltkrieg unterbrach die regelmäßige Herausgabe der Arzneibücher, die 6. Ausgabe erschien erst 1926. Die nächste Ausgabe konnte vor dem Zweiten Weltkrieg nicht mehr fertiggestellt werden; Kriegs- und Nachkriegszeit schoben deren Herausgabe immer weiter hinaus. Zur Überbrückung wurde 1941 ein Nachtrag erstellt, der 1953 unverändert nachgedruckt wurde. Die 1954 gegründete Arzneibuch-Kommission der ABDA erarbeitete einen weiteren Nachtrag zum DAB 6 (Erg.-B. 6), der 1959 erschien. 42 Jahre nach Herausgabe des DAB 6 kam es endlich zur Fertigstellung des Deutschen Arzneibuchs 7. Ausgabe; es wurde 1968 durch Rechtsverordnung das neue gültige Arzneibuch der Bundesrepublik Deutschland.

Die Entwicklung in der DDR war zügiger verlaufen. Der DDR-Nachtrag zum DAB 6 war 1954 erschienen (3. Nachtrag DAB 6/DDR), die 7. Arzneibuch-Ausgabe erfolgte 1964 (DAB 7/DDR/64).

In den 70er-Jahren des 20. Jahrhunderts herrschte in den europäischen Staaten ein ähnlich verwirrendes Nebeneinander von nationalen und europäischen Vorschriften wie in der zweiten Hälfte des vorangegangenen Jahrhunderts in den deutschen Ländern. Doch stellte die 1973 erschienene europäische Pharmakopöe nur einen Torso dar. Verbleibende Lücken resultierten aus nationalen Besonderheiten oder Problemen, für die keine gesamteuropäische Lösung gefunden werden konnte. Sie mussten von den einzelnen Staaten mittels nationaler Regelungen – in Deutschland durch das DAB 8 – geschlossen werden. Doch da gerade auf dem Gebiet des Gesundheitswesens die Entwicklung gesamteuropäischer Regelungen nur sehr zögerlich Fortschritte zeigte, sind die 9. und 10. Ausgabe des Arzneibuchs wieder als einbändige, nationale Pharmakopöen unter Integration der europäischen Vorschriften konzipiert worden. Monographien europäischer Herkunft versah man im Titel mit den kreisförmig angeordneten zwölf Sternen. Das DAB 10 war das erste gesamtdeutsche Arzneibuch seit dem DAB 6 von 1926.

Nach der Auslieferung des Grundwerks im Jahr 1991 wurde das DAB 10 in den drei Folgejahren jeweils durch einen Nachtrag ergänzt. Ab 1996 wurden DAB und Homöopathisches Arzneibuch (HAB) durch jährliche Ergänzungslieferungen aktualisiert. Das jeweilige Veröffentlichungsjahr der Ergänzungslieferung ist nun Teil des Titels (DAB 2010; HAB 2010). Die Unterteilung in ein Grundwerk und entsprechende Nachträge wurde aufgegeben. Das DAB wurde in dieser Phase erheblich in seinem Umfang reduziert und besteht derzeit noch aus einem Band mit wenigen Methoden und Monographien. Damit trat in den letzten Jahren die Bedeutung des Deutschen hinter diejenige des Europäischen Arzneibuchs zurück, das als gebundene Ausgabe mit regelmäßigen Nachträgen erscheint, die ähnlich wie Software-Versionen nummeriert werden (Stand Dezember 2023: Ausgabe 11.0).

DAC/NRF®

1967 entschlossen sich Mitglieder der Arzneibuch-Kommission der ABDA, den »Deutscher Arzneimittel-Codex (DAC)« als Ergänzungsbuch zum Arzneibuch herauszugeben. Die Kommissionsarbeit wurde ehrenamtlich – mit Vertretern aus pharmazeutischer Wissenschaft, Industrie, Krankenhaus und öffentlicher Apotheke – geleistet, ein hauptamtlich besetztes zentrales Prüflaboratorium und ein wissenschaftliches Sekretariat unterstützten und beschleunigten die Erstellung. 1971 erschienen die ersten Monographien, Ergänzungslieferungen folgten kontinuierlich. Das Deutsche Arzneibuch 8. Ausgabe im Jahr 1979 erforderte eine komplette Überarbeitung des DAC, einschließlich der Überführung in eine Loseblattform. 1983 wurde das Neue Rezeptur Formularium (NRF) als zeitgemäße Sammlung standardisierter Rezepturvorschriften gegründet. Es ist heute das zentrale Nachschlagewerk für alle Fragen der Arzneimittelherstellung in der Apotheke. Herstellungsvorschriften und Prüfvorschriften für nicht im Arzneibuch beschriebene Ausgangsstoffe wurden inzwischen zu einem einzigen Werk (DAC/NRF®) vereinigt. Es ist in jeder Apotheke vorhanden und wird ergänzt durch Zusatzangebote im Internet. Seit Herbst 2008 ist eine elektronische Fassung erhältlich. Bereits 1997 war eine Auskunftsstelle für Rezepturfragen eingerichtet worden.

Synonymverzeichnisse

Häufige Übersetzungen antiker und mittelalterlicher Werke in unterschiedliche Sprachen – vor allem griechisch, arabisch, lateinisch, später deutsch – bedingten Unverständlichkeiten bei den Drogennamen. Aus diesem Grund lagen den meisten Handschriften und Druckausgaben des »Antidotarium Nicolai« Synonymlisten bei. Zu den bekanntesten Synonymverzeichnissen des Mittelalters gehört die Schrift »Clavis sanationis« oder »Synonyma medicinae« (um 1290). Hierbei handelte es sich um ein griechisch-arabisch-lateinisches Wörterbuch zur Materia medica mit ca. 6.000 Artikeln, das trotz etymologischer Irrtümer bis in die Neuzeit Grundlage der medizinisch-pharmazeutischen Synonymik blieb. In manchen Fällen erfüllten die Synonymverzeichnisse auch die Funktion von Substitutionslisten (vgl. »Das Arzneimittel als Ware«). In jüngster Zeit erforderten wiederholte Änderungen der Monographietitel, auch im Verbund mit der europäischen Harmonisierung, die Zusammenstellung eines Synonymverzeichnisses. Das Deutsche Arzneibuch von der 1. bis zur 7. Ausgabe bevorzugte in Monographietiteln die neulateinische Kunstsprache nach Martin Heinrich Klaproth (1743 – 1817). In der Pharmacopoea Europea fanden dagegen lateinische Bezeichnungen romanisch-englischen Ursprungs, die sich auf die Nomenklatur von Antoine Laurent Lavoisier (1743 – 1794) bezieht, Anwendung. Das »Synonymverzeichnis«, in dem die gebräuchlichen Bezeichnungen für Arzneimittel und deren Ausgangsstoffe aufgelistet sind, ist in jeder Apotheke vorhanden.

Periodisch erscheinende Fachliteratur

Zeitschriften

Um die Wende des 18. zum 19. Jahrhundert erlebten die Naturwissenschaften einen ungeheuren Aufschwung, das 19. Jahrhundert selbst kann sogar als das »Zeitalter der Naturwissenschaften« bezeichnet werden. Um dem interessierten Publikum neue Entwicklungen und Entdeckungen zugänglich zu machen, entstand eine große Anzahl von Fachzeitschriften, so zwischen 1780 und 1891 allein 78 verschiedene Periodika, die sich auch den Interessen der Apotheker verpflichtet fühlten.

Man findet allerdings nur wenige spezifisch pharmazeutische Titel, da es sich in der Regel um Zeitschriften chemischen, medizinischen, physikalischen, botanischen und

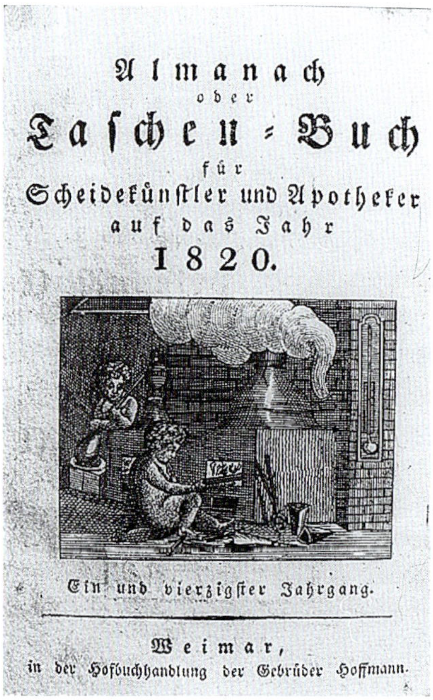

Almanach
oder
Taschen-Buch
für
Scheidekünstler und Apotheker
auf das Jahr
1820.

Ein und vierzigster Jahrgang.

Weimar,
in der Hofbuchhandlung der Gebrüder Hoffmann.

Abb. 24: Titelblatt des ersten pharmazeutischen Periodikums

allgemein naturwissenschaftlichen Inhalts handelte, die die Veröffentlichungen aus dem Bereich der Pharmazie mit berücksichtigten. Standen am Anfang vor allem wissenschaftliche Mitteilungen im Vordergrund, so kam es seit Mitte des 19. Jahrhunderts auch zu Gründungen von Periodika, die insbesondere amtliche, gewerbliche, wirtschaftliche und standespolitische Aspekte behandelten. Die meisten Zeitschriften bestanden nur kurze Zeit, einige erlangten aber eine solche Bedeutung, dass sie bis heute gefragte Publikationsorgane blieben.

Zu den bedeutenden deutschen Periodika des 19. Jahrhunderts gehörten unter anderem:

1780 – 1829: *»Almanach oder Taschen-Buch für Scheidekünstler und Apotheker«* begründet von Johann Friedrich August Göttling (1753 – 1809)

1795 – 1840: *»Berlinisches Jahrbuch für Pharmacie und für die damit verbundenen Naturwissenschaften«*

1815 – 1876: Gehlens *»Repertorium für die Pharmacie«*

1822 – heute: *»Archiv des Apothekervereins im nördlichen Teutschland für die Pharmacie und deren Hülfswissenschaften«, später in »Archiv der Pharmacie« umbenannt, heute »Archiv der Pharmazie, Chemistry in Life Sciences«*

1830 – 1969: *»Pharmaceutisches Centralblatt«, seit 1856 »Chemisches Centralblatt«*

1832 – 1997: Liebigs *»Annalen der Pharmacie«; seit 1874 »Annalen der Chemie«,* seit 1998 im *»European Journal of Organic Chemistry«* aufgegangen

1841 – 1940: *»Bericht über die Leistungen im Gebiete der Pharmacie«,* seit 1844 Teil von *»Canstatt's Jahresbericht«,* seit 1876 als *»Jahresbericht über die Fortschritte der Pharmacognosie, Pharmacie und Toxicologie«,* seit 1892 in *»Jahresbericht der Pharmacie«* umbenannt

1856 – heute: *»Pharmaceutische Zeitung«*

1859 – 1990: *»Pharmaceutische Centralhalle für Deutschland«, zuletzt als »Zeitschrift für Pharmazie, Pharmakotherapie und Laboratoriumsdiagnostik«*

1886 – heute: *»(Deutsche) Apotheker Zeitung«*

1891 – heute: *Berichte der Deutschen Pharmazeutischen Gesellschaft,* 1924 mit dem *Archiv der Pharmacie* verschmolzen.

Pharmazeutische Zeitung (PZ)

1856 durch Hermann Mueller in Bunzlau/Schlesien gegründet, war die *»Pharmaceutische Zeitung«* in der Nachfolge des ebenfalls heute noch erscheinenden *»Archiv«* von 1864 bis 1886 das offizielle Organ des Norddeutschen, später des Deutschen Apotheker-Vereins. 1886 kam es zum Bruch mit der Standesorganisation. Die Zeitung wechselte Standort und Herausgeber. Sie erschien nunmehr im Julius-Springer-Verlag in Berlin, wohin auch die Redaktion verlegt wurde, und entwickelte sich zum Oppositionsblatt, das besonders die Mitarbeiterinteressen vertrat. 1933 wurde das Blatt der NS-Ideologie angepasst, der Chefredakteur Ernst Urban (1874 – 1958) zum Ausscheiden gezwungen, 1937 das Erscheinen eingestellt. Aus den Nachkriegswirren ging eine neue Konstellation hervor: Die wöchentlich erscheinende *»Pharmazeutische Zeitung«* wurde ab 1953 – wie schon Ende des 19. Jahrhunderts – offizielles Berufsorgan der deutschen Apotheker im standeseigenen Govi-Verlag, herausgegeben von der ABDA. Der Govi-Verlag ging 2016 in der Avoxa – Mediengruppe Deutscher Apotheker GmbH auf, in der die Geschäftsaktivitäten der wirtschaftenden ABDA-Töchter gebündelt wurden. Die PZ-Redaktion hat Büros in Eschborn und Berlin. Ein bemerkenswertes und wohl einmaliges Detail in der historischen Entwicklung der deutschen pharmazeutischen Fachzeitschriften ist die Tatsache, dass in den 1950er-Jahren die beiden 1933 entlassenen Chefredakteure der Konkurrenzzeitungen PZ und DAZ Ernst Urban und Hans Meyer (s. unten) die Pharmazeutische Zeitung gemeinsam leiteten.

Deutsche Apotheker Zeitung (DAZ)

Die heutige Jahrgangszählung der Zeitschrift geht zurück auf das Gründungsjahr 1861, in dem das *»Pharmaceutische Wochenblatt aus Württemberg«* erstmals erschien, das später in der *»Süddeutschen Apotheker-Zeitung«* aufging. Eine zweite Wurzel der Zeitschrift ist der 1870 in Eberswalde bei Berlin entstandene *»Pharmaceutische Central-Anzeiger für Deutschland, Österreich und die Schweiz«*, ab 1886 *»Apotheker-Zeitung«*. Von diesem Zeitpunkt an trat die *»Apotheker-Zeitung«* als offizielles Organ des Deutschen Apotheker-Vereins an die bisher von der *»Pharmaceutischen Zeitung«* besetzte Stelle. In der Funktion als gewerblich-berufspolitisch orientiertes Vereinsorgan vertrat die *»Apotheker-Zeitung«* vornehmlich die Interessen der Apothekenbesitzer, stand aber stets auch – den Zielsetzungen des DAV gemäß – der gesamten Problematik der Berufsangehörigen offen. 1933 musste auch Hans Meyer (1895 – 1977), Chefredakteur der Standeszeitung, die ab 1934 den Namen *»Deutsche Apotheker-Zeitung«* trug, wegen seiner oppositionellen Gesinnung seinen Platz räumen. Vereinigt mit der *»Süddeutschen Apotheker-Zeitung«* erschien das Blatt bis 1945. Nach dem Krieg verselbstständigte sich die *»Süddeutsche Apotheker-Zeitung«*

kurzfristig, fusionierte aber 1950 mit der *»Deutschen Apotheker Zeitung«*. Heute wird die »Unabhängige pharmazeutische Zeitschrift für Wissenschaft und Praxis« vom Deutschen Apotheker Verlag herausgegeben und hat ihren Sitz in Stuttgart.

Kalender

Eine weitere Gruppe kontinuierlich erscheinender Fachliteratur, die heute stark an Bedeutung verloren hat, sind die Kalender, die sowohl handschriftlich überliefert sind als auch zu den frühesten Erzeugnissen des Buchdrucks gehören. Schon im Jahr 961 n. Chr. zählte ein Kalender von Cordoba pharmazeutische Belange zu seinen Inhalten. So gab er beispielsweise den Monat April als beste Zeit zur Herstellung für Rosenwasser und andere Rosenpräparate wie Öl und Sirup an. Die seit dem 13. Jahrhundert erscheinenden Heiligenkalender beinhalteten neben astronomischen Daten auch Gebiete der medizinischen Astrologie. Der früheste gedruckte Kalender in lateinischer Sprache erschien um 1457 und bis in die erste Hälfte des 16. Jahrhunderts wurde eine Reihe von Kalendern veröffentlicht, die neben gezählten Tagen, Heiligennamen und astronomisch-astrologischen Erörterungen im Hauptteil diätetische und astro-medizinische Fragen behandelten. Seit Ende des 15. Jahrhunderts entstanden die als Almanache bezeichneten Einblattkalender, die als Jahresauszüge der Mondzyklus-Kalender neben Zeitangaben Vorschriften zum Aderlass, Baden und Purgieren boten. Im 17. Jahrhundert waren Schreib- und Landkalender mit freien Notizseiten, Wetterprophezeiungen, Lebensregeln und kleinen moralisierenden Erzählungen in Gebrauch, die aber nach wie vor astro-medizinische Angaben enthalten konnten. Die Kalender des 18. Jahrhunderts enthielten zusätzlich Mitteilungen über fremdländische Gebräuche und wichtige Erfindungen. Immer häufiger erschienen Kalender mit inhaltlichen Schwerpunkten und im Laufe der Jahre entwickelte sich eine stärker werdende thematische Spezialisierung. In der Blütezeit der Kalenderliteratur, der Wende vom 18. zum 19. Jahrhundert und im 19. Jahrhundert, ließen die meisten Berufsstände eigene Kalender drucken. Apothekerkalender beinhalteten beispielsweise Tropfentabellen, Saturationstabellen, Maximaldosen von Arzneimitteln, Gifte und Gegengifte, Generalregeln für Rezeptur und Defektur, Thermometerskalen, spezifische Gewichte bei verschiedenen Wärmegraden, Umrechnungstabellen der verschiedenen Währungs- und Maßeinheiten, Sammelkalender für Drogen, Verfügungen und gesetzliche Bestimmungen von pharmazeutischem Interesse, Verzeichnisse von Medizinalbehörden, empfehlenswerter Firmen sowie Namensregister der Apothekenbesitzer und -verwalter im jeweiligen Verbreitungsgebiet.

Der seit 1925 von Fritz Ferchl (1892 – 1953), ab 1954 von Wolfgang-Hagen Hein (1920–2003) und seit 2004 von Werner Dressendörfer herausgegebene illustrierte »Apotheker-Kalender« vertrat die Pharmazie unter den modernen Bild-Kalendern.

Seit 1977 großformatig und zweisprachig, brachte er Kostbarkeiten aus der Apothekertradition. Mit dem Jahr 2022 wurde das Erscheinen eingestellt.

Lehr- und Handbücher

Lehr- und Handbücher bilden neben Arzneibüchern und Zeitschriften eine zentrale Kategorie des pharmazeutischen Schrifttums. Sie vermitteln nicht nur theoretische Kenntnisse, sondern stellen eine Säule für die Identität und Kontinuität eines Faches dar. Lehrbücher zeichnen sich dadurch aus, dass hier das Wesentliche eines Stoffgebietes in zeitgemäßer Form dargestellt wird, Detailfülle oder ungesicherte neue Wissensbereiche gehören nicht zu ihren Charakteristika. Arzneibücher, die in der älteren Zeit auch als Lehrbücher fungieren konnten, waren durch ihren amtlich normativen Charakter geprägt. Fortschrittliche Entwicklungen manifestierten und manifestieren sich erst nach einer längeren Phase abwartender Zurückhaltung. Periodika befassen sich im Zuge ihrer häufigen Erscheinungsweise mit Neuerungen und zukunftsweisenden Veränderungen, sind aber, wie auch beabsichtigt, zumeist durch die Vielfalt der Einzelthemen sehr heterogen.

DER »HAGER«

Im letzten Drittel des 19. Jahrhunderts war Hermann Hager (1816 – 1897) und seinem Verleger Julius Springer mit dem »Handbuch der pharmazeutischen Praxis« ein großer Wurf gelungen. Hagers Idee, alles für den Apotheker Wissenswerte in ein Werk zu bringen, erwies sich als überaus erfolgreich. In die ersten zwei Bände des Handbuchs, 1876 und 1878 erschienen, arbeitete Hager alle Erfahrungen ein, die er als Apotheker und langjähriger Schriftsteller gesammelt hatte. Die einzelnen Arzneimittel beziehungsweise Rohstoffe wurden alphabetisch mit Angaben zur Zusammensetzung, Darstellung, Identitäts- und Reinheitsprüfung, Handhabung, Aufbewahrung und Rezepturbeispielen, Dosierung und physiologischer Wirkung aufgeführt, sämtliche Bereiche des pharmazeutischen Geschäftsbetriebes mit einbezogen. Ein Ergänzungsband erschien 1883. Innerhalb von 19 Jahren konnte der Verlag zwölf Ausgaben, teils vermehrt, teils unverändert absetzen. Der »Hager« war noch zu Lebzeiten des Autors zum Standardwerk geworden, das er auch im 20. Jahrhundert blieb. Die enorme Vermehrung des Wissens erforderte seit der vierten Ausgabe eine neue Gliederung. An der fünften Auflage arbeiteten 450 Wissenschaftler mit, das Gesamtwerk bestand aus insgesamt 16 Bänden. Die 2007 erschienene, 6. Auflage trug den Titel »Hagers Enzyklopädie der Arzneistoffe und Drogen« und umfasste 18 Bände. Inzwischen wird eine abermals erweiterte Fassung auf DVD (»HagerROM«) angeboten.

Zu Beginn des 18. Jahrhunderts – in einer Zeit, in der die Apothekerkunst noch überwiegend als Handwerk betrieben wurde – konzipierten die Autoren die Fachliteratur vorwiegend für examinierte Apotheker und fortgeschrittene Gesellen. Erst seit Mitte des 18. Jahrhunderts erschienen vermehrt Bücher, die speziell zur Anleitung der Lehrlinge dienten. Verfasst wurden die pharmazeutischen Lehrbücher überwiegend von fachlich hochqualifizierten und stark engagierten Pharmazeuten. Da die Autoren oft den ganzen pharmazeutisch relevanten Wissenskanon einbrachten, fanden die meisten Werke breite Anwendung auch als Handbücher und Nachschlagewerke. Ergänzend erschienen Bücher, die in Form von Fragen das gesamte Wissensgebiet aufarbeiteten und zur Überprüfung des Kenntnisstandes als Vorbereitung auf die Gehilfenprüfung oder das Vorexamen dienten.

Viele Werke, die um die Wende vom 18. zum 19. Jahrhundert entstanden, erhoben zwar den Anspruch, das gesamte Gebiet der Pharmazie zu behandeln, berücksichtigten in erster Linie aber die pharmazeutische Chemie. Seit Beginn des 19. Jahrhunderts setzte sich schließlich eine Gliederung des pharmazeutischen Lehrstoffes analog zu den verschiedenen Wissenschaftsgebieten durch. Chemie und Botanik, auch in allgemeiner Form, erhielten meist den Vorrang. Der zoologische und mineralogische Unterrichtsstoff wurde unterschiedlich abgehandelt, und die Physik etablierte sich erst im späten 19. Jahrhundert unter den pharmazeutischen Fächern. Interessanterweise formierte sich auch die Galenik relativ spät zu einer eigenständigen Disziplin, obwohl galenische Lehrinhalte fast immer Berücksichtigung fanden. Toxikologische und geschichtliche Ausführungen traten meist nur am Rande in Erscheinung.

Nach der Gründung des Deutschen Reiches (1871) und der Einführung des Hochschulstudiums für Apotheker (1875) passten sich die Lehrbücher für Studenten in ihren Neuauflagen immer rascher dem jeweiligen Kenntnisstand der Wissenschaft an. Für die praktische Ausbildungszeit in der Apotheke und die pharmazeutische Vorprüfung erschienen nun ebenfalls didaktisch geeignete zeitgemäße Lehrbücher. Vor allem nach der Einführung des Abiturs als Voraussetzung für die Apothekerausbildung (1921) legten die Lehrbuchautoren verstärkt den Schwerpunkt auf die praktische Seite der Ausbildung. In diesem Bereich erlangten vor allem drei Lehrbücher seit Ende des 19. Jahrhunderts überragende Bedeutung: »Die wissenschaftliche Ausbildung des Apothekerlehrlings und seine Vorbereitung auf das Gehülfenexamen« (1878) von Oscar Schlickum (1838 – 1889), die »Schule der Pharmazie« (1893) in fünf Bänden von einem Autorenteam mit z. B. Hermann Thoms (1859 – 1931) und »Der Apothekerpraktikant« (1936) von den drei Krankenhausapothekern Philipp Fischer (1877 – 1946), Hans Kaiser (1890 – 1977) und Walther Zimmermann (1890 – 1945). Letzteres wurde nach 1936 zum »Lehrbuch für den Apothekerpraktikanten« schlechthin und trug schließlich auch zu einer größeren Kontinuität in der Praktikantenausbildung bei.

Die pharmazeutischen Lehr- und Handbücher dienten nicht allein der Verbreitung des fachbezogenen Wissens. Darüber hinaus fungierten sie als Instrumente der pharmazeutischen Standespolitik, wie es Bemerkungen über politische Prozesse, zum Beispiel die Etablierung der Pharmazie als Hochschuldisziplin oder Äußerungen zum pharmazeutischen Berufsethos deutlich machen.

Das Arzneimittel als Ware

Unter den vielerlei Waren, die in den deutschen Apotheken des späten Mittelalters feilgehalten wurden, standen Gewürze und pflanzliche Drogen mit an erster Stelle. Nicht nur als Heilmittel, sondern auch zur Nahrungs- und Getränkezubereitung wurden besonders orientalische Drogen als Konservierungsmittel und Geschmackskorrigenzien in großem Umfang benötigt. Riechstoffe spielten aufgrund der humoralpathologischen Vorstellungen der Zeit eine wichtige Rolle bei der Seuchenprophylaxe: Man stellte sich »Miasmen« und »Kontagien« vor, die die Luft verpesteten und Ansteckung hervorriefen, sie sollten durch Räucherungen etc. abgewehrt werden.

Als Simplicia und für die Zubereitung der Composita wurden Ingredienzen aus allen drei Bereichen der Natur eingesetzt: Vegetabilia, Animalia und Mineralia. Da die herzustellenden Rezepte vornehmlich aus dem Mittelmeerraum überliefert waren, mussten die dafür gebrauchten mediterranen und orientalischen Drogen eingeführt werden. Einheimische Vegetabilia wurden von Kräutersammlern bezogen oder selbst gesammelt, auch in eigenen Kräutergärten kultiviert, ausländische in größeren Städten beim ansässigen Fernhandel oder auf den Messen wie Nürnberg oder Frankfurt am Main erworben.

Der Drogenhandel war also für die Apotheker von Anfang an von großer Bedeutung. Venedig mit seinen engen Verbindungen zum Orient hatte hier praktisch eine Monopolstellung, die eifrig gehütet wurde. Deutsche Kaufleute verfügten in der Dogenstadt über eine eigene Niederlassung, den »Fondaco dei Tedeschi«. Über die Alpen verlief der Handel nach Nürnberg, dem deutschen Zentrum, und weiter bis nach Lübeck.

Die Drogen waren kostbar, wozu die langen, risikoreichen Wege und ihre Verderblichkeit beitrugen. Deswegen wurden sie oft verfälscht oder durch billigere ersetzt. Diesem Missbrauch versuchte besonders Nürnberg durch schon früh eingeführte Drogenprüfungen entgegenzutreten. Für sehr teure Drogen wie Safran, Gewürznelken oder Theriak gab es »Schauungen«, in denen die Qualität beurteilt wurde (Safranschau seit 1375).

Nicht nur die Händler, auch die Apotheker selbst waren in großem Umfang für Verfälschungen und Billigersatz verantwortlich, vielfach wurden außerdem verdorbene

Materialien verwendet. Die Verfügungen in mittelalterlichen und frühneuzeitlichen Apothekerordnungen zeigen das auf: So war der Einkauf bei unbekannten Händlern verboten, es wurden fachgerechte Lagerung und Konservierung sowie das Aussortieren veralteter Bestände gefordert.

Ein wichtiger Bereich war das »Quid pro quo«, das heißt die Substitution (auch ohne betrügerische Absicht) eines nicht vorhandenen Arzneimittels durch ein anderes. Hier schrieben die Apothekerordnungen vor, dass nichts ohne Vorwissen des Arztes ausgetauscht werden durfte. Schon in der Spätantike und bei den Arabern gab es für diesen Fall Drogenersatzlisten. Dass trotzdem viel Missbrauch vorkam, zeigt der Jahrhunderte lang gebrauchte Spottname »Quidproquoter« für Apotheker.

Eine exemplarische Untersuchung hat gezeigt, dass der Bestand einer großen Apotheke um 1500 an Grundstoffen und Präparaten 733 Positionen umfasste, davon 468 Simplicia und 265 Composita. Von den Apothekerordnungen vorgeschriebene Arzneibücher (z. B. das Dispensatorium Norimbergense des Valerius Cordus 1546)

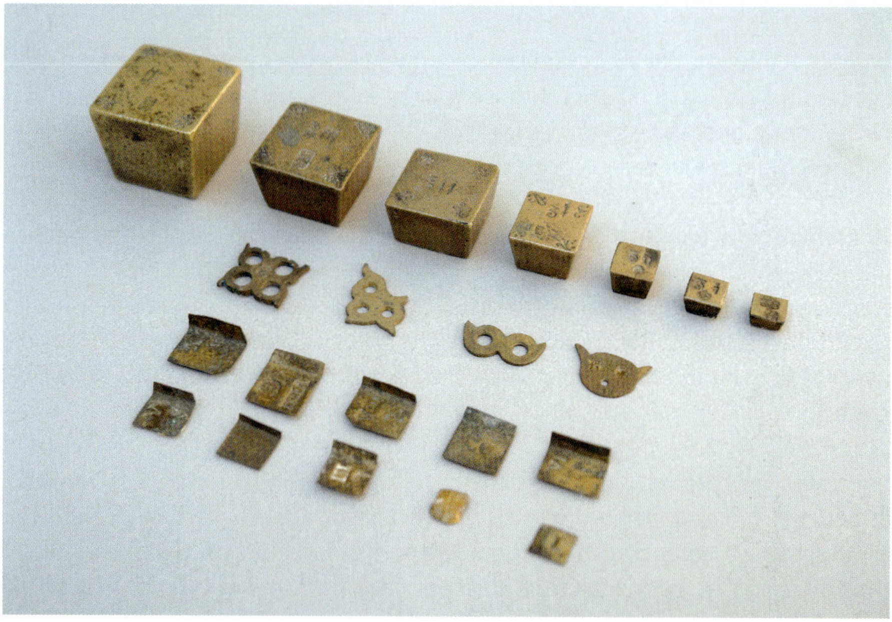

Abb. 25: Neben dem Mörser stellt die Waage das wichtigste Arbeitsgerät des Apothekers dar. Die zu ihrer Handhabung benötigten Gewichtssteine wurden im Spätmittelalter gerne als Einsatzgewichte hergestellt. Dabei fügten sich die einzelnen Teile wegen ihrer Becherform ideal ineinander. Im 16. Jahrhundert setzten sich Gewichte durch, die für die größeren Stücke die Form eines Pyramidenstumpfes besaßen. Kleinere Gewichte wurden auch in Form ihrer Abkürzungszeichen hergestellt.

verzeichneten die Materia medica. Sie war sehr lange Zeit durch die arabistisch-salernitanische Literatur geprägt. So entstammte etwa die Hälfte der im »Dispensatorium« des Cordus aufgeführten Rezepte dem »Antidotarium Nicolai«. Die vorgeschriebenen Arzneibücher und Unterweisungen zur Herstellung von Rezepten sorgten auch dafür, dass die Composita überall annährend die gleiche Konsistenz aufwiesen.

NÜRNBERGER MEDIZINALGEWICHT

Jede größere Handelsstadt hatte im Mittelalter ihr eigenes Maß, selbst innerhalb der Städte existierten zum Teil noch verschiedene Maße und Gewichte für einzelne Handwerke. In den Apotheken bildeten sich allmählich zwei Maß- und Gewichtsarten heraus: zum einen das Zivilgewicht (auch Gemeines, Stadt-, Krammaß oder Silber- bzw. Zivilpfund) für den Handverkauf und zum anderen ein Apothekenmaß und -gewicht (pondus medicinale) zur Anfertigung der Rezepturen. Die Reichsstadt Nürnberg als Zentrum für den Arzneimittelhandel in Deutschland ließ 1555 ein eigenes Apotheker- oder Medizinalgewicht herstellen. Gewichte der Pfund-, Unzen- und Drachmengröße hatten die Form eines auf der kleineren Fläche stehenden vierseitigen Pyramidenstumpfes, auf dessen größerer Oberseite sich die Gewichtsbezeichnung befand. Bei den Obolengewichten in Form aneinandergesetzter Ringe entsprach die Anzahl der Ringe der Obolenzahl. Die Grangewichte waren in der Regel rechteckig mit einer hochgezogenen Kante und die Gewichtsbezeichnungen wurden als römische Ziffern eingeschlagen. Als Materialien fanden Messing, Glockenspeis, Blei oder Kupfer Verwendung. Zwar wurde das Nürnberger Apotheker- oder Medizinalgewicht in fast allen deutschen Apotheken eingeführt, es war allerdings nicht überall von gleicher Schwere. Mit der Einführung der Pharmacopoea Germanica im Jahr 1872 wurde das Apothekergewicht durch das Dezimalsystem und Grammgewicht des Deutschen Reiches ersetzt.

Durch Visitationen von »Amtsärzten« bemühten sich die Städte, später die einzelnen Länder darum, die Vorschriften durchzusetzen. Für die ordnungsgemäße Durchführung der Rezeptur galten folgende Regeln:

- Rezeptieren nur nach mündlicher oder schriftlicher ärztlicher Anweisung bzw. nach einem einheitlichen Arzneibuch
- Rezeptieren nur unter Aufsicht des Arztes
- Verbot des »Quid pro quo« ohne Vorwissen des Arztes
- Deklaration der Arzneimittel: Angabe der Bezeichnung, Zusammensetzung, des Preises, Herstellungsdatums und Patientennamens
- Pflicht zur Sammlung der Rezepte in der Apotheke
- Ausdrückliche Bestimmung, nicht zum Schaden der Patienten zu handeln

Der Handel mit Giften unterlag besonderen Bestimmungen, die Abgabe von Abortiva war verboten.

Die genannten Bestimmungen sind aus unterschiedlichen mittelalterlichen bzw. frühneuzeitlichen Apothekerordnungen zusammengestellt, sie kommen keineswegs alle in jeder einzelnen vor.

Der Arzneimittelpreis: Arzneitaxen – Arzneimittelpreisverordnung

Anders als beim übrigen Warensortiment gehörte zum Preis des Arzneimittels von Anfang an, dass er von kaufmännischer Notwendigkeit ebenso bestimmt wurde wie von humanitären, dem Gemeinwohl verpflichteten Gesichtspunkten. Wegen eben dieser Bedeutung ist auf den Arzneimittelpreis schon in den Konstitutionen Friedrichs II. kurz Bezug genommen worden. Etwa von 1400 an wurden im deutschsprachigen Raum mehr oder minder amtliche Preisverzeichnisse, die Arzneitaxen, eingeführt. Verschiedentlich ging die Initiative zur Zusammenstellung der vermutlich frei kalkulierten Preise von einzelnen Apothekern aus; wenn die Preisfestsetzungen allgemein toleriert wurden, gewann die Taxe einen zumindest halbamtlichen Charakter. Normalerweise aber wurden die Arzneitaxen, die häufig mit einer Apothekerordnung gekoppelt waren, von der Obrigkeit erlassen. Sie differierten von Ort zu Ort bzw. von Land zu Land. Bei eklatanten Preisüberschreitungen wurden hohe Geldstrafen verhängt. Eine Arzneitaxe umfasste die Verkaufspreise apothekenüblicher Medikamente, die Preise der zur Herstellung von Arzneimitteln benötigten Bestandteile und sonstiger apothekenüblicher Waren sowie (zumeist) Angaben über Gefäß- und Arbeitspreise. Die Taxen waren handschriftlich und nach unterschiedlichen Gesichtspunkten gegliedert (Gesamt- und Auswahltaxe). Im deutschsprachigen Raum sind frühe Taxen aus Breslau (um 1340), Basel (1404), Wien (1443), Frankfurt am Main (1461) und München (1488) erhalten.

Über das Verhältnis der durchschnittlichen Arzneimittelkosten zu den Kosten anderer wichtiger Güter sowie zu den Einkünften und Löhnen der Durchschnittsbevölkerung im Mittelalter sind erst wenige Forschungen durchgeführt worden. Sie zeigen, dass die Arzneimittelkosten für die Durchschnittsbürger in den Städten sehr hoch lagen. Insofern kam den »Armentaxen«, die einer genau definierten Personengruppe Preisnachlässe gewährten, besondere Bedeutung zu.

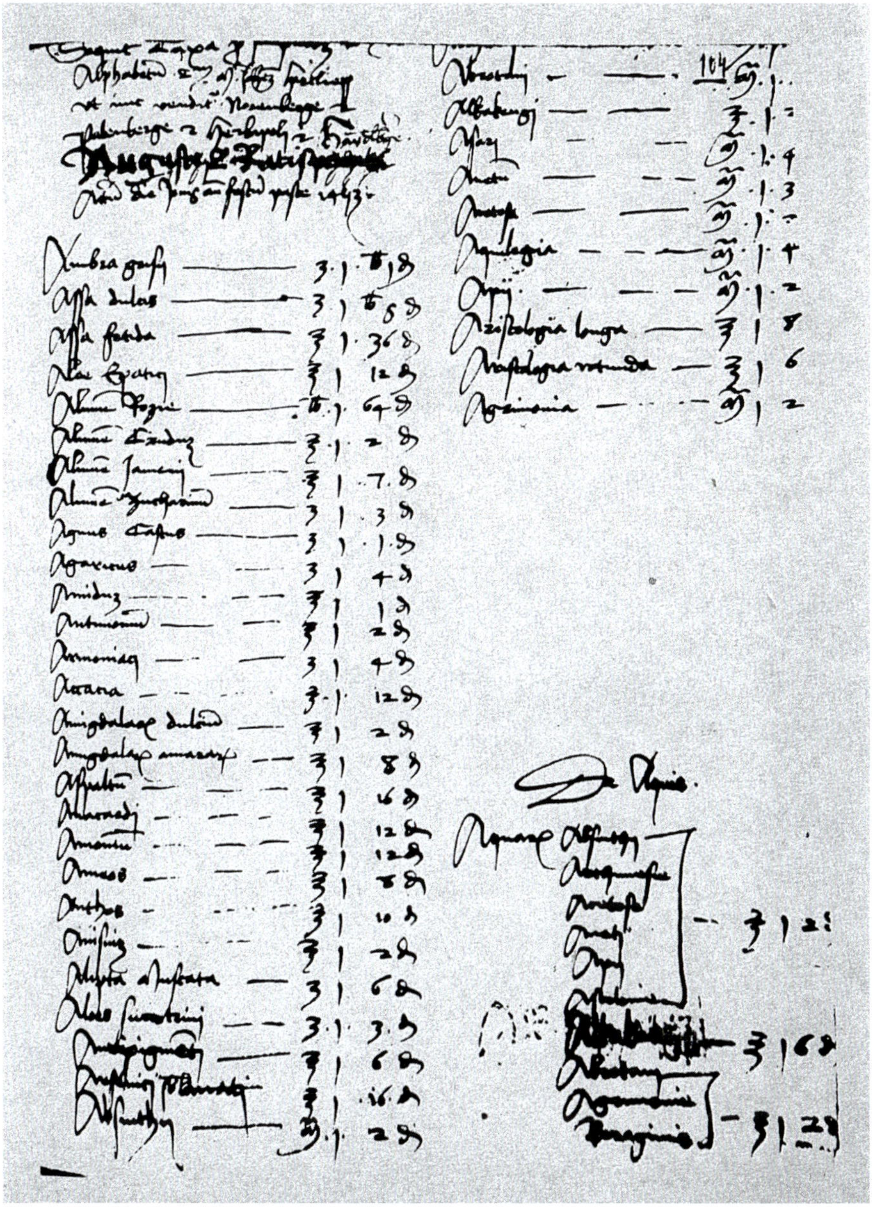

Abb. 26: Arzneitaxen gehören zu jenen Schriften der Apothekenpraxis, die sich aus der Zeit vor 1500 nur in sehr geringer Zahl erhalten haben. Wegen der absehbar kurzen Dauer ihrer Gültigkeit und der geringen Anzahl der Apotheken bot sich lange Zeit die handschriftliche Vervielfältigung an. Einzelne Apothekerordnungen bestimmten, dass die jeweils gültige Preisliste öffentlich an der Apotheke auszuhängen sei. Erst 1553 erschien in Dresden die erste deutsche Arzneitaxe im Druck. Das abgebildete, handschriftliche Exemplar stammt aus dem Jahr 1453 und war für München bestimmt (Graz, Universitätsbibliothek)

Vom 16. Jahrhundert an betraf die Gültigkeit der jeweiligen amtlichen Taxe nicht mehr nur das Gebiet einzelner Städte, sie wurden von den Landesherren für ihr Land erlassen, zum Beispiel für Brandenburg 1574. Von diesem Zeitraum an wurden die Taxen gedruckt herausgegeben (Dresden 1552). Sie waren zum Teil sehr umfangreich, so umfasste die »Brandenburgische Medicinaltaxa« von 1749 auf 157 Seiten 3.120 Medikamente. Es dauerte bis 1905, bis eine einheitliche »Deutsche Arzneitaxe« (DAT) erlassen werden konnte. Sie war eine Rechtsverordnung und basierte auf der Gewerbeordnung von 1869. Auf dieser Grundlage wurde eine Taxkommission eingesetzt, die die Preise verbindlich festlegte und anpasste. Die Preisbildung beruhte auf dem Grundsatz, dass der Hersteller aufgrund seiner Kalkulation den Lieferpreis frei bestimmen konnte, dem pharmazeutischen Großhandel die Bestimmung seiner Aufschläge überlassen blieb, dass aber für den Apotheker Vorschriften über Höchstaufschläge auf seinen Einkaufspreis galten, die zwar unter-, nicht aber überschritten werden durften.

Zu diesem Zeitpunkt war ein großer Teil der arbeitenden deutschen Bevölkerung bereits pflichtversichert. 1883 war das erste große Krankenversicherungsgesetz erlassen worden, das zur Bildung der Orts-, Betriebs- und Innungskrankenkassen etc. führte. Die Reichsversicherungsordnung (RVO) trat 1911 in Kraft. Mit der Einführung der Sozialversicherung standen die Apotheker bei der Festlegung der Arzneimittelpreise von jetzt an einer neuen einflussreichen Macht gegenüber: den Krankenkassen.

Zunächst wurden die Taxpreise jährlich (in der Inflationszeit zweimal wöchentlich) den wirtschaftlichen Gegebenheiten angepasst, zuletzt 1936. In der Vorkriegs-, Kriegs- und ersten Nachkriegszeit geschah das nicht mehr. Die völlig veraltete Arzneitaxe von 1936 blieb trotz aller Proteste der Berufsvertretung, abgesehen von kleineren Änderungen 1951, bis 1962 in Kraft. Danach erfolgten Änderungen 1965 und 1968.

Nach jahrelangen Beratungen löste 1980 mit der Arzneimittelpreisverordnung (AMPreisV) ein neues System die altehrwürdige Arzneitaxe ab. 1998 novelliert, griff auch diese Rechtsverordnung, die auf dem Arzneimittelgesetz beruht, nicht auf der Herstellerstufe ein, schrieb aber nunmehr dem Großhandel wie den Apotheken feste Preisaufschläge vor. Die AMPreisV legte die Großhandels- und Apothekenpreisspannen für Fertigarzneimittel, besondere Regelungen für Betäubungsmittel, Notdienst, Tierärzte etc. fest. Prinzipielle Veränderungen brachte das Jahr 2004. So gilt seither die Arzneimittelpreisverordnung nur noch für Produkte, die zulasten der Gesetzlichen Krankenversicherung abgegeben werden, das heißt, weitgehend nur noch für verschreibungspflichtige Fertigarzneimittel. Alle anderen können frei kalkuliert werden, womit – politisch gewollt – erstmals auch ein gewisser Preiswettbewerb im Arzneimittelbereich entstand.

Anstelle des früheren prozentualen Aufschlages von 30 bis 68 % wurde ein packungsbezogener Festzuschlag (8,10 Euro) in Verbindung mit einem nur noch geringen Aufschlag (3 %) auf den Apothekeneinkaufspreis festgelegt. Dadurch wurden die Apothekenumsätze mit verschreibungspflichtigen Präparaten weitgehend von herstellerseitigen Preisschwankungen abgekoppelt. Als »Großkunden« der Apotheken erhalten die Kassen indes einen vom Verordnungsgeber festgelegten Rabatt in Höhe von bis zu 2 Euro pro Packung. Während das Honorar in den folgenden 20 Jahren nur einmal leicht erhöht wurde (auf 8,35 Euro, 2013), stieg der Kassenabschlag sogar noch. Dies führte zu einer anhaltenden Erosion der wirtschaftlichen Basis von Apotheken und zu vielen Apothekenschließungen. Ein gewisser Trend zu zusätzlicher dienstleistungs- statt packungsbezogener Honorierung (für Impfungen, Notdienst, Medikationsanalyse etc.) kann dies bislang nicht ansatzweise kompensieren.

In der »Hilfstaxe« finden sich Preise für Ausgangsstoffe zur rezepturmäßigen Herstellung von Arzneimitteln sowie Gefäß- und Arbeitspreise, soweit sie zwischen dem Deutschen Apothekerverband und den Krankenkassenverbänden vereinbart wurden.

Die umfassendste Dokumentation der im Handel befindlichen Fertigarzneimittel bietet die »Große Deutsche Spezialitätentaxe (Lauer-Taxe)«, der heutige ABDA-Artikelstamm. Die Daten resultieren zum einen aus Anbietermeldungen an die IfA GmbH (Informationsstelle für Arzneimittel GmbH), zum anderen aus der redaktionellen Bearbeitung (Erfassung und Pflege) beim ABDATA Pharma-Daten-Service. Die wichtigsten Informationen des ABDA-Artikelstamms sind: Pharmazentralnummer (PZN), Artikelbezeichnung, Packungsgröße und Packungseinheit, Darreichungsform, Herstellerabgabe-, Apothekeneinkaufs- und Apothekenverkaufspreis, Mehrwertsteuersatz, Festbetragsinformation, Abgabebestimmung (Verschreibungspflicht etc.), Hinweis auf BtM (Betäubungsmittelgesetz) und TFG (Transfusionsgesetz), Lagertemperatur.

Die Anfänge dieses Informationswerks gehen bis 1949 zurück, als eine Preiskommission für Arzneispezialitäten (später Arzneibüro der ABDA) gegründet wurde, um im Zusammenwirken mit der Pharmaindustrie die aktuellen Herstellerpreise festzustellen, daraus entsprechend der Arzneitaxe die Verkaufspreise zu ermitteln und für die Apothekerschaft zu publizieren. Auf Initiative der ABDA wurde ab 1954 in Zusammenarbeit mit der Firma Pharma Daig & Lauer GmbH die »Große Deutsche Spezialitätentaxe (Lauer-Taxe)« herausgegeben, die auch von den Krankenkassen als verbindlich anerkannt wurde. Mit Beginn des Computer-Zeitalters wurde die ABDA-Datenbank entwickelt, die schon 1993 zu den größten Arzneimittel-Informationssystemen der Industrienationen gehörte. Heute trägt das Arzneibüro der ABDA, das diese Entwicklung initiiert und durchgeführt hat, den Namen »ABDATA Pharma-Daten-Service« und ist die die Avoxa – Mediengruppe Deutscher Apotheker GmbH integriert.

Bemühungen um »Kostendämpfung«

Steigende Ausgaben im Gesundheitswesen, besonders im Bereich der Gesetzlichen Krankenversicherung (GKV), rückten seit den 1980er-Jahren zunehmend in den Fokus von Politik und Gesellschaft. So kam es in immer schnellerer Folge zu gesetzgeberischen Maßnahmen zur »Kostendämpfung« im Sinne einer »Interventionsspirale«, insbesondere im Arzneimittelbereich, obwohl dieser nur etwa 17 % der GKV-Ausgaben ausmacht. Als wichtiger Meilenstein gilt das »Gesetz zur Strukturreform im Gesundheitswesen« (GRG) von 1989, bis 2019 folgten weitere 18 »Spargesetze«. Im GRG wurden erstmals Erstattungshöchstgrenzen für Arzneimittel (»Festbeträge«) definiert, bestimmte Präparategruppen von der Erstattung ausgenommen und die seit 1977 erforderliche Selbstbeteiligung von Patienten für rezeptierte Arzneimittel erhöht. Man schätzt, dass die Festbetragsregelung seit ihrer Einführung mehr als 36,5 Milliarden Euro eingespart hat. Eine erfolgreiche Maßnahme war die 2006 geschaffene Möglichkeit für Krankenkassen, mit Herstellern »Rabattverträge« auszuhandeln. Seither sind Apotheken verpflichtet, verschriebene Präparate gegen solche auszutauschen, für die mit der jeweiligen Kasse ein Rabattvertrag besteht. Der bei Präparatewechsel (auch gegen die Verordnung und den Willen des Patienten) erforderliche Beratungs- und Erklärungsaufwand entpuppte sich als fortwährendes Ärgernis des Apothekenalltags. Das Instrument führt indes zu jährlichen Einsparungen im Milliardenbereich (2016: 3,89 Milliarden Euro). Der strikten Kostenkontrolle im Generikamarkt stehen massive Preissteigerungen bei patentgeschützten, insbesondere biotechnologisch hergestellten Arzneimitteln (»Hochpreiser«) gegenüber. Symbolhafte Bedeutung hat hier das innovative Hepatitis-C-Präparat Sovaldi® (Sofosbuvir) erlangt, das der Hersteller 2014 zu einem Preis von etwa 1.000 Dollar pro Tablette einführt hatte. Das 2019 in den USA zugelassene gentherapeutische Arzneimittel Zolgensma® zur Einmalbehandlung der kindlichen spinalen Muskelatrophie, wurde vom Hersteller Novartis für über 2 Millionen Dollar ausgeboten. Zur Kostenbegrenzung im Bereich patentgeschützter Arzneimittel führte der deutsche Gesetzgeber daher mit dem »Arzneimittelmarktneuordnungsgesetz« (AMNOG, 2011) die sogenannte »Frühe Nutzenbewertung« ein. Hersteller können seither nur noch im ersten Jahr der Ausbietung den Preis frei bestimmen, danach muss der Erstattungspreis auf der Grundlage des festgestellten Zusatznutzens im Vergleich zu einer »zweckmäßigen Vergleichstherapie« mit der GKV verhandelt werden. Alle Maßnahmen für sich zeigten einen preisdämpfenden Effekt, ohne allerdings Kostensteigerungen nachhaltig vermeiden zu können. Im Zeitraum von 1991 bis 2022 stiegen die GKV-Arzneimittelausgaben in Deutschland von 15 auf fast 49 Milliarden Euro.

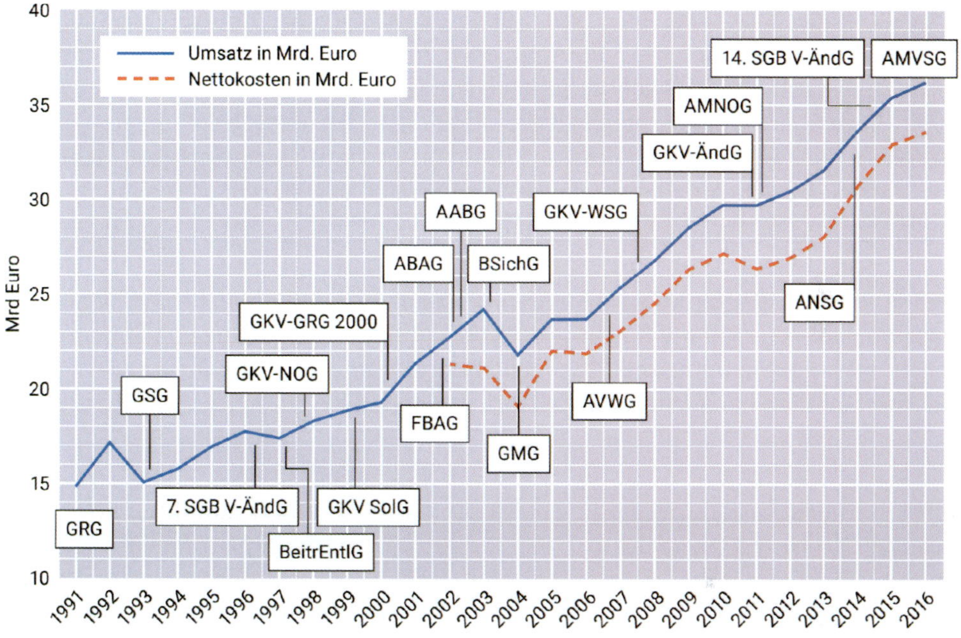

Abb. 27: Kostendämpfungsmaßnahmen des Gesetzgebers im Arzneimittelbereich 1991 bis 2017 und ihre Auswirkung auf die Arzneimittelausgaben der GKV (Blau: Umsatz, rot: Nettokosten).

GRG: Gesundheitsreformgesetz (1989); GSG: Gesundheitsstrukturgesetz (1993); 7. SGB V-ÄndG: SGB V-Änderungsgesetz (1996); BeitrEntlG: Beitragsentlastungsgesetz (1997); GKV-NOG: 1. und 2. GKV-Neuordnungsgesetz (1997); GKV-SolG: GKV-Solidaritätsstärkungsgesetz (1999); GKV-GRG: GKV-Gesundheitsreformgesetz (2000); FBAG: Festbetragsanpassungsgesetz (2001); ABAG: Arzneimittelausgaben-Begrenzungsgesetz (2002); BSichG: Beitragssatzsicherungsgesetz (2003); GMG: Gesundheitsmodernisierungsgesetz (2004); AVWG; Arzneimittelverordnungs-Wirtschaftlichkeitsgesetz (2006); GKV-WSG: GKV-Wettbewerbsstärkungsgesetz (2007); GKV-ÄndG: GKV-Änderungsgesetz (2010); AMNOG: Arzneimittelmarktneuordnungsgesetz (2011); ANSG: Arzneimittelnotdienstsicherstellungsgesetz (2013); 14. SGB V-ÄndG: 14. SGB V-Änderungsgesetz; AMVSG: GKV-Arzneimittelversorgungsstärkungsgesetz (2017)

Nebensortiment

Neben ihren eigentlichen Apothekerwaren – Heilkräutern, Drogen und Composita – führten die Apotheken im Mittelalter und der frühen Neuzeit ein ausgedehntes »Nebensortiment«, das nicht selten ihr wirtschaftliches Rückgrat bildete. Hier standen Zucker und Zuckererzeugnisse wie Konfekt, Marzipan und Morsellen mit an erster Stelle. Zucker war ein so selbstverständlicher Apothekenartikel, dass man von jemandem, dem das Nötigste fehlte, die sprichwörtliche Bezeichnung eines »Apothekers ohne Zucker« gebrauchte. Ähnlich verhielt es sich mit dem Alkohol, der wie Zucker zur Rezeptur und Defektur gebraucht wurde. Vielen Apotheken des 15. bis 18. Jahrhunderts sicherte ihr Privileg den Verkauf, zum Teil den Alleinverkauf, von Wein und Branntwein zu. Die Rats-Apotheken der norddeutschen Städte nahmen oft unter den städtischen Schankbetrieben einen festen Platz ein. Apotheken besaßen auch Bierbrauerei- und Schankrechte. Durch seine Handelsbeziehungen war der Apotheker der geeignete Kaufmann für überseeische Waren wie Tabak, Schwarztee, Kaffee und Schokolade, aber auch Tinte, Papier, Siegelwachs, Petroleum, Leim, Farben und vieles andere wurde gehandelt.

Immer wieder suchten sich die Apotheker gegen ihre Hauptkonkurrenz, die Materialisten, Quacksalber und Hausierer (Störer), durch die Erlangung von Sonderrechten zu wehren. Sie unterlagen schließlich bereits zu dieser Zeit Auflagen, die den Geschäftsbetrieb nachhaltig verteuerten, von denen die Konkurrenz aber frei blieb.

Neuzeitliche Entwicklung

Ende des 16. Jahrhunderts begann sich der herkömmliche Arzneischatz unter dem Einfluss der Lehren von Paracelsus zu verändern. Chemiatrische Arzneimittel wurden apothekenüblich und fanden Eingang in die Arzneibücher.

Eine besondere Ausrichtung erfuhr die Materia medica im späten 16. und vor allem im 17. Jahrhundert durch den massenhaften Gebrauch tierischer Sekrete und Exkrete. Die Mittel der sogenannten »Dreckapotheke« weisen die zeitgenössischen Arzneibücher aus, so unter anderem die auch in Deutschland vielbenutzte Londoner Pharmacopoe von 1618, die 200 tierische Drogen verzeichnete.

Mitte des 19. Jahrhunderts begann die industrielle Fertigung von Arzneimitteln. Ihr Einzug in die Apotheken, der schließlich zur weitgehenden Aufgabe der Arzneimittelherstellung in Apotheken und damit zum Verlust eines ihrer zentralen Arbeitsgebiete führte, kennzeichnet den konfliktreichen Übergang zur modernen Entwicklung.

Geheimmittel

Etwa gleichzeitig mit der Aufnahme chemiatrischer Arzneimittel in den Arzneischatz Ende des 16. Jahrhunderts entwickelte sich als neuer Arzneimitteltyp das Geheimmittel, das sich im Gegensatz zu den in der Apotheke hergestellten Zubereitungen der Offenlegung von Inhaltsstoffen und Herstellungsmethoden entzog. Produktion und Vertrieb waren von der Apotheke bis ins 19. Jahrhundert weitgehend getrennt. Die Erfinder der Geheimmittel ließen sich ihre neuen Produkte privilegieren, quasi patentieren, was durch veränderte merkantilistische Wirtschaftsauffassungen gefördert wurde. Die Produzenten vergaben den Vertrieb an Kommissionshändler, die auf den Märkten der Dörfer und Städte sowie auf den offenen Messen der großen Handelsstädte diese Produkte feilboten beziehungsweise an stadtansässige Materialisten lieferten. Das Geheimmittel war häufig von einem Wunderglauben umgeben, der durch Verknüpfung des Präparatenamens mit berühmten Ärzten und marktschreierische Reklame geschürt wurde. Die Behörden bemühten sich, gegen Marktschreier, Scharlatane und Quacksalber vorzugehen, doch besonders gegen die mit kaiserlichen Privilegien ausgestatteten Produzenten war mit Marktregelungen schwer etwas auszurichten. Im Verlauf der Zeit kamen die unterschiedlichsten Vertriebsregelungen zustande, in die zum Teil auch die Apotheker – eigentlich die Hauptgegner des Geheimmittelhandels – einbezogen wurden.

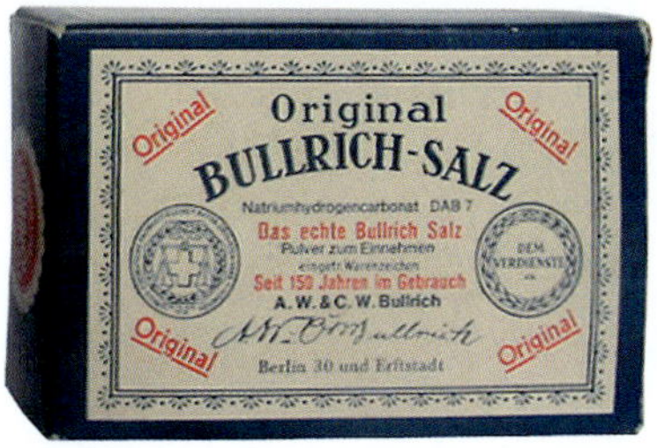

Abb. 28: Zu den ehemals als Geheimmittel klassifizierten Arzneimittelspezialitäten, die noch heute auf dem Markt sind, gehört das vom Apotheker August Wilhelm Bullrich (1802 – 1859) um 1850 eingeführte Antazidum »Bullrich-Salz«

BEISPIELE FRÜHER GEHEIMMITTEL

Balsamus Cordialis Hoffmanni albus, Becherische Polychrest-Pilluln, Indianische Gold-Tinctur, Sal mirabile Glauberi, Species Diarrhodon Abbatis, Theophrasti Paracelsi veritables Gnaden- und Steinpulver

Ab der ersten Hälfte des 19. Jahrhunderts vollzog sich ein Übergang zu industriellen Herstellungsmethoden gleichzeitig mit dem Versandhandel von Geheimmitteln, der durch die ausgebauten Verkehrswege und die Konzentration der Bevölkerung in den Städten möglich wurde. Hinzu kam eine ausgedehnte Werbung durch das gedruckte Wort. Handliche und zugleich dekorative Fertigpackungen traten in den Vordergrund, die besonders bei den ebenfalls unter den Begriff »Geheimmittel« fallenden Kosmetika eine große Rolle spielten. Welchen Umfang diese Geheimmittelflut einnahm, zeigen Zahlen von 1893: »für medizinischen Gebrauch« 1.870 Präparate, »für kosmetischen Gebrauch« 515 und »für diätetischen, technischen und wirtschaftlichen Gebrauch« 1.040 Präparate. Von Marktbedeutung war allerdings nur ein Bruchteil dieser Zubereitungen.

BEISPIELE »INDUSTRIELLER« GEHEIMMITTEL

Anker-Pain-Expeller, Balsam Bilfinger, Blaud'sche Pillen, Bullrich-Salz, Hien-Fong, Königstrank, Lange-Lebens-Elixier, Roter Augenbalsam, Schweizer Pillen, Umckaloabo

Arzneimittelrecht

Erste Bestrebungen, den modernen Arzneimittelverkehr gesetzlich zu regeln, gehen auf das Jahr 1876 zurück. In einer Eingabe forderte der Deutsche Apotheker-Verein den Bundesrat auf, Einschränkungen in der Gewerbefreiheit bei der industriellen Fertigung von Arzneimitteln einzuführen. Obwohl sich die Arzneimittelherstellung mehr und mehr in die Industrie verlagerte und der Apotheker keinen Einfluss darauf nehmen konnte, trug er dennoch wie bisher die Verantwortung für diese Fertigpräparate. Jede beliebige Person konnte Arzneimittel herstellen, »Waschküchenlaboratorien« blühten.

Neben der notwendigen Regelung für industriell gefertigte Arzneimittel stand als weitere wichtige Frage die Abgrenzung zwischen apothekenpflichtigen und freiverkäuflichen Arzneimitteln an. Während die allerdings häufig umgangenen Bestimmungen bezüglich der Materialisten in der Vergangenheit insgesamt die Tendenz aufwiesen, den eigentlichen Arzneimittelhandel den Apotheken vorzubehalten, wurde durch die Kaiserlichen Verordnungen von 1872 bis 1901 das Arzneimittelmonopol mehr und mehr ausgehöhlt. Die Kaiserliche Verordnung von 1901 definierte erstmals den Begriff des Heilmittels, und zwar so, dass die Arzneimittel, die zur Linderung einer (bestehenden) Krankheit dienen sollten, Heilmittel darstellten und nur in der Apotheke verkauft werden durften, während die zur Verhütung einer (noch nicht bestehenden) Krankheit bestimmten Präparate nicht als Heilmittel anzusehen und daher freiverkäuflich waren. Die Verordnung gliederte sich in zwei Teile, der erste enthielt grundlegende Bestimmungen, der zweite die dazugehörigen Verzeichnisse A (apothekenpflichtig) und B (freiverkäuflich). Zugunsten der Apothekerkonkurrenz, vor allem der Drogisten, wurden unter den eigentlich apothekenpflichtigen 20 Zubereitungen aufgeführt, die nur dann der Apotheke vorbehalten waren, wenn sie als »Heilmittel« verkauft wurden, bei prophylaktischer Zweckbestimmung waren sie freiverkäuflich.

In der Folgezeit wurden immer wieder Entwürfe für ein Arzneimittelgesetz erarbeitet, 1943 kam eine ungenügende Verordnung zustande, aber letztlich dauerte es bis 1961, bis das Bundesgesetz über den Verkehr mit Arzneimitteln (AMG) in Kraft trat. Durch die Rechtsverordnungen zum AMG auf der Grundlage der §§ 30 und 32 wurde endlich auch die unsichere Rechtslage bezüglich der Abgrenzung zwischen freiverkäuflichen und apothekenpflichtigen Arzneimitteln neu geregelt.

Das erste Arzneimittelgesetz wies indes Mängel auf, die durch die Contergan-Katastrophe offenbar wurden. Ziel des AMG von 1976 und des Gesetzes zur Neuordnung des Arzneimittelrechts, das 1978 in Kraft trat, war daher die Verwirklichung höchstmöglicher Arzneimittelsicherheit und eine Angleichung an internationale Standards.

»ZU RISIKEN UND NEBENWIRKUNGEN ...«

Das 1965 erstmals erlassene Heilmittelwerbegesetz macht präzise Vorgaben zu Laienwerbung für Arzneimittel. So sind seit 1978 in Werbeanzeigen sachliche Angaben zu Zusammensetzung, Indikation, Nebenwirkungen etc. zu machen (»Pflichttext«). Was in Printmedien im »Kleingedruckten« gut untergebracht werden kann, eignet sich infolge Länge und Komplexität nicht für Radio- oder Fernsehwerbung, die häufig nur ein paar Sekunden dauert. In Zusammenarbeit mit dem Mainzer Kommunikationsforscher Hans Mathias Kepplinger (geb. 1943) entwickelte der Bundesverband der Arzneimittelhersteller (BAH) ersatzweise den allseits bekannten Slogan »Zu Risiken und Nebenwirkungen fragen Sie Ihren Arzt oder Apotheker«, der die Werbespots beschließt. Die Formulierung nahm der Gesetzgeber 1990 ins Heilmittelwerbegesetz auf. Inzwischen existiert eine gendergerechte Neuformulierung.

Für stark wirkende Arzneimittel waren schon in den alten Apothekerordnungen Regelungen vorgesehen, später wurden Sonderbestimmungen erlassen, zum Beispiel in Preußen 1878, die nicht nur die Arzneistoffe selbst betrafen, sondern auch ihre Aufbewahrung in besonderen Standgefäßen (Separanda, Venena). Betäubungsmittelrechtliche Bestimmungen kamen aufgrund des Internationalen Haager Abkommens von 1912 zustande: 1920 erstes deutsches Opiumgesetz, 1924 Einführung der Bezugscheinpflicht, ab 1929 regelten die Ausführungsbestimmungen des sogenannten »Opiumgesetzes« und seine Nachfolgegesetze die Abgabe und Kontrolle in der Apotheke.

Apothekenübliche Waren

Wie in der Vergangenheit gilt auch heute, dass in Apotheken Waren geführt werden, die keine Arzneimittel sind. Sie müssen aber im Gegensatz zu früher für die Apotheke betriebsüblich sein, der Charakter der Apotheke soll nicht zu dem eines drugstores entarten. Um dieses Ergänzungssortiment wie auch um die Frage der Selbstbedienung mit freiverkäuflichen Arzneimitteln in Apotheken sowie die Zulässigkeit des Versandhandels mit Arzneimitteln sind harte Auseinandersetzungen geführt worden. Stets ging es dabei um die Position der Apotheke im Verhältnis zu ihren Konkurrenten. Handelt es sich aktuell hierbei vor allem um Großmärkte, Drogerieketten, Tankstellen und ähnliche Vertriebswege, die die ganze Palette freiverkäuflicher Arzneimittel, Nahrungs-Ergänzungspräparate, Heil- und Hilfsmittel etc. anbieten, konzentrierte sich früher die Konkurrenz hauptsächlich auf die Drogerien. Mehr als ein halbes Jahrhundert dauerte die erbitterte Auseinandersetzung zwischen Apothekern und Drogisten, die die Vertreter beider Berufsgruppen jeweils in ihrem Sinne zu lösen suchten. Ein wesentlicher Faktor dabei war das restriktive Konzessionssystem der Apotheken. Während bei den Drogisten Niederlassungsfreiheit herrschte, fanden jüngere Apotheker häufig keine Möglichkeit, sich selbstständig zu machen. Das hatte zur Folge, dass zum Beispiel 1873 80 Prozent der Drogisten examinierte Apotheker waren.

Der Berufsstand der Drogisten, der sich nach und nach aus demjenigen der Materialisten entwickelt hatte, verstand es, sich den Marktgegebenheiten anzupassen und die Formen moderner Werbung zu nutzen. Ganz anders verhielten sich die Apotheker, ihnen war das Mittel der Werbung fremd, ja sogar suspekt. Zwar legten Apotheker seit dem Spätmittelalter Wert auf einen klangvollen Namen und eine gediegene Ausstattung ihrer Offizin, häufig auch auf die der abgegebenen Medikamente (wie z. B. durch schön gestaltete Anbinde-Etiketten, Pillenschachteln, Fläschchen etc.), aber eigentliche Werbung zu betreiben, galt lange Zeit als »standesunwürdig« und bürgerte sich erst unter dem Druck der Verhältnisse vor allem nach dem Zweiten Weltkrieg ein.

APOTHEKEN-WAHRZEICHEN – DAS APOTHEKEN-A

Besonders die Konkurrenz zu den Drogisten machte den Apothekern im ersten Drittel des 20. Jahrhunderts klar, dass sie ein eigenständiges Apotheken-Wahrzeichen mit hohem Wiedererkennungswert brauchten. Das sich anbietende, der Mörser, war schon von den Drogisten mit Beschlag belegt. In einem Wettbewerb 1929/30 wurde das sogenannte Dreilöffelzeichen ausgewählt, das aber ohne durchschlagenden Erfolg blieb. 1936 wurde in einem weiteren Wettbewerb das rote Fraktur-A preisgekrönt, doch das ursprünglich darin vorgesehene weiße Kreuz wegen der Analogie zum Schweizer Wappen verworfen und statt dessen zeitgemäß die germanische Lebensrune eingefügt. Dieses Verbandszeichen hatten pflichtgemäß alle Apotheken zu übernehmen. Nach dem Zweiten Weltkrieg war der Wiedererkennungswert dieses Zeichens so groß geworden, dass man das rote Fraktur-A beibehielt und die Lebensrune durch den Schlangenkelch ersetzte. Es ist heute als Kollektivmarke geschützt und im Markenregister des Deutschen Marken- und Patentamts eingetragen.

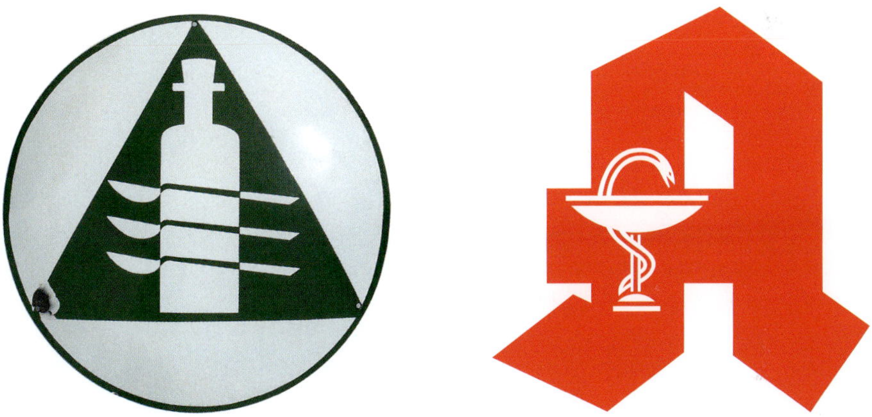

Abb. 29: Bis zum heutigen, allein in dieser Form und in roter Farbe auf weißem Grund gültigen, Apothekenwahrzeichen (»Apotheken-A«), war es ein langer Weg. Der wichtigste Vorgänger war das »Dreilöffelzeichen« von 1929/30.

Die Bekämpfung der Infektionskrankheiten

Bis ins 20. Jahrhundert hinein gehörten Infektionskrankheiten zu den größten Bedrohungen der Menschheit. Der zweite große Seuchenzug der Pest im 14. Jahrhundert (1349; die erste große Pestepidemie wird auf die Jahre 541 – 544 datiert) führte dazu, dass die Bevölkerungsanzahl in Europa zum Ende jenes Jahrhunderts 40 bis 50 Prozent weniger betrug als zu Beginn. Weitere Krankheiten wie Malaria, Lepra, Pocken, Syphilis, Tuberkulose, Diphtherie, Typhus und Cholera haben zu bestimmten Zeiten die Geschichte ganzer Völker geprägt.

Doch auch ohne die Kenntnis infektiöser Mikroorganismen bildeten sich zur Bekämpfung der oben genannten Krankheiten Maßnahmen heraus, die auf der guten Beobachtungsgabe Einzelner beruhten. Diese Handlungsweisen führten zumindest zu einer gewissen Eindämmung von Epidemien.

Dem englischen Landarzt Edward Jenner (1749 – 1823) fiel auf, dass Menschen, die jemals mit den harmlosen Kuhpocken (durch das Milchvieh übertragen und im Verlauf ähnlich den Windpocken) infiziert gewesen waren, nicht mehr von den echten Pocken befallen wurden. Zur Überprüfung seiner These griff er zum einzigen Mittel, das ihm damals zur Verfügung stand: Er infizierte einen Waisenjungen erst mit Kuhpocken und nach Abklingen der Krankheit mit echten Pocken. Nach dem Erfolg seiner Maßnahme wurde in England die erste aktive Impfung gegen Pocken eingeführt. 1874 erließ die deutsche Regierung das »Reichsimpfgesetz«, das die Pockenschutzimpfung verbindlich vorschrieb. Diese und ähnliche Maßnahmen in anderen Ländern führten zur vollständigen Ausrottung dieser Infektionskrankheit bis Ende der 1970er-Jahre. Trotz evidenter Erfolge des Verfahrens traten von Beginn an Impfgegner auf, die sich teils lautstark artikulierten.

Mehr als 200 Jahre nach Jenners Entdeckung, im Jahr 2008, erhielt der deutsche Mediziner und Leiter des Deutschen Krebsforschungszentrums in Heidelberg, Harald zur Hausen (1936 – 2023), den Medizinnobelpreis. Er hatte herausgefunden, dass eine Infektion mit dem Humanen Papillomavirus zu Gebärmutterhalskrebs und anderen Krebsarten führen kann. Er entwickelte eine Schutzimpfung gegen den Erreger und damit indirekt auch gegen damit assoziierte Erkrankungen. Studien zeigen ein bis zu 90 % niedrigeres Risiko für Gebärmutterhalskrebs nach einer Impfung. Sie gehört daher inzwischen zu den Routine-Vorsorgemaßnahmen im Jugendalter.

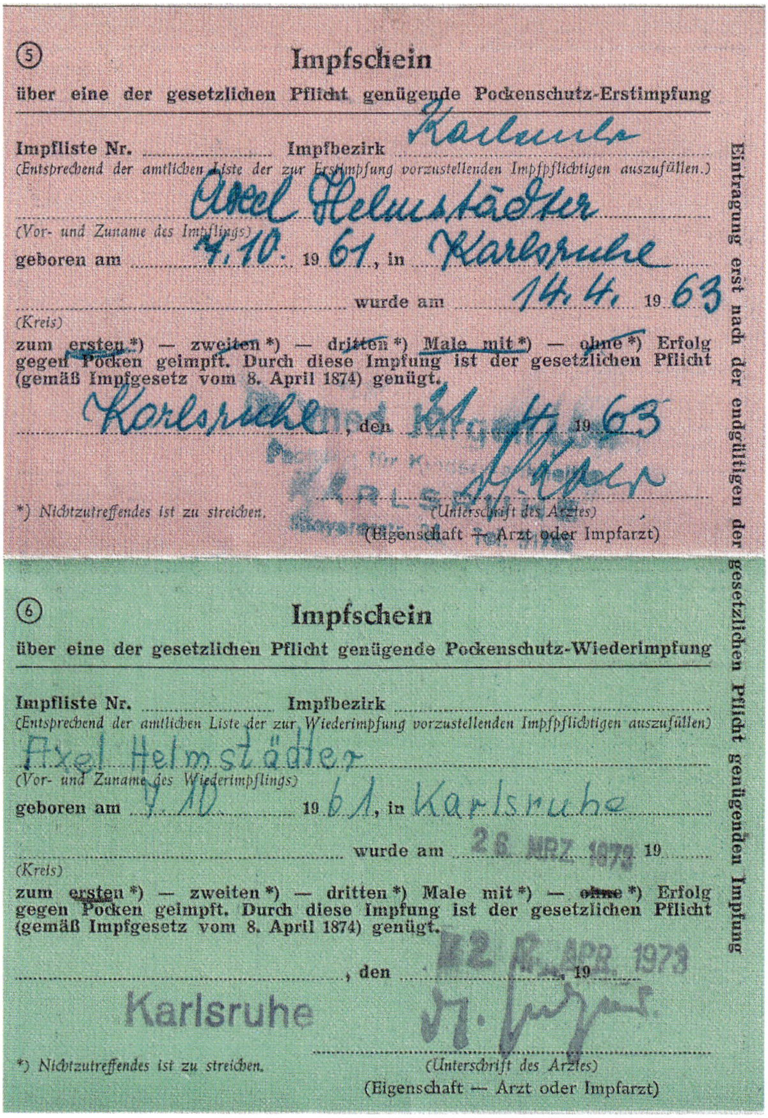

⑤ **Impfschein**

über eine der gesetzlichen Pflicht genügende Pockenschutz-Erstimpfung

Impfliste Nr. .... Impfbezirk Karlsruhe

(Entsprechend der amtlichen Liste der zur Erstimpfung vorzustellenden Impfpflichtigen auszufüllen.)

Axel Helmstädter

(Vor- und Zuname des Impflings)

geboren am 4.10. 19 61, in Karlsruhe

.... wurde am 14.4. 19 63

(Kreis)

zum ersten *) — zweiten *) — dritten *) Male mit *) — ohne *) Erfolg gegen Pocken geimpft. Durch diese Impfung ist der gesetzlichen Pflicht (gemäß Impfgesetz vom 8. April 1874) genügt.

Karlsruhe, den 21. 4. 19 63

*) Nichtzutreffendes ist zu streichen.

(Unterschrift des Arztes)

(Eigenschaft — Arzt oder Impfarzt)

⑥ **Impfschein**

über eine der gesetzlichen Pflicht genügende Pockenschutz-Wiederimpfung

Impfliste Nr. .... Impfbezirk ....

(Entsprechend der amtlichen Liste der zur Wiederimpfung vorzustellenden Impfpflichtigen auszufüllen)

Axel Helmstädter

(Vor- und Zuname des Wiederimpflings)

geboren am 4.10. 19 61, in Karlsruhe

.... wurde am 26 MRZ 1973

(Kreis)

zum ersten *) — zweiten *) — dritten *) Male mit *) — ohne *) Erfolg gegen Pocken geimpft. Durch diese Impfung ist der gesetzlichen Pflicht (gemäß Impfgesetz vom 8. April 1874) genügt.

Karlsruhe, den 12. APR. 1973

*) Nichtzutreffendes ist zu streichen.

(Unterschrift des Arztes)

(Eigenschaft — Arzt oder Impfarzt)

Eintragung erst nach der endgültigen der gesetzlichen Pflicht genügenden Impfung

Abb. 30: Nachweis der gesetzlich vorgeschriebenen zweimaligen Pockenschutzimpfung im Kindes- und Jugendalter. Die Verpflichtung galt in der BRD bis 1976, in der DDR bis 1982.

Auf der Entbindungsstation seines Krankenhauses beobachtete der ungarische Arzt Ignaz Semmelweis (1818 – 1865), dass vor allem diejenigen Mütter einer Wochenbettinfektion zum Opfer fielen, bei denen das untersuchende medizinische Personal unmittelbar vorher in der Pathologie gearbeitet hatte. Deshalb schrieb er seinem Personal das sorgfältige Händewaschen mit einer Chlorkalklösung vor, ordnete die regelmäßige Reinigung des Bettzeugs und der gynäkologischen Instrumente an und konnte so die Sterblichkeitsrate bei den Wöchnerinnen deutlich senken. Damit hielten Asepsis, Antisepsis und Desinfektion Einzug in die Kliniken.

Der Apotheker und Arzt Max von Pettenkofer (1818 – 1901) wurde nach einer Münchner Choleraepidemie im Jahr 1853 (30 Jahre vor der Entdeckung des Choleraerregers) mit Prophylaxe und Bekämpfung weiterer Choleraerkrankungen beauftragt. Sein Vorgehen mit Stadtplänen und Karten des Katasteramtes machten ihn auf die Verbindung von Cholerafällen, Wasserwegen und Fäkaliengruben aufmerksam. Er nahm das gigantische Projekt in Angriff, München an eine Schwämmkanalisation anzuschließen und eine zentrale Wasseranlage für Trinkwasser zu erbauen. Diese Tätigkeiten brachten ihm dem Spitznamen »Scheißhäuslapostel« ein. Es ist seinem Engagement zu danken, dass in München 1865 der erste Lehrstuhl für Hygiene eingerichtet wurde.

Ansteckungstheorien

Infektionskrankheiten waren unter anderem deshalb so schwer zu behandeln, weil der Ansteckungsmodus völlig unbekannt war. In unterschiedlichen Erklärungsmodellen wurden zum Beispiel astralische (Einflüsse der Sterne), tellurische (Einflüsse des Bodens) und diskriminierende (Verdächtigung religiöser und ethnischer Randgruppen, zum Beispiel die Legende der Brunnenvergiftung durch Juden) Einflüsse als Ursachen diskutiert.

Hippokrates glaubte, dass Epidemien durch atmosphärische Zustände hervorgerufen würden, die er »Miasmen«, also Luftverunreinigungen, nannte. Nicht nur interstellare Begebenheiten, sondern auch abgestandenes Wasser oder Sümpfe, die durch faulige Ausdünstungen die Luft »verpesteten«, kamen als Auslöser infrage. Als Prototyp einer durch Miasmen übertragenen Krankheit galt die Malaria (mala aria = schlechte Luft).

Der Veroneser Arzt Girolamo Fracastoro (1478 – 1553) formulierte 1546 die Theorie eines lebenden »Kontagions«, welches als Krankheitsüberträger fungierte. Die Weiterverfolgung dieser Idee, ein erster Denkansatz in Richtung Bakterium, ruhte über einen langen Zeitraum, und erst Jacob Henle (1809 – 1885) griff sie wieder auf.

Auch die Hypothese über den Charakter der niederen Organismen stand einer Weiterentwicklung der Behandlungsmöglichkeiten von Infektionskrankheiten bis ins 19. Jahrhundert hinein im Wege. Nach allgemeiner wissenschaftlicher Auffassung entstanden Mikroorganismen durch Urerzeugung (Generatio spontanea), waren allgegenwärtig (ubiquitär) und vielgestaltig (pleomorph). Diese Theorie ließ eine gezielte medikamentöse Therapie gegen einzelne Erreger zwecklos erscheinen.

Drei Wissenschaftler gelten als Wegbereiter im Kampf gegen Infektionskrankheiten: Robert Koch (1843 – 1910) beschäftigte sich mit den bakteriologischen Ursachen von Krankheiten, Emil von Behring (1854 – 1917) mit den Wechselwirkungen von Toxin und Antitoxin und den immunologischen Reaktionen des Körpers. Auf Paul Ehrlich (1854 – 1915) geht die Hypothese zurück, dass Krankheiten chemische Reaktionen des Körpers zugrunde liegen.

Mikroorganismen als Krankheitserreger

Der Durchbruch der Bakteriologie als Wissenschaft wie auch die Erkenntnis, Bakterien als Infektionsverursacher anzusehen, ist mit den Namen Louis Pasteur (1822 – 1895) und Robert Koch verbunden.

Nach frühen Entdeckungen auf dem Gebiet der Kristallographie, die zu grundlegenden Erkenntnissen der Stereochemie führten, beschäftigte sich Pasteur mit Problemen der Essig-, Wein- und Biergärung. Er zog den Schluss, dass es sich um einen biologischen Prozess handeln müsse, bei dem die Vermehrung von Hefebakterien eine entscheidende Rolle spielt. Mit diesem Nachweis konnte er die Lehre von der Urerzeugung, Ubiquität und Pleomorphie von Mikroorganismen in Zweifel ziehen und später ganz widerlegen. Damit hatte die Suche nach infektiösen Bakterien begonnen.

Die Gewinnung eines Impfstoffes gegen die Geflügelcholera im Jahr 1880 – Pasteur schwächte die isolierten Mikroben durch monatelanges Stehenlassen an der Luft ab – führte zu grundlegenden Erkenntnissen über die aktive Immunisierung. Die gewonnenen Erfahrungen halfen ihm bei der Entwicklung eines Impfstoffes gegen den Milzbrand im Jahr 1881 und gegen die Tollwut, wobei er mit letzterem im Jahr 1885 erstmals einem an Tollwut erkrankten Patienten das Leben rettete.

PASTEURISIERUNG

Das von Louis Pasteur entwickelte schonende Verfahren, Bier und Wein durch die mehrmalige, kurzzeitige Erhitzung auf ca. 60 °C haltbarer zu machen, wird bis heute in der Lebensmittelindustrie erfolgreich verwendet. Durch die Pasteurisierung können besonders Milchprodukte von schädlichen Mikroorganismen befreit werden, ohne dass für die Ernährung wertvolle Inhaltsstoffe verloren gehen.

Beginn der Bakteriologie

Als Landarzt in Schlesien beschäftigte sich Robert Koch 1871 unter anderem mit dem in der Gegend häufig auftretenden Milzbrand. Es glückte ihm, einen Mikroorganismus zu isolieren, mit dem er Mäuse impfte. Aufgrund dieses Experiments gelang ihm 1876 der erste eindeutige Nachweis, dass ein lebender Organismus eine ganz bestimmte Infektionskrankheit auslöst.

Koch stellte vier Postulate zur Identifikation eines infektiösen Erregers bzw. zur Diagnose einer Infektionskrankheit auf, die im Großen und Ganzen noch heute in der Bakteriologie gültig sind:

1. Der für die Krankheit verantwortliche Erreger muss in jedem Krankheitsfall mikroskopisch nachzuweisen und sicher zu identifizieren sein.
2. Nach der Isolation ist eine Reinkultur des Erregers anzulegen.
3. Die Kultur muss bei gesunden Tieren die Krankheit hervorrufen, wenn diese damit infiziert werden.
4. Der Erreger muss in den kranken Tieren wiederzufinden sein.

Im Jahre 1882 gelang es Koch, den Erreger der Tuberkulose, einer Volkskrankheit, zu isolieren. Mit dieser Entdeckung verbanden sich große Erwartungen, ähnlich wie bei der Tollwut und dem Milzbrand einen Impfstoff zu erhalten. 1891 verkündete Koch überhastet Erfolge mit seinem »Tuberculinum Kochi«, einem Glycerinextrakt aus Reinkulturen der Tuberkelbakterien. Ohne ausreichende vorherige Testreihen erhielten Tausende von Menschen das Mittel gegen die Krankheit. Viele starben daran und die Hoffnung auf ein Eindämmen der Seuche erfüllte sich vorerst nicht. Ein Impfstoff wurde erst 1924 entdeckt; das erste Tuberkulostatikum, die para-Aminobenzoesäure, fand 1946 Eingang in den Arzneischatz.

Obwohl Tuberkulin zur Bekämpfung der Tuberkulose ungeeignet war, erwies es sich als sinnvolles Diagnostikum. Als solches wird es noch heute verwendet (»Tuberkulin-Test«).

Im Jahre 1883 isolierte Koch den Erreger der Cholera. Ferner leitete er Untersuchungen zu Malaria, Ruhr, Beulenpest, Typhus sowie einer Reihe von Tierkrankheiten im In- und Ausland. Das nach ihm benannte Robert-Koch-Institut in Berlin, seit 1994 ein Bundesinstitut im Geschäftsbereich des Bundesministeriums für Gesundheit (BMG), gilt als zentrale Forschungs- und Referenzeinrichtung des BMG auf dem Gebiet der biomedizinischen Wissenschaften, insbesondere der Infektionskrankheiten.

Die Serumtherapie – Toxin und Antitoxin

Emil von Behring gelang der Nachweis, dass Iodoform die Ausscheidungsprodukte von Eiterbakterien inaktiviert, ohne die Mikroorganismen selbst zu zerstören. Als Versuchsobjekt diente ihm zeitweilig der Diphtheriebazillus, dessen Toxin er Meerschweinchen einimpfte und daraufhin versuchte, die Tiere mit den verschiedensten chemischen Verbindungen am Leben zu halten. Dabei gelang es ihm zwar, die Bakterien abzutöten, jedoch starb auch der größte Teil der Versuchstiere. Stutzig machte Behring die Tatsache, dass die überlebenden Tiere einer Neuinfektion gegenüber unempfindlich geworden waren. Behring erkannte, dass das Blut immunisierter Tiere eine stark giftneutralisierende Eigenschaft annahm, ähnlich der Wirkung des Iodoforms auf die Eitererreger. Diesem Schutzstoff im Blut gab er den Namen Antitoxin.

Weitere Versuche, zusammen mit Shibasaburo Kitasato (1852 – 1931), dienten der Gewinnung eines Serums mit dem Antitoxin, das er wiederum frisch infizierten Tieren verabreichte. So bewies er die Übertragbarkeit der Antitoxine. Im Jahr 1891 konnte dem ersten hoffnungslos diphtheriekranken Kind das Leben gerettet werden.

Das erste Diphtherieserum für diese Art der passiven Immunisierung gewann Behring von einem Hammel. In der darauffolgenden Zeit wurden für die Serumgewinnung größere Tiere, zum Beispiel Pferde benutzt, Prüfungsmethoden entwickelt und ab 1894 durch die Farbwerke Hoechst in großem Maßstab hergestellt. Die Behringwerke in Marburg, auf Entwicklung und Herstellung von Impfstoffen spezialisiert, gingen aus Behrings eigenem Laboratorium hervor. Behring wurde im Jahr 1901 der erste Nobelpreis für Medizin verliehen.

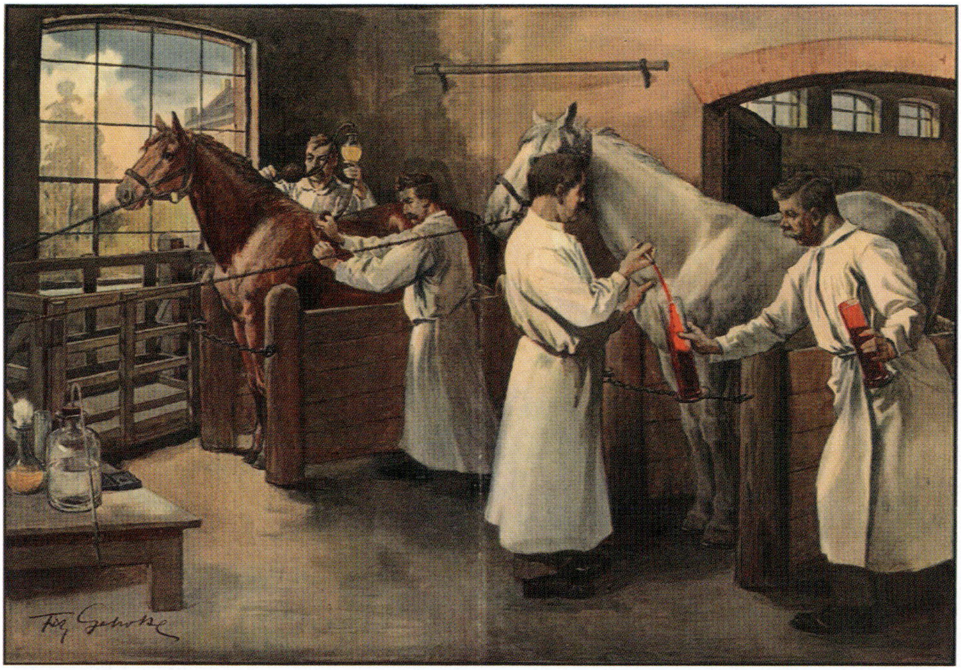

Abb. 31: Damals wie heute wird Diphtherie-Antitoxin aus Serum von Pferden gewonnen (Zeichnung von Fritz Gehrke, ca. 1895).

Auch das Tetanusserum von Behring und Kitasato erwies sich sowohl zur Prophylaxe als auch zur Therapie des Wundstarrkrampfes als äußerst erfolgreich. Der breite Einsatz während des Ersten Weltkrieges trug wesentlich zur Popularisierung des Serums bei. Im Laufe der Zeit gelang die Herstellung weiterer meist polyvalenter Seren wie Anaerobenserum, Botulismusserum, Gasödemserum, Masernserum, Peritonitisserum oder Milzbrandserum. Problematisch blieb bei der Serumtherapie, dass es sich nicht um eine antibakterielle, sondern um eine antiinfektiöse Therapie handelte. Schattenseiten hierbei waren die nicht immer sichere Wirkung, der begrenzte passive Impfschutz und die Gefahr allergischer Reaktionen bis hin zum anaphylaktischen Schock nach erstmaliger oder mehrmaliger parenteraler Gabe von artfremdem Eiweiß.

Chemotherapeutika

Organische Arsenverbindungen

Bereits während seiner Schulzeit experimentierte Paul Ehrlich gerne und färbte zum Entsetzen seiner Mutter deren beide Lieblingstauben mit Anilinblau ein. Der Aufstieg der chemischen Industrie, die sich zum großen Teil mit der Herstellung von Anilinfarbstoffen beschäftigte, und Behrings Entdeckung von der Wirkung der Antitoxine inspirierten und faszinierten Ehrlich. Studien zur Färbung von Geweben und Zellen, die zur Grundlage der Hämatologie werden sollten, und neue Färbemethoden für Bakterien ließen ihn erkennen, dass Vorgänge im menschlichen Körper auf chemischen Reaktionen beruhen. Ehrlich entwickelte daraus die »Seitenkettentheorie«. Er stellte sich eine Zelle vor, die aus Zellkern und Seitenkette bestand. Ein ideales chemisches Medikament musste seiner Ansicht nach eine höhere Affinität zur Seitenkette eines Bakteriums als zur Seitenkette der menschlichen Zelle besitzen und das Bakterium so unwirksam machen. Seine Forschungen konzentrierten sich auf »Zauberkugeln, die nur die Körper angreifen, zu deren Zerstörung sie geschaffen wurden«, oder mit »denen man chemisch auf die Krankheitserreger zielen kann«.

Ehrlich begann zusammen mit dem Mitarbeiter Sahashiro Hata (1873 – 1938) seine Suche nach chemotherapeutisch wirksamen Verbindungen bei den Farbstoffen, mit denen er Bakterien färbte. Da er die Azogruppe vieler Farbstoffe für die Wirkung der Verbindungen verantwortlich machte, suchte er nach dem Stickstoff verwandten Elementen und gelangte zu den Arsenverbindungen. Bestätigt wurden seine Vermutungen durch den Apotheker Pierre J. A. Béchamp (1816 – 1908), der schon im Jahr 1863 das arsenhaltige und relativ wenig toxische »Atoxyl« mit seiner Wirkung gegen Trypanosomen, die Erreger der Schlafkrankheit, entwickelt hatte.

Beim Präparat Nr. 606 der systematischen Entwicklung von dreiwertigen organischen Arsenverbindungen konnte Ehrlich eine hervorragende Wirkung gegen Spirochäten, die Syphiliserreger, feststellen. Er nannte das Medikament Salvarsan, das »heilende Arsen«. Es kann als das erste Chemotherapeutikum gesehen werden, das eine positive Bilanz hinsichtlich des Verhältnisses der Schädigung der Erreger gegenüber der Schädigung des Körpers aufwies. Die Fälle von primärer und sekundärer Syphilis, einer Volksseuche, gingen um zwei Drittel zurück. Das Präparat Nr. 914, Neosalvarsan, erwies sich als noch nebenwirkungsärmer und zudem gut wasserlöslich, wodurch es sich auch zur intravenösen Injektion besser eignete.

Farbwerke vorm. Meister Lucius & Brüning, Hoechst a. M.

Salvarsan

Das Ehrlich'sche Arsenpräparat Nr. 606 wurde zuerst von Prof. Dr. Paul Ehrlich und Dr. Bertheim aus der von Dr. L. Benda aufgefundenen p. Oxy-m. nitrophenylarsinsäure hergestellt. Die Tierversuche mit dem Mittel wurden von Dr. Hata ausgeführt. Seiner chemischen Zusammensetzung nach ist es Dioxydiamidoarsenobenzoldichlorhydrat.

Es wird unter der geschützten Marke „Salvarsan" in den Handel gebracht; seine Fabrikation unterliegt der ständigen Kontrolle im Georg Speyer-Haus in Frankfurt a. M.

Bereitung der alkalischen Lösung:

In einem sterilen Glasgefäß wird Salvarsan mit 60—80 Teilen frisch redestilliertem Wasser solange vorsichtig geschüttelt, bis vollkommene Lösung eingetreten ist. 0,4 g erfordert also 25—30 ccm Wasser.

Kochsalzlösung würde das Salvarsan in dieser Phase schwerer löslich machen. Ungelöst gebliebenes Salvarsan, selbst Spuren davon, geben dann nach dem Alkalizusatz trübe Ausscheidungen, die nur mit einem ganz unzulässigen Plus von Alkali in Lösung zu bringen sind.

Diese absolut klare wässerige Salvarsanlösung wird nach den Angaben der nachstehenden Tabelle mit Natronlauge versetzt. Am besten bedient man sich einer in Dezi- oder Zentigrade eingeteilten Pipette oder einer feststehenden Bürette und gibt das abgemessene Quantum Natronlauge mit einem Male hinzu. Der sich bildende Niederschlag geht dann beim Umschütteln in statu nascendi vollkommen in Lösung über. Die fertige Salvarsanlösung darf man nicht erhitzen oder gar sterilisieren; sie darf keineswegs längere Zeit stehen bis sie benutzt wird, sondern muß stets im Bedarfsfalle ganz frisch bereitet werden.

Setzt man das Alkali nicht in einem Zuge, sondern etappenweise in Tropfen zu, so wird zur Auflösung des voluminösen Niederschlages unnötigerweise mehr Alkali notwendig.

Die alkalische Lösung ist alsdann mit steriler 0,5%iger Kochsalzlösung auf das gewünschte Quantum aufzufüllen und baldigst zu verwenden.

Unerläßliche Bedingung ist chemisch reines Chlornatrium und frisch redestilliertes Wasser. Einfache Sterilisation genügt nicht, da hierdurch wohl die Bakterien abgetötet, aber nicht deren Toxine eliminiert werden.

Abb. 32: Es war nicht so einfach, das neu entdeckte Salvarsan anzuwenden

Im Jahr 1908 erhielt Ehrlich den Nobelpreis für Medizin. Aus seinem Labor in Frankfurt am Main ging das heutige Paul-Ehrlich-Institut hervor, eine selbstständige Bundesbehörde im Geschäftsbereich des Bundesministeriums für Gesundheit. Das Institut ist zuständig für die Zulassung und Chargenfreigabe von (immun)biologischen Arzneimitteln.

Sulfonamide

Obwohl mit Salvarsan und seinen Nachfolgern erste Erfolge in der Chemotherapie erzielt worden waren, blieb die Anwendung auf relativ ausdifferenzierte Mikroorganismen wie Protozoen und Spirochäten beschränkt. Der Mediziner Gerhard Domagk (1895 – 1964) entdeckte in den 30er-Jahren mit den Chemikern Fritz Mietzsch (1896 – 1958) und Josef Klarer (1898 – 1953) die Gruppe der Sulfonamide zur therapeutischen Behandlung von Kokkeninfektionen. Die erste Sulfonamidverbindung wurde zwar schon 1908 synthetisiert, doch ausschließlich bei der Herstellung von Farbstoffen angewendet.

Nach Experimenten mit Schwermetall-, Arsen- und Antimonverbindungen zur Abtötung von Bakterien wandten die drei Forscher sich schließlich den Azofarbstoffen zu, bei denen eine prinzipielle antibakterielle Wirkung 1931 durch Carl Jörgen Wesenberg in Kopenhagen nachgewiesen worden war. Bei der systematischen Veränderung der Substituenten bauten sie eine Sulfonamidgruppe in para-Stellung zur Azogruppe

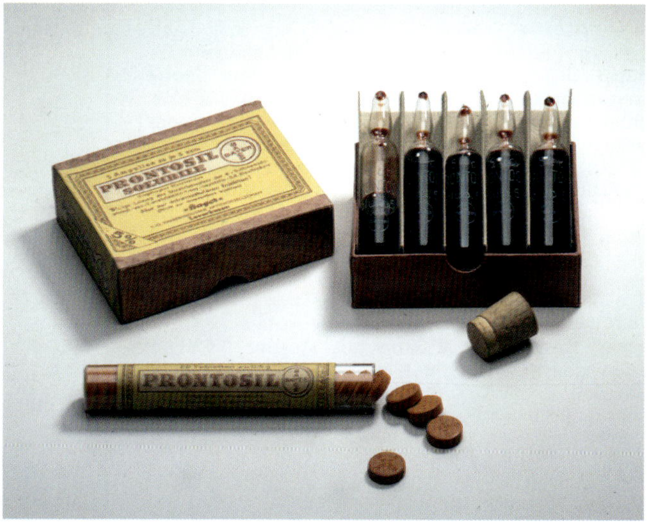

Abb. 33: Das erste Sulfonamid hatte die Struktur eines Azofarbstoffes und war deshalb rot gefärbt. Das Präparat wurde daher auch Prontosil rubrum genannt.

ein. Domagk gelangte zu einer neuen Ansicht über die Heilung von Infektionen: Obwohl Sulfonamide nicht bakterizid wirken und deshalb in vitro auch keine Reaktion zeigen, führen sie durch eine Bakteriostase zur Schwächung der Krankheitserreger und ermöglichen so die Phagozytose im befallenen Organismus. Domagks Verdienst liegt unter anderem darin, dass er sich nicht allein auf Reagenzglasversuche stützte, sondern von Beginn an In-vivo-Testreihen durchführte. 1932 konnte mit dem Präparat KI 730, dem 2',4'-Diaminoazobenzol-4-sulfonamid eine ausgezeichnete Wirksamkeit bei mit Streptokokken infizierten Mäusen nachgewiesen werden. Ein Jahr später heilte Domagk seine vierjährige, an einer Sepsis erkrankte Tochter sowie einen Sohn des amerikanischen Präsidenten Roosevelt mit dem Präparat. 1935 wurde dieses erste Sulfonamid unter dem Namen »Prontosil rubrum« in den Arzneischatz eingeführt und bis in die 60er-Jahre eingesetzt. Domagk erhielt 1939 den Nobelpreis für Medizin, konnte diesen wegen der politischen Verhältnisse im nationalsozialistischen Deutschland jedoch erst 1947 persönlich entgegen nehmen.

Eine Vielzahl weiterer Sulfonamide mit besserem Wirkungsspektrum folgte in den Jahren danach. Krankheiten wie die Lungenentzündung mit einer Sterberate von 20 Prozent oder die Hirnhautentzündung mit einer Sterberate von 50 Prozent, Kindbettfieber, Wundinfektionen, aber auch die Gonorrhoe verloren ihren Schrecken. Heute werden Sulfonamide mit kurzer Halbwertszeit vor allem bei urologischen und pulmonalen bakteriellen Infekten eingesetzt.

Antibiotika

Alexander Fleming (1881 – 1955) wurde im Jahr 1928 auf die abtötenden Eigenschaften des Schimmelpilzes Penicillum notatum Staphylokokken gegenüber aufmerksam. Howard W. Florey (1898 – 1968) und Ernst Boris Chain (1906 – 1979) erkannten zehn Jahre später die therapeutischen Möglichkeiten, die dieser Beobachtung innewohnten. Es begann die Erfolgsgeschichte des Penicillins und weiterer Beta-Laktam-Antibiotika.

Schimmel als Arzneimittel ist keine Erfindung des 20. Jahrhunderts. Bereits um 1000 v. Chr. soll in China schimmeliger Sojabohnenbrei zur Reinigung von Geschwüren eingesetzt worden sein. In der Ukraine und Jugoslawien benutzte man schimmeliges Brot zur Wundbehandlung. Beschreibungen der zerstörerischen Wirkung von Schimmelpilzen auf Bakterien finden sich vereinzelt in der medizinischen Literatur des ausgehenden 19. Jahrhunderts.

Der Mediziner Fleming beschäftigte sich seit den frühen 20er-Jahren des 20. Jahrhunderts mit Problemen der Infektionsbekämpfung und der körpereigenen Infektabwehr. Dabei entdeckte er 1924 das Lysozym, ein körpereigenes Abwehrenzym, das im Nasenschleim, der Tränenflüssigkeit, dem Darmschleim und dem Blutplasma vorkommt und das lebendes Gewebe nicht zerstört. Im Jahr 1928 beobachtete er eine durch Schimmelbefall verunreinigte Staphylokokkenkultur. Dabei fiel ihm auf, dass rund um den Pilz der Gattung Penicillium deutlich weniger Bakterien wuchsen als an anderer Stelle. Das regte ihn zu Untersuchungen darüber an, ob der Pilz einen bakteriziden Stoff produzierte. Versuche zeigten, dass das tatsächlich der Fall war und der Stoff, den er in einer ersten Veröffentlichung 1929 selbst Penicillin nannte, für Menschen ungiftig war. Die Penicillinentdeckung ist das Paradebeispiel für Zufallsentdeckungen in der Wissenschaft (Serendipity). Mangels chemischer Expertise und weitgehend auf sich allein gestellt gelang es Fleming allerdings nicht, ein geeignetes Arzneimittel aus dem bakteriziden Kulturmedium zu entwickeln.

Über Flemings Veröffentlichungen zu seinen Lysozymforschungen stießen 1938 der Mediziner Florey und der Biochemiker Chain auf die bereits vergessene Publikation zum Penicillin und begannen mit weiteren Untersuchungen des Pilzproduktes. Im Rahmen eines Forschungsprogrammes, das durch den Ausbruch des Zweiten Weltkrieges vermehrt Unterstützung fand, bestätigten sie die bakterizide und breitbandige Wirkung des Penicillins, verbesserten durch eine Veränderung der Nährböden die Ausbeute und durch die Methode der Verteilungschromatographie die Reinigung der Substanz. Nach Tierversuchen wurde 1941 dem ersten, hoffnungslos an einer Staphylokokkensepsis erkrankten Menschen durch Penicillin das Leben gerettet.

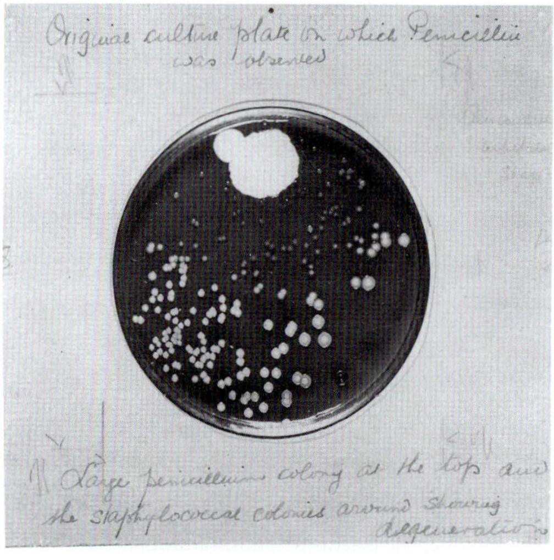

Abb. 34: Anhand dieser mit einem Schimmelpilz verunreinigten Bakterienkultur erkannte Alexander Fleming das Wirkprinzip der Penicilline.

Weitere klinische Versuche wurden durch die geringen Wirkstoffmengen so erschwert, dass man den Stoff sogar aus dem Harn der Patienten zurückgewann. In Zusammenarbeit mit den USA konnte die Produktion ausgeweitet und seit 1943 die klinische Erprobung in großem Maßstab vorangetrieben werden. Mitte 1944 stand es in kleinen Mengen bereits den alliierten Invasionstruppen zur Verfügung, seit 1945 war es ohne Reglementierung zugänglich. Fleming, Florey und Chain erhielten im Jahr 1945 den Nobelpreis für Medizin.

In Deutschland konnte sich die Penicillinproduktion erst nach dem Krieg entwickeln, wobei auch hier anfangs die Rückgewinnung aus dem Harn behandelter Patienten erfolgte. Wegen strenger Reglementierung und dem Einsatz nur bei Geschlechtskrankheiten florierte der Schwarzhandel mit dem Medikament. Erst in den 50er-Jahren konnte die ausreichende Versorgung der Bevölkerung mit Penicillin gewährleistet werden.

Penicillin hat seit seiner Einführung während des Zweiten Weltkrieges Millionen von Menschenleben gerettet. Es reduzierte das Infektionsrisiko bei chirurgischen Eingriffen oder der Behandlung von äußeren Wunden, verminderte die Sterberate bei vielen einstmals gefürchteten Krankheiten und gehört als wirkungsvolle, nebenwirkungsarme Arznei gegen die Syphilis neben den Kontrazeptiva zu den Medikamenten, die zu tiefgreifenden sozialen Veränderungen führten. Partialsynthetische Derivate des Penicillins oder die Weiterentwicklung zur neuen Substanzklasse der Cefalosporine (vgl. Tabelle) verbreiterten die Einsatzmöglichkeiten, und bis heute zählen Penicilline zu den primär verwendeten Medikamenten bei Infektionskrankheiten. Leider gehört auch der häufige Gebrauch und Missbrauch des Antibiotikums in der Viehzucht und der Medizin und die sich daraus ergebende zunehmende Resistenz zahlreicher Bakterienstämme zur Geschichte der Antibiotika. Während die Entdeckung zahlreicher neuer antibakterieller Wirkstoffe bis Ende der 1960er-Jahre hier regelmäßig Abhilfe schaffen konnte, ist die Antibiotikaforschung aus wirtschaftlichen Gründen inzwischen nahezu zum Erliegen gekommen. Hieraus erwächst die überwunden geglaubte Gefahr nicht mehr medikamentös behandelbarer bakterieller Infektionen.

Tab. 6: Chemotherapeutika und Antibiotika

Stoffgruppe	Name	Jahr	Entdecker
Organische Arsen-, Antimon-, und Harnstoffverbindungen	Atoxyl (As)	1863	Pierre J. A. Béchamp (1816 – 1908)
	Salvarsan (As)	1910	Paul Ehrlich (1854 – 1915), Sahashiro Hata (1873 – 1938)
	Neosalvarsan (As)	1912	s.o.
	Melarsoprol, Mel B® (As)	1949	Ernst H. Friedheim (geb. 1899)
	Germanin®, Suramin	1923	Oscar Dressel (1869 – 1941)
	Pentostam (Sb)		
	Trixidin (Sb)	1914	
Sulfonamide	Prontosil	1935	Gerhard Domagk (1895 – 1964)
	Sulfanilamid	1936	Jacques Trefouel (1897 – 1977), Filomena Nitti (geb. 1909), Daniel Bovet (1907 – 1992)
	Sulfacetamid	1938	
	Sulfapyridin	1938	
	Sulfacarbamid	1940	Richard Owen Roblin (1907 – 1985), R. E. Hagenbach, G. Gysin
	Sulfaguanidin	1938	Gladwin Albert Hurst Buttle (1899 – 1983)
	Phthalylsulfathiazol, Phthalylsulfamethiazol	1942	Maurice Lee Moore (1909 – 2003), Charles Steward Miller (geb. 1912)
	Mafenid	1941	James Maurice Sprague (geb. 1908), Josef Klarer (1898 – 1953)
Polypeptidantibiotika	Tyrothricin	1937	René Jules Dubois (1901 – 1982)
	Bacitracin	1945	Balbina A. Johnson
	Polymyxine A bis E	1947	Geoffrey Clough Ainsworth (geb. 1905), Ralph C. Benedict (1883 1965), Philip G. Stansly (geb. 1912)

Fortsetzung der Tabelle auf der nächsten Seite

Stoffgruppe	Name	Jahr	Entdecker
Penicilline	Penicillin	1928/ 1941	Alexander Fleming (1881 – 1955), Ernst Boris Chain (1906 – 1979), Howard Walter Florey (1898 – 1968)
	Procain-Penicillin	1947	Wallace Edgar Herrell (geb. 1909)
	Benzathin-Penicillin	1951	
	Phenoxymethyl penicillin (Penicillin V)	1956	M. G. Rinsler, A. C. Cuncliffe
	Methicillin-Natrium	1960	G. N. Rolinson
	Oxacillin-Natrium	1962	J. E. Geraci
	Ampicillin	1961	G. T. Stuart
Tuberkulostatika	Conteben	1943	Gerhard Domagk (1895 – 1964)
	p-Aminosalicylsäure	1946	Jorgen Lehrmann (geb. 1898)
	Neoteben (Isonicotinsäurehydrazid, INH)	1951	Gerhard Domagk (1895 – 1964), Hans Albert Offe (1912 – 1993); Synthese 1912 durch Hans Mayer
	Pyrazinamid	1952	Samuel Kushner (geb. 1915)
	Ethambutol	1961	R. G. Wilkinson (geb. 1922), R. G. Shepherd (geb. 1915)
Streptomycine	Streptomycin	1945	Selman Abraham Waksman (1888 – 1973)
	Neomycin	1949	Selman Abraham Waksman (1888 – 1973), Hubert Arthur Lechevalier (geb. 1926)
Chloramphenicol		1947	John Ehrlich (geb. 1907), M. C. Rebstock
Tetracycline	Chlortetracyclin	1948	Benjamin Minge Duggar (1872 – 1956)
	Oxytetracyclin	1950	Alexander Carpenter Finlay (1906 – 2002)
Makrolidantibiotika	Erythromycin Clarithromycin Azithromycin	1952 1981 1982	James Myrlin McGuire (geb. 1909)
Cefalosporine	Cefalosporin	1955	Guy G. F. Newton (1920 – 1969), Edward Penley Abraham (1913 – 1999)

Fortsetzung der Tabelle auf der nächsten Seite

Stoffgruppe	Name	Jahr	Entdecker
Glykopeptid-antibiotka	Vancomycin	1952	E. C. Kornfield
Aminoglykosid-antibiotika	Kanamycin	1957	Hamao Umezawa (1914 – 1986)
Gyrasehemmer	Nalidixinsäure Norfloxacin Ciprofloxacin	1962 1978 1981	G. Y. Lesher MSD Bayer

Die Benennung antibiotischer Wirkstoffe

Die in den 1940er- bis 1960er-Jahren neu entdeckten Antibiotika erhielten ihre Namen meist von den beteiligten Wissenschaftlern, die unterschiedliche Kreativität an den Tag legten. Häufig wurden die Wirkstoffe nach ihren Mutterorganismen benannt, wie die schon bei Penicillin der Fall gewesen war. Andere Beispiele sind Streptomycin (aus Streptomyces griseus), Erythromycin (aus Streptomyces erythreus) und Kanamycin (aus Streptomyces kanamyceticus). Vorlagen boten auch die chemische Struktur (Vierringsystem der Tetracycline) oder der Auffindeort (Lincomycin aus Lincoln, Nebraska; Miamycin aus Miami; Florida, Nystatin isoliert am New York State Board of Health). Bisweilen standen Namen von Mitarbeiterinnen Pate (Saramycetin, Helenin, Monicamycin). Bacitracin wurde aus dem Wundbazillus einer Patientin namens Tracy isoliert, Vancomycin erhielt seinen Namen nach dem englischen Wort to vanquish = besiegen, bezwingen. Handelsnamen enthielten oder enthalten häufig einen Bezug zum Hersteller (Baypen® als Penicillinderivat des Hersteller Bayer; Rocephin® als Cefalosporin der Firma Roche, Infectocef® als Cefaclorpräparat von Infectopharm).

Die deutsche pharmazeutische Industrie

Das 19. Jahrhundert als Epoche der »industriellen Revolution« brachte entscheidende Veränderungen im Berufsalltag des Apothekers. Die wichtigste ist zweifellos das allmähliche Abhandenkommen des Herstellungsmonopols für Arzneimittel durch die steigende Bedeutung industrieller Fertigarzneimittel; Herstellung und Dispensation von Arzneimitteln, traditionell in einer Hand, fanden nun nicht mehr am gleichen Ort statt. Diese Entwicklung vollzog sich nicht schlagartig, sondern allmählich; sie hatte eine ganze Reihe Wegbereiter und Katalysatoren.

Viele später zur Herstellung synthetischer Arzneistoffe notwendige Chemikalien wie Schwefelsäure, Soda oder Chlor wurden schon lange Zeit, beispielsweise für die Textilindustrie, im Großmaßstab hergestellt und vertrieben. Die Industrialisierung im Arzneimittelbereich konnte also zum Teil auf vorhandenen organisatorischen Strukturen aufbauen. Die Erforschung der Alkaloide zu Beginn des 19. Jahrhunderts hatte zum vermehrten therapeutischen Einsatz aufwendig gewonnener reiner Wirkstoffe geführt, die sich nur in größerem Maßstab rationell und qualitativ hochwertig gewinnen ließen. Neu entwickelte Arzneiformen wie Tabletten, Kapseln und Ampullen waren leicht lagerfähig und transportabel und ließen ebenfalls die technischen Möglichkeiten des Apothekenlabors an seine Grenzen stoßen.

Unter anderem aus Wettbewerbsgründen wurde die pharmazeutische Industrie Ende des 19. Jahrhunderts außerdem zum Innovationsmotor im Arzneimittelbereich, was sie zusehends unverzichtbar machte. Alle größeren Firmen hatten Abteilungen mit wissenschaftlichen Mitarbeitern, deren Aufgabe es ausdrücklich war, neue Arzneistoffe zu finden und zu Arzneimitteln zu entwickeln. Patentgesetzgebung und Warenzeichenrecht unterstützten seit den 70er-Jahren des 19. Jahrhunderts das Vordringen der pharmazeutischen Industrie.

Frühe Großherstellung von Chemikalien und Arzneimitteln

Im Zuge der sogenannten chemischen Revolution sind zahlreiche Apotheker durch wissenschaftliches Interesse sowie als Entdecker chemischer Substanzen und Phänomene hervorgetreten. Einige von ihnen wurden zu Begründern chemischer Industriebetriebe. Bereits 1788 begann der Apotheker Wolfgang Caspar Fikentscher (1770 – 1837) mit der Fabrikation von Quecksilberverbindungen, Glaubersalz, Schwefel- und Salzsäure, Zinnober, Soda und Chlorkalk. Die auf den Apotheker Johann Gottfried Dingler (1778 – 1855) zurückgehende Firma Dingler und Arnold bewarb im Jahre 1806 mehr als 200 chemische Produkte. Generell kann festgestellt werden, dass Pharmazeuten nicht nur die Frühzeit der wissenschaftlichen Chemie maßgeblich mitbestimmten, sondern auch an ihrer Industrialisierung großen Anteil hatten.

Auch Arzneimittel wurden bereits vor 1800 nicht ausschließlich im Rahmen der Individualrezeptur, sondern auf Vorrat in quasi industriellem Maßstab hergestellt und vertrieben. Dies gilt beispielsweise für die vor allem in Thüringen verbreiteten Produkte der sogenannten »Olitätenhändler«, die seit dem 16. Jahrhundert pflanzliche, oft ätherische Öle enthaltende Heilmittel herstellten und mittels landfahrender Händler überregional vertrieben. Einen regelrechten Versandhandel stellte die »Medikamenten-Expedition« der Waisenhaus-Apotheke in Halle/Saale dar. Sie diente der Finanzierung des von August Hermann Francke (1663 – 1727) 1692 errichteten Waisenhauses und wurde von erfahrenen Ärzten und Apothekern geleitet. Mit zeitgemäßen Werbeformen erfolgreich propagiert, wurden die Halleschen Medikamente über Niederlassungen in bis zu 27 Orten vertrieben. Ihre Herstellung wurde erst 1951 eingestellt.

Rechtliche Rahmenbedingungen

Das Aufkommen erster Chemikalienfabriken Anfang des 19. Jahrhunderts korreliert mit dem Wandel des offizinellen Arzneischatzes von überwiegend vegetabilischen Grundstoffen hin zum vermehrten Einsatz mineralischer und chemischer Substanzen. Entsprechend wuchs bei den Apothekern die Neigung, chemische Präparate nicht mehr selbst herzustellen, sondern fertig zu beziehen. Vor allem aus Gründen der Qualitätsverantwortung und der Berufsauffassung war ein solches Vorgehen zunächst heftig umstritten. Unter anderem befürchtete man ein Absinken des wissenschaftlichen Niveaus der Pharmazie und eine Verschlechterung der praktisch-chemischen Ausbildung in den Apotheken. Auch Gewinnsucht wurde den Apothekern vorgeworfen, waren doch die meisten Chemikalien gewöhnlich billiger zu kaufen als selbst herzustellen. Bereits um 1820 war daher der Fremderwerb verarbeiteter Rohstoffe und Chemikalien üblich; in Preußen wurde er 1827 gesetzlich legitimiert. Erst 1862 erlaubte die Pharmacopoea Borussica VII schließlich den Bezug fertiger Präparate aus chemischen Fabriken, falls dies für die Apotheke günstiger war. Andere Länder hatten teilweise schon früher ihre Medizinalordnungen liberalisiert. Gewöhnlich verblieb eine Prüfpflicht für eingekaufte Waren als gesetzliche Verpflichtung des Apothekers zur Qualitätssicherung. Als äußeres Zeichen für den Abschluss dieser Entwicklung kann man die ersten, für ganz Deutschland gültigen, ab 1872 erschienenen Arzneibücher heranziehen: Sie enthielten bald kaum noch Herstellungsanweisungen, sondern fast nur noch Prüfvorschriften (vgl. »Literatur«).

Mit der Zunahme industriell gefertigter Präparate mit hoher wirtschaftlicher Bedeutung erwuchsen auch im Arzneimittelbereich zahlreiche Probleme des Patent- und Markenschutzes. Streitfälle im Arzneimittelbereich wurden zu wichtigen Katalysatoren einer Entwicklung, die mit dem Warenzeichengesetz von 1894 und den Patentgesetzen von 1877 und 1891 ihre Höhepunkte fand. Eine wesentliche Folge des Warenzeichengesetzes für den Apothekenalltag war die Verpflichtung, bei entsprechender Verordnung die namentlich benannte Spezialität eines bestimmten Herstellers abzugeben. Dieser Entwicklung traten die pharmazeutischen Berufsvertretungen vehement, aber letztlich erfolglos entgegen, etwa durch Einklagen eines »handwerklichen Rechts der Apotheker auf ungehinderte Nachahmung«. Ein weiteres wichtiges Argument war die Tatsache, dass der Apotheker bei Abgabe industriell gefertigter Originalpackungen faktisch keine Möglichkeit zur Qualitätskontrolle mehr hatte. Schließlich vergrößerte das Vordringen von »Arzneispezialitäten« die Gefahr des Vertriebs außerhalb der Apotheken, etwa durch Direktversand, Abgabe in Drogerien oder gar in Dispensieranstalten von Krankenkassen.

Pflanzeninhaltsstoffe als Motor industrieller Entwicklung

Der allmähliche Übergang von der Therapie mit pflanzlichen Extrakten zur Verwendung reiner Wirkstoffe in fortschrittlichen Arzneiformen bildete eine Grundlage für die Entwicklung pharmazeutischer Industriebetriebe im 19. Jahrhundert. Herausragende Bedeutung in diesem Zusammenhang kommt den Alkaloiden zu, deren erstes, das Morphin, 1804 von Friedrich Wilhelm Adam Sertürner (1783 – 1841) entdeckt worden war. In der ersten Hälfte des 19. Jahrhunderts folgten zahlreiche weitere pflanzliche Wirkstoffe, die überwiegend von deutschen und französischen Apothekern gefunden und untersucht wurden. Da sich die Isolierung im Kleinmaßstab des Apothekenlabors als unrentabel herausstellte, ging man zunächst in Frankreich zur Großherstellung über. Bereits 1827 eröffnete Pierre Joseph Pelletier (1788 – 1842) eine Fabrik zur Produktion des von ihm mitentdeckten Alkaloids Chinin. Produkte aus der Klasse der Alkaloide spielten bei Firmengründungen zwischen 1825 und 1840 zweifellos die größte Rolle.

Als erster deutscher Großhersteller von Alkaloiden gilt der Apotheker Friedrich Ludwig Koch (1785 – 1865), der nach 1823 in Oppenheim am Rhein eine Chininfabrik errichtete, die bis 1888 bestand. Chinin war auch eines der ersten Hauptprodukte von Johann Daniel Riedel (1786 – 1843), des Besitzers der »Schweizer Apotheke zum Schwarzen Adler« in Berlin. Er verarbeitete auch von Großhändlern importierte Rohstoffe.

Das Apothekenlabor – eine Keimzelle der pharmazeutischen Industrie

Während die meisten Apotheker im Laufe des 19. Jahrhunderts dazu übergingen, Stoffe und Zubereitungen von Großhandlungen und Fabriken zu beziehen, spezialisierten sich einige gerade darauf, in ihrem Laboratorium Wirkstoffe und Zubereitungen in größerem Maßstab herzustellen und ihrerseits auf dem Markt anzubieten. Aus einigen dieser Apothekenlaboratorien entwickelten sich Industriebetriebe von Weltruhm. Das bekannteste Beispiel ist die Firma Merck, die aus der Engel-Apotheke in Darmstadt hervorging.

Merck

Im Herbst 1816 hatte Heinrich Emanuel Merck (1794 – 1855) die väterliche Apotheke übernommen. Nach einigen Jahren Aufbauarbeit begann er sich verstärkt wissenschaftlich zu engagieren. Vor allem französische Arbeiten zur Pharmakologie der Alkaloide erregten sein Interesse, und er begann mit der Reindarstellung verschiedener Alkaloide, die schon bald den Bedarf der eigenen Apotheke überstieg. Nachweislich belieferte Merck erstmals 1826 eine Großhandlung mit Morphin. Das darauf folgende Jahr, in dem Merck seinen Entschluss bekanntgab, »dieselben [die Alkaloide] im Grossen darzustellen und in Sammlungen zu vereinigen«, gilt offiziell als Gründungsdatum der Firma Merck in Darmstadt. Die Alkaloidproduktion verblieb trotz starker Expansion des Unternehmens bis 1842 in den Apotheken-Räumlichkeiten. In jenem Jahr produzierte Merck immerhin schon 78,5 kg Morphin aus 843 kg Rohopium. Daneben stand unter anderem eine Jahresproduktion von 52 kg Salizin, 6 kg Santonin, 19 kg Strychnin und 5,6 kg Veratrin zu Buche. Der besondere Vorteil der Merck'schen Ware bestand anerkanntermaßen in ihrer Reinheit, auf die der

Firmengründer selbst großen Wert legte und die seine Handelspartner beeindruckte. Im Herbst 1842 trennte Merck die Alkaloidproduktion räumlich von der Apotheke und verlegte sie in ein Gartengrundstück außerhalb Darmstadts, wo er unter modernsten Bedingungen, das heißt unter Einsatz einer Dampfmaschine, produzierte. Damit war der Übergang vom handwerklichen zum industriellen Betrieb endgültig

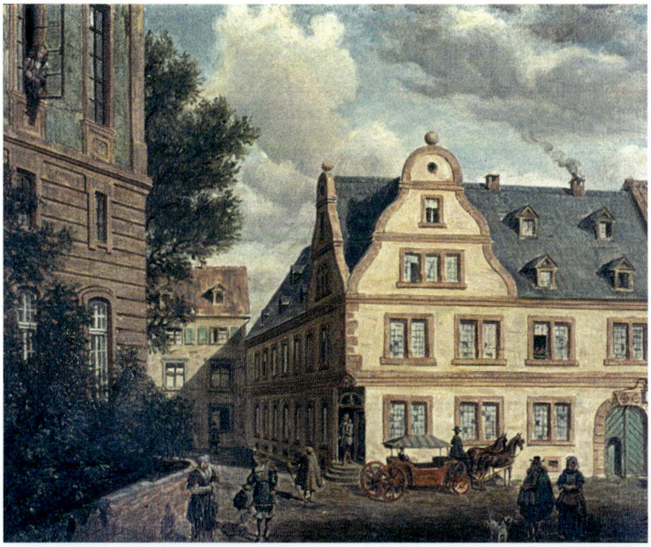

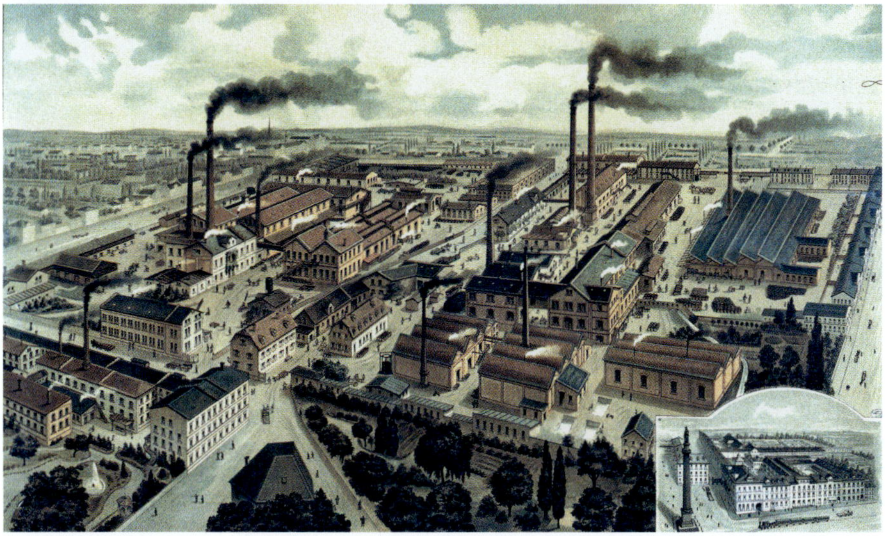

Abb. 35: Aus der Engel-Apotheke in Darmstadt ging das weltbekannte Industrieunternehmen Merck hervor. Oben: Engel-Apotheke, um 1730. Unten: die sogenannte „Alte Fabrik", um 1892; rechts unten zu sehen: der Luisenplatz, seit 1836 Standort der Engel-Apotheke.

vollzogen. In der Folgezeit erweiterte sich das Produktionsprogramm in allen Bereichen; eine Preisliste aus dem Jahre 1860 führt mehr als 800 verschiedene Artikel auf. Zum wichtigen Umsatzträger entwickelten sich Reagenzien und Maßlösungen für die pharmazeutische Analytik, die nach 1855, dem Jahr der bahnbrechenden Veröffentlichungen Friedrich Mohrs (1806 – 1879) über Titriermethoden, einen ernormen Aufschwung erlebte. Mercks Bemühen um Produktreinheit beflügelte auch diesen Geschäftszweig nachhaltig. Um die Wende zum 20. Jahrhundert vertrieb Merck insgesamt etwa 10.000 Produkte, darunter auch Arzneispezialitäten und Sera, mit denen sich Merck nicht nur als chemisches, sondern auch als pharmazeutisches Unternehmen einen Namen machte. Hervorzuheben sind zahlreiche Vitaminpräparate, Mittel gegen Blutarmut, erste Röntgenkontrastmittel sowie das Barbiturat-Schlafmittel Veronal®.

Weitere aus Apotheken hervorgegangene Industriebetriebe

Andere noch heute bekannte Unternehmen entstanden aus dem Bemühen, galenische Zubereitungen zu entwickeln oder zu verbessern. Auch unter ihnen gibt es einige mit historischen Wurzeln im Apothekenlabor.

So geht die Geschichte der Hamburger Firma Beiersdorf auf die fachliche Zusammenarbeit von Firmengründer Carl Paul Beiersdorf (1836 – 1896) mit dem »Nestor der deutschen Dermatologie« Paul Gerson Unna (1850 – 1929) zurück. Letzterer beklagte sich über die schlechte Haftung der Wundauflagen und beauftragte Beiersdorf, den damaligen Inhaber der Hammonia-Apotheke Hamburg, ein Präparat zu entwickeln, das seinen Vorstellungen besser entsprach. Das Jahr der Patenterteilung für das Pflaster mit harzfreier Kautschuk-Klebemasse (»Guttaplast«), 1882, gilt als Gründungsjahr der Hamburger Verbandstofffabrik.

Auch der Inhaber der Rosen-Apotheke in Frankfurt am Main, Karl Philipp Engelhard (1836 – 1924) wurde zum Begründer eines noch heute bestehenden Industriebetriebes. Er erleichterte die Herstellung seiner galenischen Präparate (zum Beispiel des seit 1860 vertriebenen Hustenmittels »Isla-Moos« und des seit 1866 angebotenen »Diolan-Puders«) nach und nach durch Einführung technischer Neuerungen wie gasmotorgetriebener Rührwerke und rationell arbeitender Tablettenpressen.

Obwohl er weder eine Apotheke betrieb, noch ein bis in die Gegenwart bekanntes Unternehmen gründete, muss an dieser Stelle auf Eugen Dieterich (1840 – 1904) hingewiesen werden, der in einer alten Papiermühle in Helfenberg bei Dresden eine »galenische Fabrik« einrichtete und dem jungen Zweig der pharmazeutischen Industrie, auch durch wissenschaftliche Arbeiten, wesentliche Impulse verlieh.

Auch Apotheken, die sich auf die Anfertigung von Homöopathika spezialisiert hatten, konnten zur Keimzelle industrieller Betriebe werden. Das bekannteste Beispiel ist zweifellos Willmar Schwabe (1839 – 1917), der in Leipzig ein Unternehmen zur Herstellung homöopathischer Arzneimittel gründete, das ab 1878 als »Homöopathische Centralapotheke« firmierte. Wesentliches Standbein seines Erfolges war eine rege publizistische Tätigkeit, die in der Herausgabe einer »Pharmacopoea homeopathica polyglottica« (1872) gipfelte. Schwabes homöopathisches Erbe wird von der in Karlsruhe ansässigen »Deutschen Homöopathie Union« (DHU) gepflegt, während sich die an gleichem Ort befindliche Dr. Willmar Schwabe GmbH Erforschung, Herstellung und Vertrieb von Phytopharmaka widmet.

Tab. 7: Aus Apothekenlaboratorien hervorgegangene Industriebetriebe

Wurzel: Alkaloide und Chemikalien		
Merck	1827	Heinrich Emanuel Merck (1794 – 1855) Engel-Apotheke, Darmstadt
Trommsdorff	1837	Christian Wilhelm Hermann Trommsdorff (1811 – 1884) Schwanen-Ring-Apotheke, Erfurt
Riedel	1827	Johann Daniel Riedel (1786 – 1843) Schweizer Apotheke zum Schwarzen Adler, Berlin
Schering	1854	Ernst Friedrich Christian Schering (1824 – 1889) Grüne Apotheke, Berlin
Brunnengräber	1874	Christian Johannes Rudolph Brunnengräber (1832 – 1893) Neue Apotheke, Rostock
Wurzel: Galenik		
Engelhard	1872	Karl Philipp Engelhard (1836 – 1924) Rosen-Apotheke, Frankfurt/Main
Beiersdorf	1882	Carl Paul Beiersdorf (1836 – 1896) Hammonia-Apotheke, Hamburg
Fresenius	1912	Eduard Fresenius (1874 – 1946) Hirsch-Apotheke, Frankfurt/Main
Kade	1886	Franz Lutze (1857 – 1923) Dr. Kadesche Oranien-Apotheke, Berlin
Pohl-Boskamp	1878	Georg Gustav Pohl Alte Apotheke, Schönbaum/Danzig

Fortsetzung der Tabelle auf der nächsten Seite

Rentschler	1924	Erwin Rentschler (1900 – 1959) Sieben-Schwaben-Apotheke, Laupheim
Woelm	1907	Max Woelm (1875 – 1964) Apotheke Spangenberg
Wurzel: Homöopathie		
Dr. Willmar Schwabe/DHU		Willmar Schwabe (1839 – 1917) Homöopathische Centralapotheke, Leipzig
Mauch und Staufen-Pharma, Müller-Göppingen	1888	Friedrich Theodor Mauch (1837 – 1905) Homöopathische Central-Apotheke, Göppingen
JSO-Werke	1891	Johannes Sonntag (1863 – 1945) Engel-Apotheke, Regensburg
Virgil Mayer	1881	Virgil Mayer (1834 – 1889) Homöopathische Centralapotheke Bad Cannstadt
Andere Wurzeln		
Braun (chir. Nahtmaterial)		Julius Wilhelm Braun (1808 – 1850) Rosen-Apotheke, Melsungen
Kytta (Phytopharmaka)	1924	Wilhelm Thomas Sauter (1880 – 1933) Kloster-Apotheke, Alpirsbach
Verla (»Von Ehrlichs Reichenberger Löwen-Apotheke«)	1791	Josef Ehrlich Löwen-Apotheke Reichenberg (Sudetenland)
Robugen (Phytopharmaka)	1927	Theodor Mauz (1870 – 1947) Rats-Apotheke, Esslingen

Teerfarbenindustrie als Wegbereiter der industriellen Arzneimittelherstellung

Eine Reihe von Betrieben, die später als Arzneimittelhersteller Weltruhm erlangten, hat Wurzeln in der Teerfarbenherstellung, also außerhalb der traditionellen Pharmazie. Entsprechend vollzogen sich Firmengründung und -entwicklung gewöhnlich ohne Beteiligung von Apothekern.

Die Teerfarbenherstellung nahm ihren Anfang mit der Herstellung des Anilin-Farbstoffs Mauvein, die dem englischen Chemiker William Henry Perkin (1838 – 1907) im Jahre 1856 gelang. Dieser und weitere synthetische, vor allem in England und Frankreich gefundene Stoffe revolutionierten die bisherigen Techniken der Färberei und wurden schon bald im großen Stil industriell produziert. Vor allem in den 1860er-Jahren kam es zu zahlreichen Firmengründungen auch in Deutschland. Ein typisches Beispiel aus Deutschland ist die »Badische Anilin- und Soda-Fabrik« BASF, die wie viele Firmen in dieser Zeit von einem Team aus Chemikern und Kapitalgebern 1861 als »Chemische Fabrik Dyckerhoff, Clemm & Co.« gegründet wurde. Seit 1865 ist der Firmensitz in Ludwigshafen.

Bayer

Ebenfalls 1861 gründete der Farbholzimporteur und Großhändler Friedrich Bayer (1825 – 1880) zusammen mit dem Färber und Kaufmann Friedrich Weskott (1821 – 1876) ein Unternehmen zur Farbstoff-, insbesondere Fuchsinherstellung, das 1863 unter dem Namen »Friedrich Bayer et comp.« in das Handelsregister Elberfeld (heute Stadtteil von Wuppertal) eingetragen wurde. Das Unternehmen wurde bis zur Wende zum 20. Jahrhundert ausschließlich von Kaufleuten geführt, die sich zunächst des Sachverstandes und der Erfahrung handwerklich ausgebildeter Betriebsmeister, später zunehmend angestellter Chemiker bedienten. Aus wettbewerblichen Gründen wurde es Ende des 19. Jahrhunderts mehr und mehr notwendig, nicht nur nach bekannten Vorschriften zu produzieren, sondern sich durch eigene Erfindungen und Forschungsergebnisse Marktanteile zu sichern. Bei Bayer ist diese Entwicklung eng verbunden mit dem Namen Carl Duisbergs (1861 – 1935). Seine Erfindung, der Kongorot-ähnliche Azofarbstoff Benzopurpurin 4B, brachte Bayer enormen Aufschwung. 1900 wurde Duisberg, dem zuvor die Errichtung eines bedeutenden Forschungslabors innerhalb der Firma gelungen war, als erster Wissenschaftler in den Vorstand berufen. In den Bayer-Laboratorien wurden ab Ende der 1880er-Jahre zunehmend Stoffe entwickelt, die, wie das 1889 erstmals ausgebotene Phenacetin, als Arzneimittel Einsatz fanden. Duisberg selbst führte diese Entwicklung auf die Ähnlichkeit der Ausgangsmaterialien und Zwischenprodukte für die Produktion von Teerfarben und frühen Arzneistoffen zurück. Unter seiner Leitung bemühte sich Bayer alsbald, weitere Arzneistoffe zu finden oder zu lizensieren, um dieses Marktsegment auszubauen. Bis 1896 hatte Bayer insgesamt 16 Arzneimittel auf den Markt gebracht, die allerdings zum größten Teil auf externen Erfindungen beruhten.

Im gleichen Jahr trat der spätere Leiter der pharmazeutischen Forschung, Arthur Eichengrün (1867 – 1949), in die Firma ein. Seine Aufgabe bestand darin »in engster Fühlung mit der chemisch pharmazeutischen Wissenschaft einerseits, mit der therapeutisch medizinischen andererseits, sich der Auffindung neuer physiologisch wirksamer Präparate zu widmen«. Damit trat ein weiterer wichtiger Aspekt hinzu:

die Einbeziehung pharmakologischer Forschung und Prüfung in die planmäßige Arzneimittelentwicklung.

In der Zeit zwischen 1890 und 1910 brachte Bayer jährlich etwa drei bis fünf neue Arzneimittel auf den Markt, der größte Erfolg der Firma war das seit 1899 erhältliche Analgetikum Aspirin®. Im Jahre 1913 wurden über 180 Tonnen des Wirkstoffs Acetylsalicylsäure produziert.

Bayer kaufte im Jahre 1890 die im Rheinland gelegene Farbstoff- und Alizarinfabrik des Apothekers Carl Friedrich Wilhelm Leverkus (1804 – 1889). Er hielt seit 1838 das Patent für die Herstellung künstlichen Ultramarins, zu dessen Herstellung die Fabrik auf dem Stammgut der Familie (»Leverkusen«) 1860 bis 1862 errichtet worden war.

Hoechst

Auch die 1862 von dem Chemiker Eugen Lucius (1834 – 1903) sowie den Kaufleuten Carl Friedrich Wilhelm Meister (1827 – 1895) und Ludwig August Müller gegründeten späteren »Farbwerke Hoechst« begannen mit der Produktion von Anilinfarbstoffen. Nach dem Ausscheiden Müllers und dem Eintritt Adolph Brünings (1837 – 1884) als technischem Direktor firmierte das Unternehmen als »Farbwerke Meister, Lucius und Brüning OHG«. Brüning sollte ein technisches Verfahren zur Alizarinsynthese entwickeln und Kontakte zu externen Wissenschaftlern aufbauen. Mit dem Antipyretikum Kairin® stieg die Firma 1883 in den Arzneimittelmarkt ein. Auch hier ergab sich die Ausweitung des Geschäftsfeldes aus der ähnlichen Darstellungsweise von Farb- und Arzneistoffen (Chinolinsynthese nach Skraup). Zum wichtigsten Präparat der frühen Firmengeschichte sollte das Antipyrin®, eine Weiterentwicklung des Kairin®, werden. Bis in die 1890er-Jahre blieb es das einzige bedeutende Arzneimittel der Farbwerke, obwohl 1884 ein Forschungsprogramm zur synthetischen Nachahmung pflanzlicher Alkaloide initiiert worden war. Ein breiteres Sortiment unter Einschluss des Analgetikums Pyramidon® und der neu entwickelten Sera und Impfstoffe konnte um 1900 aufgebaut werden. Mit entscheidend waren vertragliche Vereinbarungen zwischen der Firma und einem der Pioniere der immunologischen Therapie, Emil von Behring (1854 – 1917).

Weitere Entdeckungen von herausragender therapeutischer Bedeutung beeinflussten die industriellen Forschungsaktivitäten im frühen 20. Jahrhundert, etwa die ersten greifbaren Erfolge der Chemotherapie (Paul Ehrlich und das Salvarsan®) oder die 1921 erfolgte Isolierung des Insulins durch Frederick Banting (1891 – 1941) und Charles Best (1899 – 1978), die zu großen industriellen Forschungsaktivitäten auf dem Gebiet der antimikrobiellen bzw. hormonellen Therapie führten.

Industrielle Kartelle und Zusammenschlüsse

In der Blütezeit der deutschen Teerfarbenindustrie vor dem Ersten Weltkrieg setzten die einzelnen Firmen eher auf Zusammenarbeit als auf Konfrontation, und es bildete sich, unter anderem auf Vorschlag Carl Duisbergs, eine Reihe von Interessengemeinschaften zur Abwehr ausländischer Konkurrenz, zum Zwecke von Preisabsprachen, zur Ausnutzung von Rationalisierungsvorteilen und zum koordinierten Vorgehen in Patentrechtsfragen. Im Jahre 1904 schlossen sich die Farbwerke Hoechst und Leopold Cassella & Co. zu einer Interessengemeinschaft hinsichtlich Rohstoffeinkauf, Herstellung, Absatz, Patent- und Lizenzaustausch zusammen. 1906 trat die Firma Kalle & Co. hinzu. Einem anderen »Dreibund« gehörten seit 1905 BASF sowie die Farbenfabriken Bayer und AGFA (»Aktiengesellschaft für Anilinfabrikation«) an. Ihr Ziel war es, »durch ein System zur Aufteilung der Erträge den Konkurrenzkampf zu entschärfen«. Die kleineren, stärker auf die Pharmaproduktion konzentrierten Unternehmen Merck, Boehringer/Mannheim, Knoll, Gehe und Riedel schlossen sich 1906/07 aus ähnlichen Beweggründen zur »Deutschen Pharmazeutischen Interessengemeinschaft« zusammen, die bis 1920 bestand. Auf dem Gebiet der Tablettenproduktion und -vermarktung lebte die Kooperation teilweise fort. Die »MBK-Compretten« (MBK für Merck, Boehringer, Knoll) waren das deutsche Pendant zu den ehemals verbreiteten, aber im Ersten Weltkrieg nicht mehr erhältlichen englischen »tabloids«.

Die »Interessengemeinschaft Farbenindustrie (IG Farben AG)«

Das herausragende Industriebündnis ist indes die 1925 gegründete »IG Farbenindustrie« als Zusammenschluss von BASF, Bayer, Hoechst, AGFA, den »chemischen Fabriken vormals Weiler-ter-Mer« in Uerdingen und der »chemischen Fabrik Griesheim Elektron« in Frankfurt am Main. Der Konzern war durch eine dezentrale Organisation mit weitgehender Selbstständigkeit der einzelnen Werke gekennzeichnet; für einige Sachgebiete bestanden Zentralverwaltungen. Die IG-Farben erlangte große Bedeutung auch auf dem Arzneimittelmarkt, hatte sie doch praktisch das Monopol auf die Herstellung einiger wichtiger Vorprodukte der Arzneistoffsynthese. Durch Absprachen der beteiligten Firmen kam es zu einer Straffung des industriellen Arzneimittelangebotes. Die Kooperation auf wissenschaftlichem Gebiet erwies sich als schwierig, im Vertriebsbereich indes war sie besonders eng. Im Sommer 1945 beschlagnahmten die Besatzungsmächte das gesamte Vermögen der IG-Farben; die verschiedenen Einheiten des Konzerns wurden verpflichtet, ihre Geschäfte wieder als eigenständige Unternehmen zu führen. 1952 entstanden die IG-Farben-Nachfolgegesellschaften.

Industriefusionen im »Zeitalter der Globalisierung«

Die zweite Hälfte des 20. Jahrhunderts war wiederum von industriellen Zusammenschlüssen geprägt, die allerdings weniger den Charakter von Interessengemeinschaften als denjenigen echter Fusionen durch Unternehmenskäufe und Aktientausch haben. Es entstanden einige weltweit agierende Großunternehmen, die teilweise unter Fantasienamen zahlreiche traditionelle Unternehmen in sich vereinigen. So mündeten im Konzern »Sanofi« die Unternehmenstraditionen von Hoechst, Behring, Rhône-Poulenc, Rorer, Nattermann, Marion, Merrell-Dow, Cassella, Riedel, Sanofi, Aventis, Synthélabo und vielen anderen. Hinter »Novartis« stehen die Traditionen der Schweizer Unternehmen Ciba, Geigy und Sandoz.

EINIGE INTERNATIONALE PHARMAZEUTISCHE UNTERNEHMEN, IHRE GRÜNDER UND WURZELN

Abbott	1888 in Chicago gegründet von dem Arzt Wallace Calvin Abbott (1857 – 1921)
Geigy	1758 in Basel gegründet als Gewürz-, Farbstoff- und Drogenhandlung von dem Geschäftsmann Johann Rudolf Geigy-Gemuseus (1733 – 1793)
Hoffmann-La Roche	1896 in Basel gegründet von Fritz Hoffmann (1868 – 1920) und seiner Frau Adele, geb. La Roche
Lederle	1906 in New York gegründet von dem Chemiker Ernst Joseph Lederle (1865 – 1921)
Lilly	1876 in Indianapolis gegründet von dem »pharmacy assistant« und Armeeoberst Eli Lilly (1838 – 1898)
Pfizer	1849 in Brooklyn gegründet von dem emigrierten deutschen Chemiker Karl Pfizer (1824 – 1906)
Rhône-Poulenc	1858 gegründet als Fabrik für Feinchemikalien, unter anderem von dem Apotheker Etienne Poulenc
Sandoz	1886 in Basel gegründet als Fabrik für Anilinfarben von dem Chemiker Alfred Kern (1850 – 1893) und dem Kaufmann Edouard Sandoz (1853 – 1928)
Squibb	1858 gegründet von dem Arzt Edward Squibb (1819 – 1900)
Upjohn	1885 in Kalamazoo gegründet von dem Arzt William E. Upjohn (1853 – 1932), Inhaber eines Patentes zur Pillenherstellung
Wellcome	1880 gegründet von den Apothekern Silas M. Burroughs (1846 – 1895) und Henry S. Wellcome (1853 – 1936)
Wyeth	1860 in Philadelphia als Apotheke gegründet von John und Frank Wyeth

Literaturverzeichnis

Grundlegende Literatur zum Thema

Adlung, Alfred und Georg Urdang: Grundriß der Geschichte der deutschen Pharmazie, Berlin 1935

Cowen, David L. und William H. Helfand: Die Geschichte der Pharmazie in Kunst und Kultur. Köln 1990

Dann, Georg Edmund: Einführung in die Pharmaziegeschichte. Stuttgart 1975

Danner, Heinrich: Leitfaden der Pharmaziegeschichte. Hamburg 1951

Eckart, Wolfgang U.: Geschichte, Theorie und Ethik der Medizin. 9., überarb. Auflage. Berlin, Heidelberg, New York, etc. 2021

Friedrich, Christoph und Wolf-Dieter Müller-Jahncke: Von der Frühen Neuzeit bis zur Gegenwart. Eschborn 2005 (Geschichte der Pharmazie/R. Schmitz 2)

Hein, Wolfgang-Hagen und Holm-Dietmar Schwarz (Hrsg.): Deutsche Apothekerbiographie. Stuttgart, Bd. I 1975, Band II 1978, Erg.-Bd. 1986, Erg.-Bd. II 1997, Erg.-Bd. III, 2 Teile 2021. Veröffentlichungen der Internationalen Gesellschaft für Geschichte der Pharmazie, N.F. 43, 46, 55, 60, Veröffentlichungen zu Pharmaziegeschichte, Bd. 17

Hickel, Erika: Die Arzneimittel in der Geschichte. Trost und Täuschung – Heil und Handelsware. Nordhausen 2008

Müller-Jahncke, Wolf-Dieter, Christoph Friedrich und Ulrich Meyer: Arzneimittelgeschichte. 2. Auflage Stuttgart 2005

Schmitz, Rudolf: Von den Anfängen bis zum Ausgang des Mittelalters. Eschborn 1998 (Geschichte der Pharmazie/R. Schmitz 1)

Toellner, Richard: Illustrierte Geschichte der Medizin. Bd. 1, 6 Bde., Salzburg 1990

Literaturauswahl zum Kapitel »Frühzeit und Frühe Hochkulturen«

Ammon, Hermann P. T.: Ayurveda: Arzneimittel aus indischer Kultur. In: Pharmazeutische Zeitung *145* (2000), 4382 – 4388

Bauer, Rudolf: Traditionelle Chinesische Medizin. In: Reichling, J.; Müller-Jahncke, W.-D.; Borchardt, A.: Arzneimittel der komplementären Medizin. Eschborn 2001

[Dann, Georg Edmund, Srivastava Schramm und Maria Peitz]: Studie über die Entwicklung der Heilmittelherstellung in den verschiedenen Kulturkreisen und ein Überblick über den Werdegang des Luitpold-Werkes. [München] 1960

Morck, Hartmut: Traditionelle chinesische Medizin. Sinnvolle Ergänzung zur westlichen Schulmedizin. In: Pharmazeutische Zeitung *144* (1999), 4013–4015

Literaturauswahl zum Kapitel »Das Erbe der Antike in Christentum und Islam«

Goltz, Dietlinde: Mittelalterliche Medizin und Pharmazie. Dargestellt an Geschichte und Inhalt des Antidotarium Nicolai. Veröffentlichungen der Internationalen Gesellschaft für Geschichte der Pharmazie NF 44. Stuttgart 1976

Hamarneh, Sami K.: History of Arabic Medicine and Pharmacy. Cairo 1967

Hamarneh, Sami K.: Bibliography on Medicine and Pharmacy in Medieval Islam. Mit einer Einführung: Arabismus in der Geschichte der Pharmazie von R. Schmitz. Veröffentlichungen der Internationalen Gesellschaft für Geschichte der Pharmazie NF 25. Stuttgart 1964

Literaturauswahl zum Kapitel »Von den Anfängen der Botanik zur Pharmazeutischen Biologie«

Anagnostou, Sabine: Von der Pharmakognosie zur pharmazeutischen Biologie. In: Friedrich, C.; Müller-Jahncke, W. D.: Wissenschaftsdifferenzierung in der Pharmazie. Stuttgart 2013, S. 41 – 69

Jurenitsch, J., C. Müller, K. Schneider und W. Kubelka: 200 Jahre Pharmakognosie in Wien. Eine Wissenschaft im Dienst der Arzneimittelsicherheit. Wien 1998

Mägdefrau, Karl: Geschichte der Botanik – Leben und Leistung großer Forscher. 2. Auflage. Stuttgart 1992

Mazal, Otto: Der Wiener Dioskurides. Codex medicus graecus 1 der Österreichischen Nationalbibliothek, Teil 1. Glanzlichter der Buchkunst, Band 8/1. Kommentar. Graz 1998

Müller-Jahncke, Wolf-Dieter: Herbaria picta. Zur Tradition der illustrierten Kräuterbücher des Mittelalters. In: Pharmazie in unserer Zeit *24* (1995), 67 – 72

Müller-Jahncke, Wolf-Dieter: Die Pflanzenabbildung in Renaissance und Frühbarock – ein Überblick. In: Pharmazeutische Zeitung *129* (1984), 2543 – 2549

Literaturauswahl zum Kapitel »Vom Naturprodukt zum Wirkstoff«

Amberger-Lahrmann, M. und D. Schmähl (Hrsg): Gifte. Geschichte der Toxikologie. Berlin, Heidelberg, New York 1987

Balick, Michael J. und Paul Alan Cox: Drogen, Kräuter und Kulturen. Pflanzen und die Geschichte der Menschheit. Heidelberg, Berlin, Oxford 1997

Kurzweil, Peter und Lothar Pittrow: Die Alkaloide des Schlafmohns (Papaver somniferum) im Licht der Pharmaziegeschichte. In: Geschichte der Pharmazie *47* (1995), 55 – 60 und *48* (1996), 18 – 21

Rinsema, Thijs J.: Ode auf ein 100jähriges!. In: Geschichte der Pharmazie *51* (1999), 33 – 39

Stille, Günther: Der Weg der Arznei: von der Materia medica zur Pharmakologie. Mit Beiträgen von M. H. Bickel und H. Gösing. Karlsruhe 1994

Zündorf, Uwe: 100 years Aspirin. The future has just begun. Leverkusen 1997

Literaturauswahl zum Kapitel »Von der Alchemie zur Chemie«

Helmstädter, Axel: Spagyrische Arzneimittel. Pharmazie und Alchemie der Neuzeit. Heidelberger Schriften zur Pharmazie- und Naturwissenschaftsgeschichte, Bd. 3. Stuttgart 1990

Kirk, Beate: Der Contergan-Fall: Eine unvermeidbare Arzneimittelkatastrophe? Zur Geschichte des Arzneistoffs Thalidomid. Stuttgart 1999

Kohl, Franz: Lavoisier: der Begründer der modernen Chemie. In: Pharmazeutische Zeitung *139* (1994), 3587 – 3596

Kohl, Franz: Ein »Jahrhundertpharmakon« wird Hundert. Eine historische Vignette zur Markteinführung der Acetylsalicylsäure im Jahre 1899. In: Schmerz *13* (1999), 341 – 346

Kuhn, Thomas S.: The Structure of Scientific Revolutions. Chicago 1962

Link, Arnulf: Johann Rudolph Glauber 1604 – 1670. Leben und Werk. Diss. Heidelberg 1993

Laupheimer, Peter: Phlogiston oder Sauerstoff. Die pharmazeutische Chemie in Deutschland zur Zeit des Übergangs von der Phlogiston- zur Oxidationstheorie. Quellen und Studien zur Geschichte der Pharmazie, Bd. 63. Stuttgart 1992

Nowotny, Otto: Zum 200. Todestag Lavoisiers. In: Österreichische Apotheker-Zeitung *48* (1994), 417 – 419

Priesner, Claus und Karin Figala: Alchemie. Lexikon einer hermetischen Wissenschaft. München 1998

Schneider, Wolfgang: Geschichte der pharmazeutischen Chemie. Weinheim 1972

Simon, Jonathan: The chemical revolution and pharmacy: a disciplinary perspective. In: Ambix *45* (1998), 1 – 13

Literaturauswahl zum Kapitel »Arzneiformen und Pharmazeutische Technologie«

Diepgen, P[aul]: Das Analzäpfchen in der Geschichte der Therapie. Stuttgart 1953

Dilg, Peter: Theriaka – die Königin der Arzneien. In: Deutsche Apotheker Zeitung *126* (1986), 2677 – 2682

Friedrich, Ch[ristoph]: Von der Galenik zur modernen pharmazeutischen Technologie – Historische Entwicklung und Ausblick. In: Pharmazie *49* (1994), 307 – 312

Friedrich, Christoph: Von der Galenik zur pharmazeutischen Technologie. In: Friedrich, C.; Müller-Jahncke, W.D.: Wissenschaftsdifferenzierung in der Pharmazie, Stuttgart 2013, S. 71 – 94.

Helfand, William H. und David L. Cowen: Evolution of Pharmaceutical Dosage Forms. In: Pharmacy in History *25* (1983), 3 – 18

Helmstädter, Axel: Kurze Geschichte langer Nadeln: Injektionsspritzen. In: Pharmazeutische Zeitung 152 (2007), 4706 – 4708

Krüger, Mechthild: Zur Geschichte der Elixiere, Essenzen und Tinkturen. Braunschweig 1968

Müller-Jahncke, Wolf-Dieter: Pillen ade – Abgesang auf eine alte Arzneiform. In: Deutsche Apotheker Zeitung *126* (1986), 2056 – 2060

Nowotny, Otto: Zur Geschichte der Gelatine- und Oblatenkapsel. In: Österreichische Apotheker-Zeitung *47* (1993), 1009 – 1011

Winter, Doris: Die Entwicklung der Arzneiform »Salbe« unter besonderer Berücksichtigung des 19. Jahrhunderts. Diss. Univ. Heidelberg 1999

Zentzis, Kurt: Untersuchungen zur Entwicklung der Tablettenherstellung unter pharmazie- und technikgeschichtlichen Gesichtspunkten. Diss. München 1985

Literaturauswahl zum Kapitel »Apotheke und Apotheker«

Bartels, Karlheinz: Apotheker-Dienstbriefe. In: Perspektiven der Pharmaziegeschichte. Festschrift für Rudolf Schmitz. Graz 1983, 1 – 12

Bartels, Karlheinz: Zur Geschichte der deutschen Apothekenbetriebserlaubnis. In: Pharmazeutische Zeitung *145* (2000), 2945 – 2950

Beisswanger, Gabriele, Gudrun Hahn, Evelyn Seibert, Ildiko Szasz und Christl Trischler: Der lange Weg zum Apothekerinnenberuf. In: Pharmazeutische Zeitung *145* (2000) 9 – 17

Beyerlein, Berthold: Pharmazie als Hochschuldisziplin. Quellen und Studien zur Geschichte der Pharmazie, Bd. 59. Stuttgart 1991

Eckert-Lill, Christiane: Die Ausbildung des Apothekers. In: Krasemann, R.; Pieck, J. (Hrsg.): Kompetenz und Verantwortung. Festschrift für Herbert Gebler. Eschborn 1998, 47 – 63

Eckert-Lill, Christiane: Neue Ausbildung für Apotheker ab 2001. In: Pharmazeutische Zeitung *145* (2000), 2521

Friedrich, Christoph und Christoph Schümann: Der Apotheker Sigismund Friedrich Hermbstaedt (1760 – 1833), ein Beitrag zu seiner Biographie, Teil I. In: Pharmazeutische Zeitung Wissenschaft *3/135* (1990), 259 – 266. Teil 2. Das wissenschaftliche Werk. In: Pharmazeutische Zeitung Wissenschaft *4/136* (1991), 41 – 48

Friedrich, Christoph und Wolfgang Götz (Hrsg.): Johann Bartholomäus Trommsdorff (1770 – 1837) Zwischenbilanz der Forschung. Sonderschriften der Akademie gemeinnütziger Wissenschaften zu Erfurt, Bd. 29, 1996

Friedrich, Christoph: Apotheke von innen gesehen. Eschborn 1995

Friedrich, Christoph: Apotheker erinnern sich. Autobiographien aus drei Jahrhunderten. Eschborn 2007

Friedrich, Christoph: Die Geschichte der ABDA von 1950 bis 2000. Eschborn 2000

Friedrich, Christoph; Hartmut Bettin und Anne-Katrin Schulz: Das Privatinstitut von Franz Wilhelm Schweigger-Seidel (1795 – 1838). In: Pharmazie *54* (1999), 935 – 940

Hein, Wolfgang-Hagen und Kurt Sappert: Die Medizinalordnung Friedrichs II. Eine pharmaziehistorische Studie, Veröffentlichungen der Internationalen Gesellschaft für Geschichte der Pharmazie NF 12. Eutin 1957

Helmstädter, Axel: Klinische Pharmazie auf dem Weg zur pharmazeutischen Disziplin. In: Pharmazeutische Zeitung *144* (1999), 925 – 932

Helmstädter, Axel: Der lange Weg zum Medikationsmanager. Vom Wandel des pharmazeutischen Berufsbildes. PZ PRISMA 22 (2015), 179 – 188

Kanold, Andrea: Die wissenschaftliche Ausbildung in der Apotheke unter Berücksichtigung der Lehrbücher und Prüfungsrichtlinien. Diss. Heidelberg 1998

Klausing, Belinda K.: Apother in der SS und in den Konzentrationslagern in der Zeit des Nationalsozialismus. Diss. Heidelberg 2013

Krafft, Fritz: Apothecarius: idiota sive academicus. Zur Apothekerausbildung. In: Pharmazeutische Zeitung *139* (1994), 2445 – 2453 und 2595 – 2600

Leimkugel, Frank: Wege jüdischer Apotheker. Die Geschichte deutscher und österreichisch-ungarischer Pharmazeuten. Eschborn 1991

Pohl, Dieter: Zur Geschichte der pharmazeutischen Privatinstitute in Deutschland von 1779 bis 1873. Diss. Marburg 1972

Rankenburg, Heinz: Die Apothekerausbildung im Spiegel der deutschen Prüfungs- und Approbationsordnungen von 1875 bis 1989. Pharmaziehistorische Forschungen, Bd. 1. Frankfurt 1996

Schlick, Caroline: Apotheken im totalitären Staat. Apothekenalltag in Deutschland von 1937 bis 1945. Stuttgart 2008
Schmitz, Rudolf: Hundert Jahre Deutsche Pharmazeutische Gesellschaft. Stuttgart 1990
Schröder, Gerald: NS-Pharmazie. Gleichschaltung des deutschen Apothekenwesens im Dritten Reich. Stuttgart 1988
Wolff, Klaus: Adler, Löwe, Hirsch und Bär. In: Geschichte der Pharmazie *45* (1993), 32 – 37

Literaturauswahl zum Kapitel »Pharmazeutische Literatur«

Hickel, Erika: Arzneimittelstandardisierung im 19. Jahrhundert. Stuttgart 1973
Hermann, Jutta: Das wissenschaftliche Werk Hermann Hagers von 1859 bis 1897 im Briefwechsel mit seinen Verlegern Julius und Ferdinand Springer. Diss. Heidelberg 1992
Schuhmacher, Silvana: Entwicklungstendenzen der multidisziplinären deutschsprachigen pharmazeutischen Lehrbuchliteratur im Vorfeld der Hochschulpharmazie (1725 – 1875), Stuttgart 1988. (Quellen und Studien zur Geschichte der Pharmazie Bd. 52)
Wolf, Sigrid: Das deutsche pharmazeutische Reformschriftentum und Zeitschriftenwesen im 19. Jahrhundert. Diss. Marburg 1971

Literaturauswahl zum Kapitel »Das Arzneimittel als Ware«

Berold, Randolf: Zwischen Wissenschaft und Wirtschaft, Diss. Heidelberg 1997
Binger, Michael: Arzneimittelkosten in Deutschland. Die Interventionsspirale der Gesundheitspolitik. Eschborn 2020
Dressendörfer, Werner: Spätmittelalterliche Arzneitaxen des Münchner Stadtarztes Sigmund Gotzkircher aus dem Grazer Codex 311. Pattensen/Hann. 1979 Würzburger medizinhistorische Forschungen, 15
Ernst, Elmar: Das »industrielle« Geheimmittel und seine Werbung. Diss. Marburg 1969
Friedrich, Christoph: 50 Jahre ABDA. Eschborn 2000
Helmstädter, Axel: Nomen est Omen? Pseudoexotische Fertigarzneimittel. In: Pharmazeutische Zeitung *138* (1993), 34 – 37
Helmstädter, Axel: Statistik zu Geheimmitteln im 19. Jahrhundert. In: Pharmazeutische Zeitung *139* (1994), 1435 – 1438
Helmstädter, Axel: Der Anker-Pain-Expeller, ein Verkaufsschlager. In: Deutsches Apothekenmuseum Nr. 1/1997; Beilage zu Pharmazeutische Zeitung *142* (1997) Nr. 41, S. 7 – 8
Zimmermann, Heinz: Arzneimittelwerbung in Deutschland vom Beginn des 16. bis Ende des 18. Jahrhunderts. Diss. Marburg 1968

Literaturauswahl zum Thema »Die Bekämpfung der Infektionskrankheiten«

Friedrich, Christoph: Zwischen Zufall und gezielter Entwicklung: Die Geschichte der β-Lactam-Antibiotika. In: Pharmazie in unserer Zeit *35* (2006), 392 – 398
Helmstädter, Axel: 100 Jahre Salvarsan: Chemisch auf Erreger zielen. In: Pharmazeutische Zeitung *155* (2010), 4844 – 4851

Helmstädter, Axel: Vorbeugen ist besser als Heilen. Zur Geschichte der aktiven Immunisierung. In: Pharmazie in unserer Zeit *37* (2008), 12 – 18
Helmstädter, Axel: Zufall und Strategie. Zur Entwicklungsgeschichte der Antibiotika. Pharmakon 8 (2020), 217 – 224
Henig, Eva-Maria: 200 Jahre Pockenimpfstoff in Deutschland. Stuttgart 1997
Pieroth, Ingrid: Penicillinherstellung. Von den Anfängen bis zur Großproduktion. Stuttgart 1992
Throm, Carola: Das Diphtherieserum. Ein neues Therapieprinzip, seine Entwicklung und Markteinführung. Stuttgart 1995

Literaturauswahl zum Kapitel »Die deutsche pharmazeutische Industrie«

Burhop, Carsten et al.: Merck 1668 – 2018. Von der Apotheke zum Weltkonzern. München 2018
Burkert, Klaus: Die deutsche »Pharmazeutische Interessengemeinschaft (1906 – 1918). Ein Beitrag zur Firmenpolitik der pharmazeutisch-chemischen Industrie bis zum Ende des Ersten Weltkrieges. Quellen und Studien zur Geschichte der Pharmazie, Bd. 61. Stuttgart 1990
Fleischer, Arndt: Patentgesetzgebung und chemisch-pharmazeutische Industrie in deutschen Kaiserreich (1871 – 1918). Quellen und Studien zur Geschichte der Pharmazie, Bd. 25. Stuttgart 1984
Friedrich, Christoph: Die Anfänge der industriellen Ära der Pharmazie in Deutschland. In: Pötzsch, Regine: Die Apotheke – Historische Streiflichter. Editiones Roche, Basel 1996, 243 – 255
Fritz, Hans: Industrielle Arzneimittelherstellung. Die pharmazeutische Industrie in Basel am Beispiel der Sandoz AG. Heidelberger Schriften zur Pharmazie- und Naturwissenschaftsgeschichte, Bd. 10. Stuttgart 1992
Huhle-Kreutzer, Gabriele: Die Entwicklung arzneilicher Produktionsstätten aus Apothekenlaboratorien, dargestellt an ausgewählten Beispielen. Quellen und Studien zur Geschichte der Pharmazie, Bd. 51. Stuttgart 1989
Mahoney, John Thomas: Vom Heftpflaster bis zum Antihistamin. Bilder aus der Geschichte der pharmazeutischen Industrie. Düsseldorf 1961
Possehl, Ingunn: Modern aus Tradition. Geschichte der pharmazeutischen Fabrik E. Merck, Darmstadt. 2. Auflage Darmstadt 1994
Wimmer, Wolfgang: »Wir haben fast immer etwas Neues«. Gesundheitswesen und Innovationen der Pharma-Industrie in Deutschland, 1880 – 1935. Schriften zur Wirtschafts- und Sozialgeschichte, Bd. 43. Berlin 1994

Weiterführende bibliographische Hilfsmittel im Internet

Pharmaziehistorische Bibliographie online (ab 1988 fortlaufend)
www.pharmaziehistorische-bibliographie.de

Deutsche Pharmazeutische Zentralbibliothek
http://www.pharmazeutische-zentralbibliothek.de

Seiten »Tools and Resources« der Internationalen Gesellschaft für Geschichte der Pharmazie
www.histpharm.org

Pharmaziehistorische Institutionen in Deutschland

Deutsche Gesellschaft für Geschichte der Pharmazie (DGGP)

Die Deutsche Gesellschaft für Geschichte der Pharmazie ist eine wissenschaftliche Gesellschaft zur Förderung und Pflege der Pharmaziegeschichte. Ihre Aufgabe ist die Erforschung der Geschichte des Apotheken- und Arzneimittelwesens sowie der pharmazeutischen Wissenschaften. Die DGGP will die Kommunikation zwischen forschender Pharmaziegeschichte und an der Geschichte interessierten Berufskollegen unterstützen. Zudem setzt sie sich für die Darstellung der Pharmaziegeschichte in der Öffentlichkeit ein. Sie erfüllt diese Aufgabe durch die Organisation von Kongressen, der Herausgabe wissenschaftlicher Publikationen sowie der Förderung des wissenschaftlichen Nachwuchses und der Pharmaziegeschichte an den Hochschulen. Die DGGP ist in Regionalgruppen untergliedert, die ihrerseits Vortragsveranstaltungen und Exkursionen für ihre Mitglieder durchführen.
http://www.dggp.de

Deutsches Apotheken-Museum im Heidelberger Schloss

Im Jahre 1937 in Form einer Stiftung gegründet, konnte das Deutsche Apotheken-Museum 1938 in München eröffnet werden. Die Exponate setzten sich ausschließlich aus Sachspenden des Berufsstandes zusammen: Grundlagen bildeten die umfangreichen Privatsammlungen der Familien Rath, Frankfurt (damalige Inhaber der Fa. Vial & Uhlmann) und Heinrici, Halle, ergänzt durch zahlreiche Einzelspenden.
Bereits wenige Jahre später – inzwischen war der Zweite Weltkrieg ausgebrochen und der Museumsbetrieb zum Stillstand gekommen – wurde das Museumsgebäude und mit ihm der nicht ausgelagerte Teil der wertvollen Sammlungen von Brandbomben getroffen und vollständig zerstört. Nach Kriegsende fand das Deutsche Apotheken-Museum und der durch Auslagerung zwar beschädigte, aber relativ vollständig erhaltene Teil der Sammlungen zunächst ein provisorisches Domizil in der fürstbischöflichen Residenz Bamberg, um dann 1958 am heutigen Standort im Ott-Heinrichsbau des Heidelberger Schlosses wiedereröffnet zu werden.
Im Jahre 1999 wurde das Museum vollständig neu konzipiert. Seitdem wird im Rahmen der drei großen Themenschwerpunkte »Geschichte der Apotheke und des Apothekerberufes«, »Das Arzneimittel« und »Die Apotheke als Arbeitsplatz« Pharmaziegeschichte von der Antike bis zur Gegenwart lebendig und anschaulich vermittelt. Das Deutsche Apotheken-Museum gehört mit rund 600.000 Besuchern im Jahr zu den bestbesuchten Museen Deutschlands.

Museumsleiterin: Dr. Elisabeth Huwer, M.A.
Schlosshof 1, 69117 Heidelberg
0 62 21/2 58 80, Fax 0 62 21/18 17 62
http://www.deutsches-apotheken-museum.de

Institut für Geschichte der Pharmazie und Medizin der Philipps-Universität, Marburg

Als selbstständige Universitäts-Einrichtung ist das Marburger Institut im deutschsprachigen Raum einzigartig. Es wurde 1965 durch Rudolf Schmitz gegründet. Nach dessen Emeritierung stand es unter Leitung der Professoren Fritz Krafft (1988 – 2000) und Christoph Friedrich (2000 – 2020). Seit 2020 ist Frau Professor Dr. Tanja Pommerening geschäftsführende Direktorin. Inzwischen wurde das Aufgabenspektrum des Institutes hinsichtlich medizinhistorischer Forschung und Lehre erweitert. Das Institut betreut die nicht-naturwissenschaftlichen Disziplinen des Pharmazie- und Medizinstudiums und bietet die Möglichkeit der postgradualen Weiterbildung in Pharmazie-, Medizin-, und Wissenschaftsgeschichte. Entsprechende Qualifikationskurse mit dem Ziel der Promotion in den genannten Fächern werden für Mediziner, Pharmazeuten, aber auch Geisteswissenschaftler angeboten.

Institut für Geschichte der Pharmazie und Medizin
Roter Graben 10
35032 Marburg
https://www.uni-marburg.de/de/fb16/igphmmr

Deutsche pharmaziehistorische Periodika

Geschichte der Pharmazie (Beilage der Deutschen Apotheker Zeitung), Deutscher Apotheker Verlag, Stuttgart (erscheint vierteljährlich)
Deutsches Apothekenmuseum (Beilage der Pharmazeutischen Zeitung)
Pharmaziehistorische Bibliographie, Avoxa Mediengruppe, Eschborn (erscheint jährlich)

Navigator Pharmaziegeschichte im Internet

http://www.pharmaziegeschichte.de

Register

Bildnachweis

Abbildung: Quellenangaben

1: Papyrussammlung der Universitätsbibliothek Leipzig, Papyrus Ebers
2: Michael Bernhard Valentini (1657 – 1729), 1713
3: NaturImpuls – www.natur-impuls.ch
4: Jean Bourdichon (1457 – 1521)
5: Wikipedia; Furfur
6: Lorscher Arzneibuch (ca. 785)
7: New-Kreüterbüchlein des Leonhart Fuchs, Insel Verlag Frankfurt
8: Foto: Axel Helmstädter
9: Foto: Bayer AG, Bayer Archive Leverkusen
10: Grafik: eigene Darstellung (Daten: Statistisches Bundesamt, Foto: Robert von Oliva)
11: Vzcaslav Kaliba, 1933. Wellcome Collection
12: Aus: Paracelsus Theophrast von Hohenheim. Wissenschaftliche Verlagsgesellschaft mbH, Stuttgart
13: Deutsche Apotheken Museum Stiftung, Foto: Claudia Schäfer, Mannheim
14: IMAGO / Future. Imago-Images #0024093942.
Matthias Berg beim Fototermin und der Pressekonferenz mit der ARD und ZDF.
Foto: xgbrcix/xFuturexImage
15: Emplastrum defensivum rubrum, Arzneimittelhistorische Sammlung @ TU Braunschweig, Foto: ©Anette Marquardt
16: Georg-August-Universität Göttingen, Museum der Göttinger Chemie. Lena Hoppe, Paulina Guskowski und Lukas Richert, 2017
17: Glückauf-Apotheke, Bexbach
18: Medizin-Historisches Museum, Zürich
19: Aus: Wolfgang-Hagen Hein, Kurt Sappert: Die Medizinalordnung Friedrichs II. Eine pharmaziehistorische Studie. Eutin 1957. Veröffentlichungen der IGGP, Neue Folge, Band 12
20: Grafik: Eigene Darstellung
21: Grafik: Eigene Darstellung
22: Portrait von J. B. Trommsdorff. Urheber unbekannt. Vermutlich um 1820.
23: Dispensatorium des Valerius Cordus, Nürnberg 1546
24: Foto: Christoph Friedrich, Marburg
25: Nürnberger Medizinalgewicht. Foto: Deutsche Apotheken Museum-Stiftung, Heidelberg/ Michael Kleinböhl, Mannheim
26: Arzneitaxe, 1453. Abbildung: Werner Dressendörfer, Bamberg
27: Aus: Binger, Michael: Arzneimittelkosten in Deutschland. Eschborn: Govi (Imprint) 2020. S. 36

28: Foto: delta pronatura GmbH

29: Abbildung Drei-Löffel-Zeichen: Deutsche Apotheken Museum-Stiftung, Heidelberg
Apotheken-A: Das rote gotische Apotheken-A mit Kelch und Schlange ist eine eingetragene Marke des Deutschen Apothekerverbandes e.V. Abdruck mit freundlicher Genehmigung.

30: Foto: Axel Helmstädter

31: Fritz Gehrke, ca. 1895. Abbildung: https://www.flickr.com/photos/nlmhmd/5054387816/

32: Hoechster Firmenarchiv. Beiträge zur Geschichte der Chemie. Vorarbeiten zum Salvarsan, 1966

33: Foto: Bayer AG, Bayer Archive Leverkusen

34: Adobe Stock/Archivist

35: Merck-Archiv Y01-ea-3; Merck-Archiv Y01-af-46

Tabellenverzeichnis

Mit dem Latein am Ende?

Govi

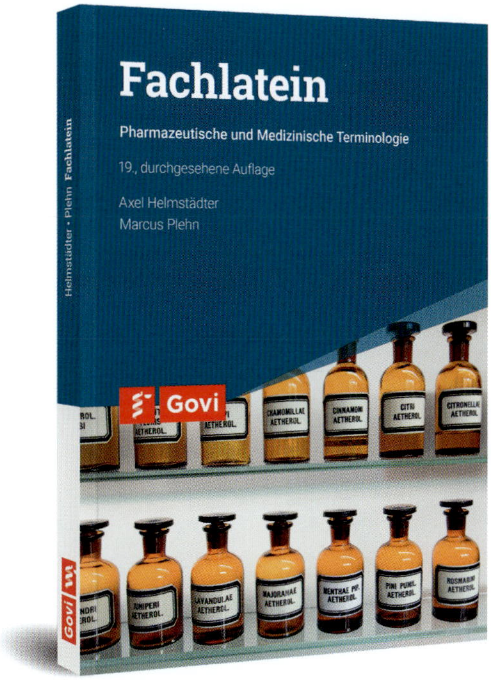

Fachlatein

Pharmazeutische und Medizinische Terminologie

Axel Helmstädter, Marcus Plehn

Wer im pharmazeutisch-medizinischen Bereich arbeitet, dem begegnen täglich lateinische Fachbegriffe. Solide Grundkenntnisse der lateinischen Sprache sind wichtig, um im Berufsalltag eindeutig kommunizieren zu können.

Das Lehr- und Handbuch »Fachlatein« vermittelt einen leichten Einstieg in die Grundlagen der Fachsprache. Auf verständliche Weise erläutern die Autoren z. B. die Bildungsprinzipien der wichtigsten Termini, die lateinische Grammatik oder die Rezeptschreibung.

Jedes Kapitel wurde mit Übungsaufgaben angereichert.

Das Konzept berücksichtigt besonders die Anforderungen der Approbationsordnung für Apotheker und die Erfordernisse der Berufsfachschulen. Damit unterstützt das Lehrbuch Pharmaziestudierende, PTA und PKA gezielt bei der Prüfungsvorbereitung. Auch im späteren Berufsalltag kann es als nützliches Nachschlagewerk verwendet werden.

Prof. Dr. Axel Helmstädter und Prof. Dr. Marcus Plehn lehren seit vielen Jahren Pharmazeutische und Medizinische Terminologie an den Universitäten Frankfurt, Freiburg und Marburg.

govi.de – Der Medien-Shop für Pharmazie

Tel. 06196 928-250 · Fax -259 · E-Mail service@govi.de

Änderungen, Irrtum und Preisänderungen seitens der Verlage vorbehalten.

AVOXA

Mediengruppe Deutscher Apotheker

Grundwissen Humanbiologie

Govi

Physiologie und Anatomie

Grundlagen der Humanbiologie für Pharmaziestudierende

Lars Werntz, Eva Greiner

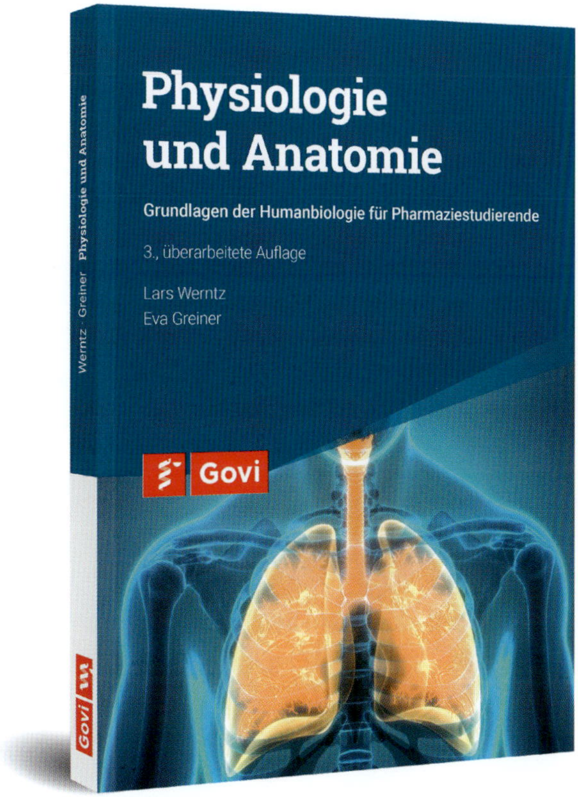

Die Grundlagen der Humanbiologie sind Prüfungsthema im ersten Abschnitt der Pharmazeutischen Prüfung. Das speziell für Pharmaziestudierende konzipierte Lehrbuch im Stile eines Repetitoriums beschreibt die grundlegenden Körperfunktionen von:

- Nervensystem, hormonale Regelung und Muskulatur
- Herz-Kreislauf-System, Blut, Immunsystem und Atmung
- Gastrointestinaltrakt, Leber, Niere, Gallenblase Pankreas und Milz
- Haut, Auge und Ohr
- Fortpflanzungsorgane und Reproduktion

Zahlreiche Abbildungen erleichtern das Verständnis. Neben der Prüfungsvorbereitung eignet sich das Lehrbuch ebenfalls für diejenigen, die ihre Kenntnisse über die menschliche Anatomie und Physiologie auffrischen wollen, um die Wirkung der Arzneimittel besser zu verstehen oder für den Dialog mit dem Arzt gerüstet zu sein.

govi.de – Der Medien-Shop für Pharmazie

Tel. 06196 928-250 · Fax -259 · E-Mail service@govi.de

AVOXA Mediengruppe Deutscher Apotheker

Änderungen, Irrtum und Preisänderungen seitens der Verlage vorbehalten